岸香里

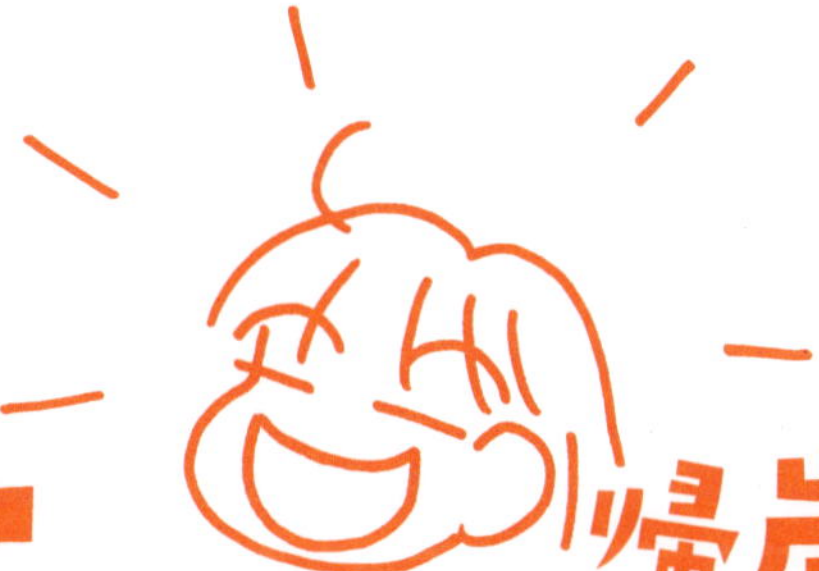

帰ってきた笑うナース

いそっぷ社

帰ってきた笑うナース

◉目次

第1章　ナースに戻ろう

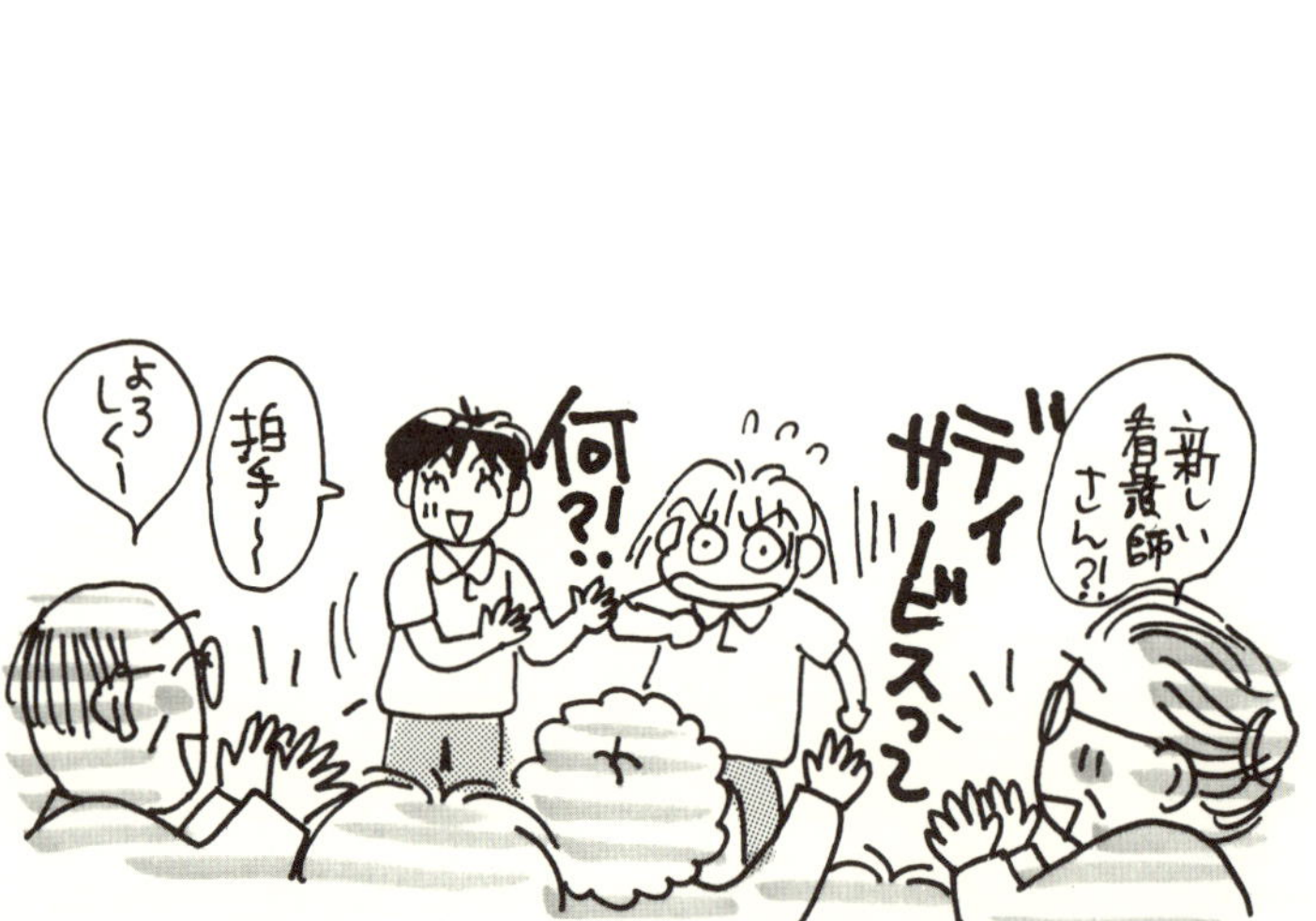

第2章 チームで乗りきれ!

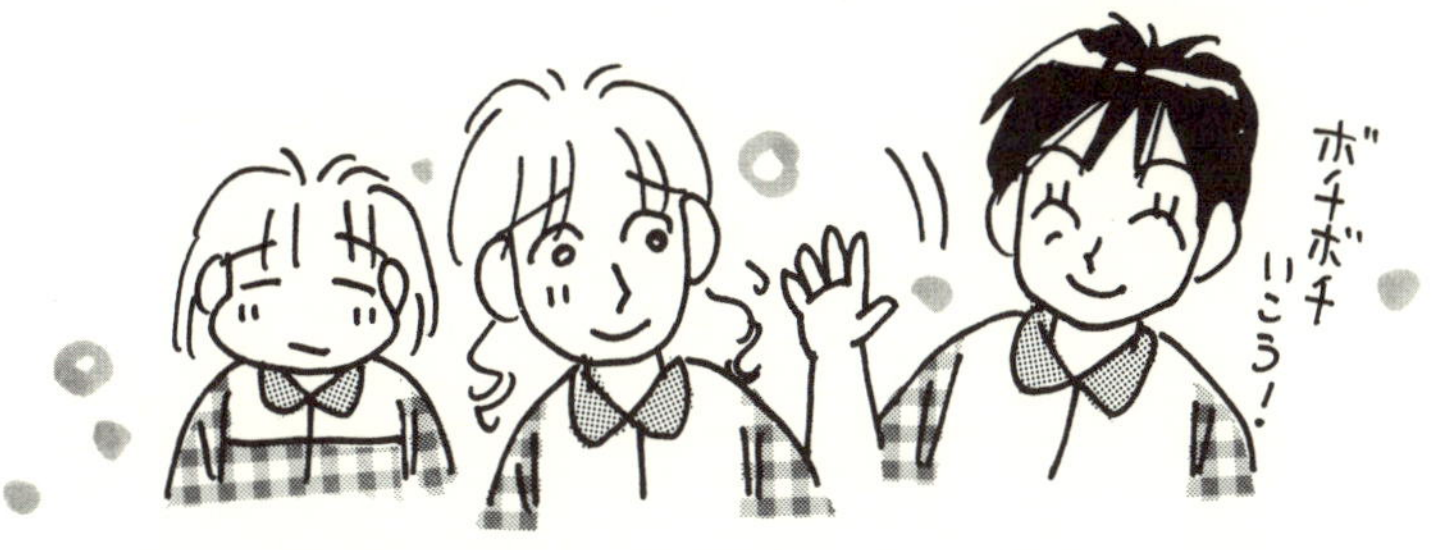

第3章　毎日がドラマチック

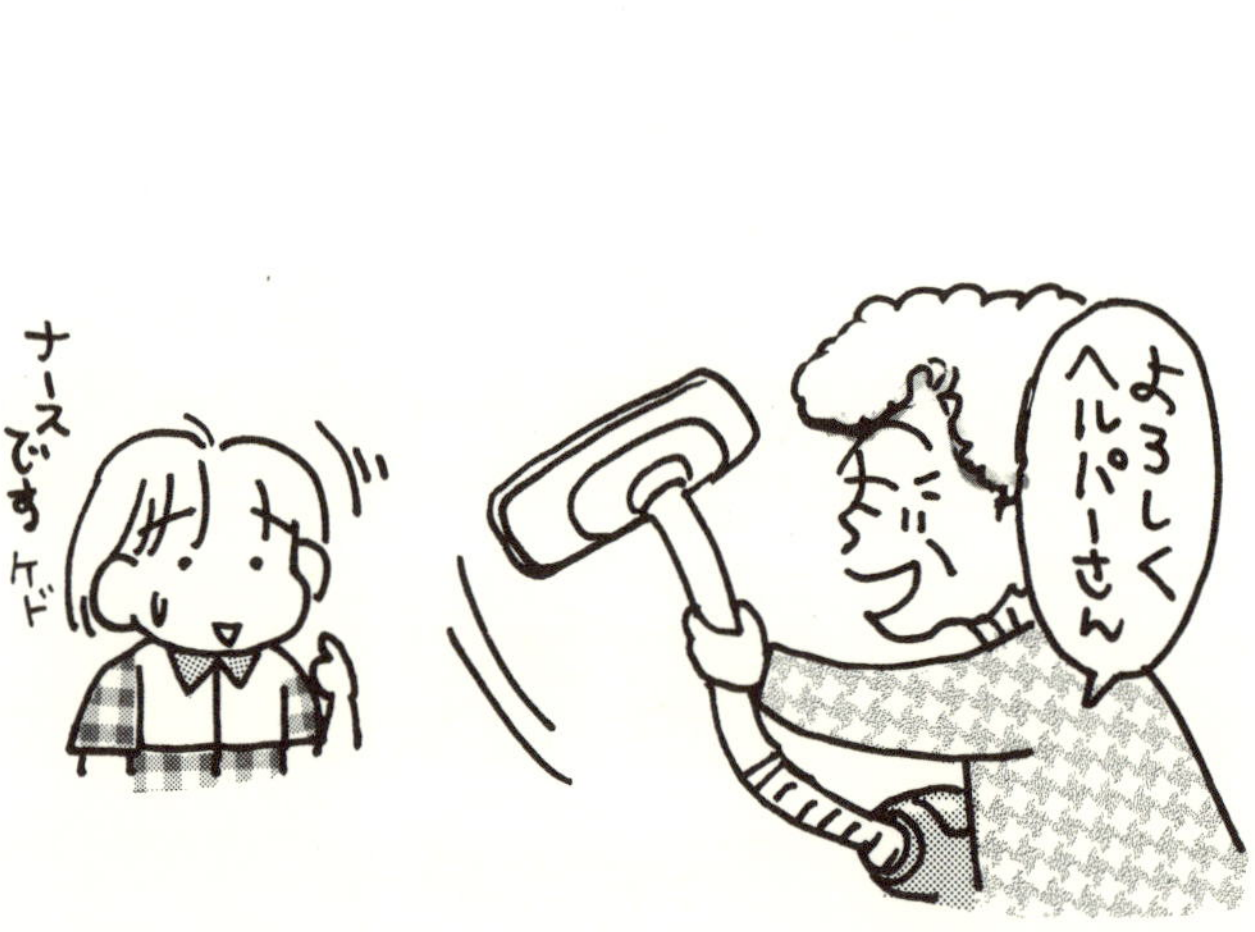

第1章
ナースに戻ろう

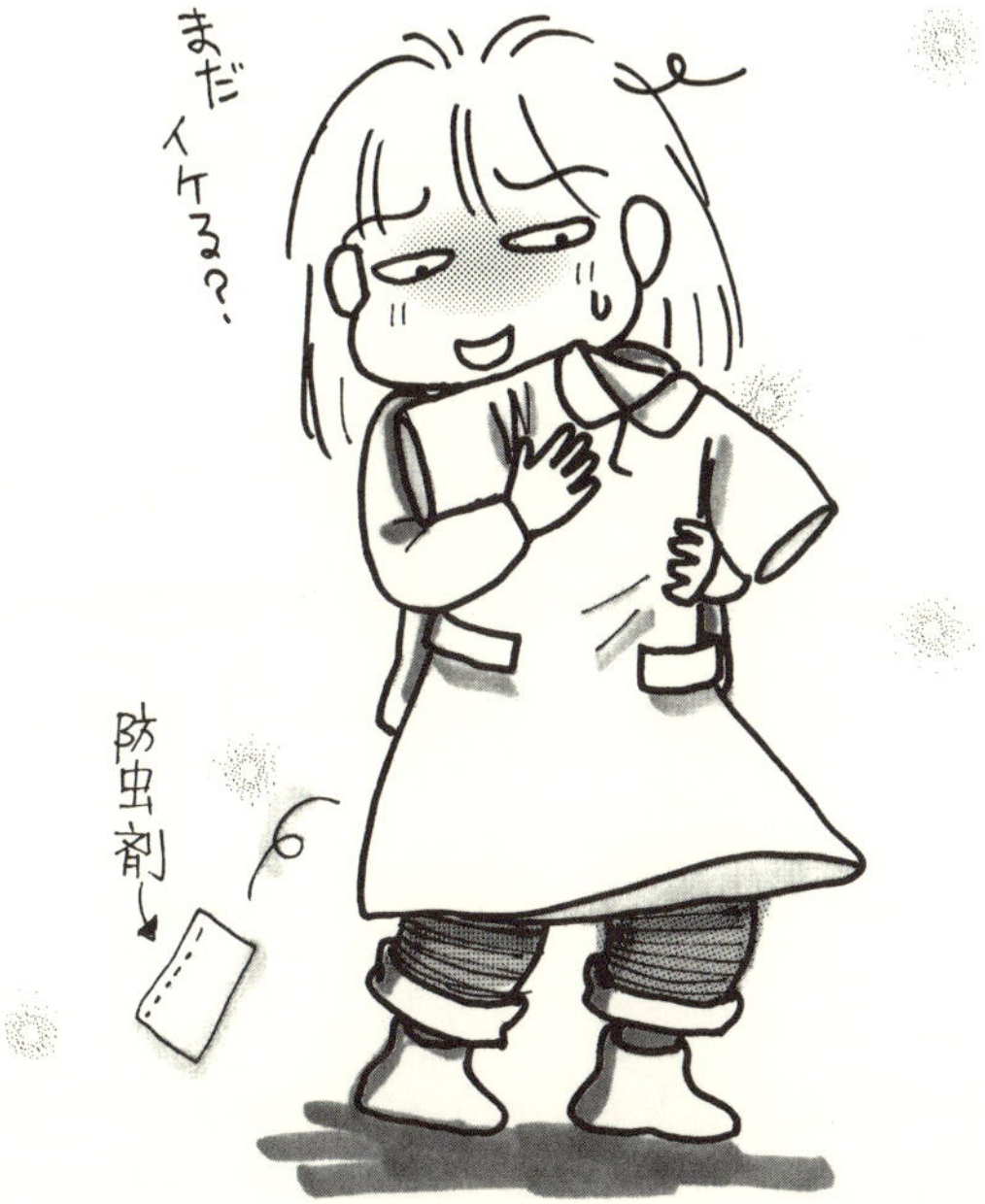

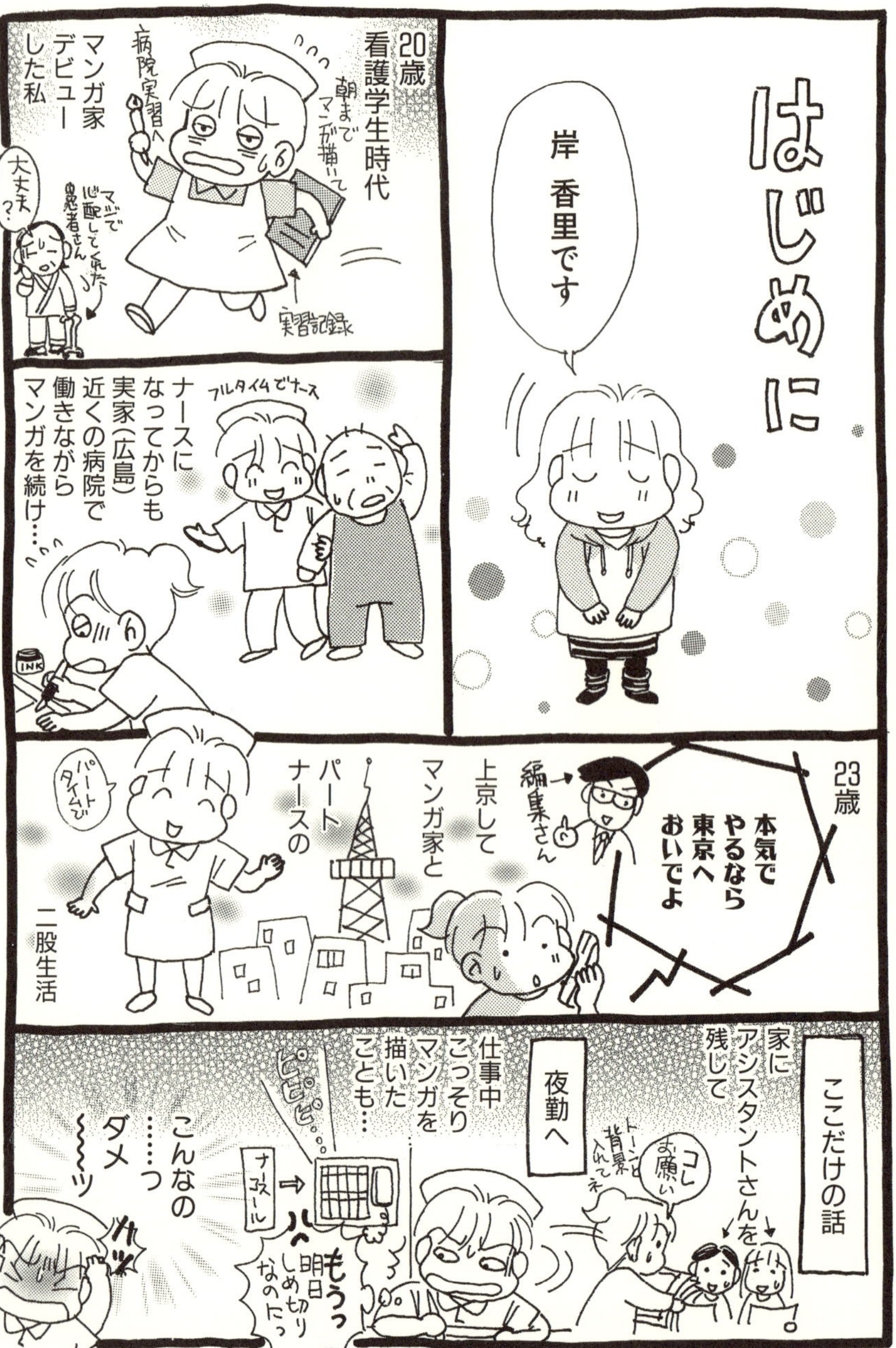
はじめに
岸 香里です
20歳 看護学生時代 マンガ家デビューした私
朝までマンガ描いて
病院実習へ
実習記録
マジで心配してくれた患者さん
大丈夫？
ナースになってからも実家(広島)近くの病院で働きながらマンガを続け……
フルタイムでナース
23歳
本気でやるなら東京へおいでよ
編集さん
上京してマンガ家とパートナースの
二股生活
パートタイムで
ここだけの話
家にアシスタントさんを残して
コレお願い
トーンと背景入れてネ
夜勤へ
仕事中こっそりマンガを描いたことも……
ピピピピ。。。
ナースコール
もうっ明日しめ切りなのにたっ
ハッ
こんなの……っダメ～～ッ

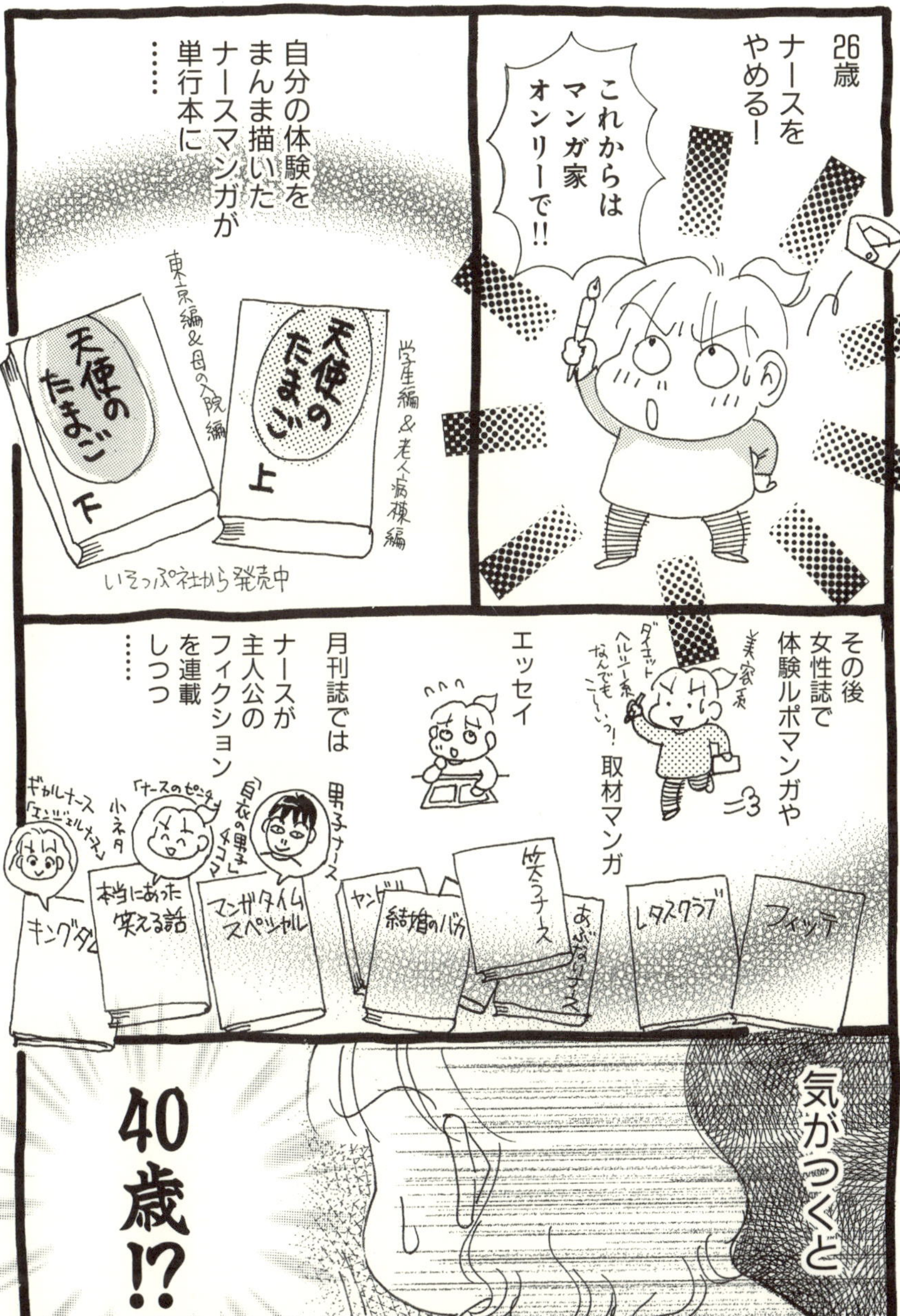

26歳
ナースをやめる！
これからはマンガ家オンリーで!!
自分の体験をまんま描いたナースマンガが単行本に……
天使のたまご 上
学生編＆老人病棟編
天使のたまご 下
東京編＆母の入院編
いそっぷ社から発売中
その後女性誌で体験ルポマンガや
美容系
ダイエット
ヘルシー系
なんでもこ〜いっ!
取材マンガ
エッセイ
月刊誌ではナースが主人公のフィクションを連載しつつ……
男子ナース
小ネタ
ギャルナース「エンジェルナース」
本当にあった笑える話
マンガタイムスペシャル
笑うナース
あぶないナース
レタスクラブ
フィッテ
気がつくと
40歳!?

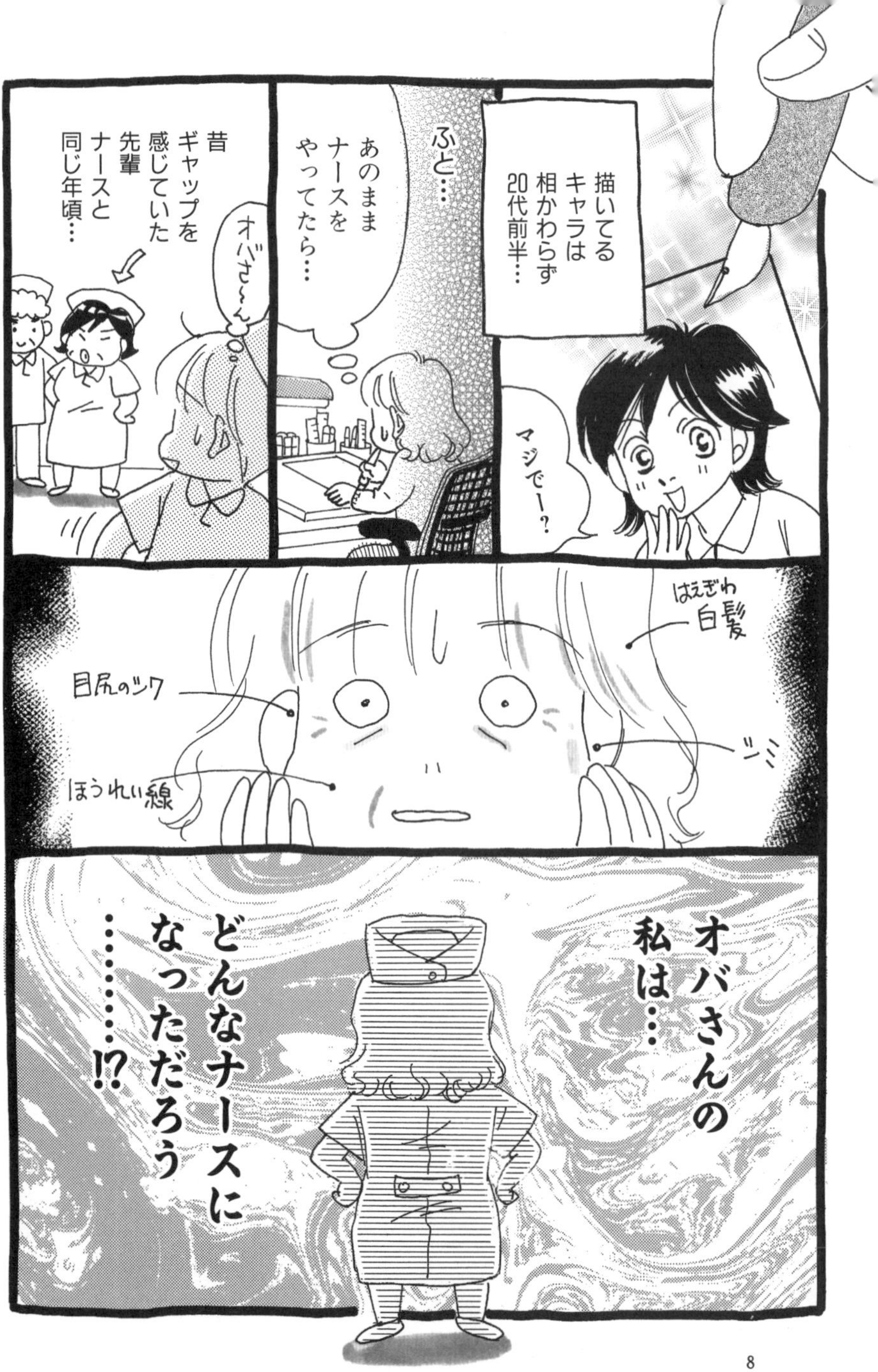
描いてるキャラは相かわらず20代前半…
マジでー？
ふと…
あのままナースをやってたら…
オバさ～ん
昔ギャップを感じていた先輩ナースと同じ年頃…
はえぎわ白髪
目尻のシワ
シミ
ほうれい線
オバさんの私は…
どんなナースになっただろう
………!?

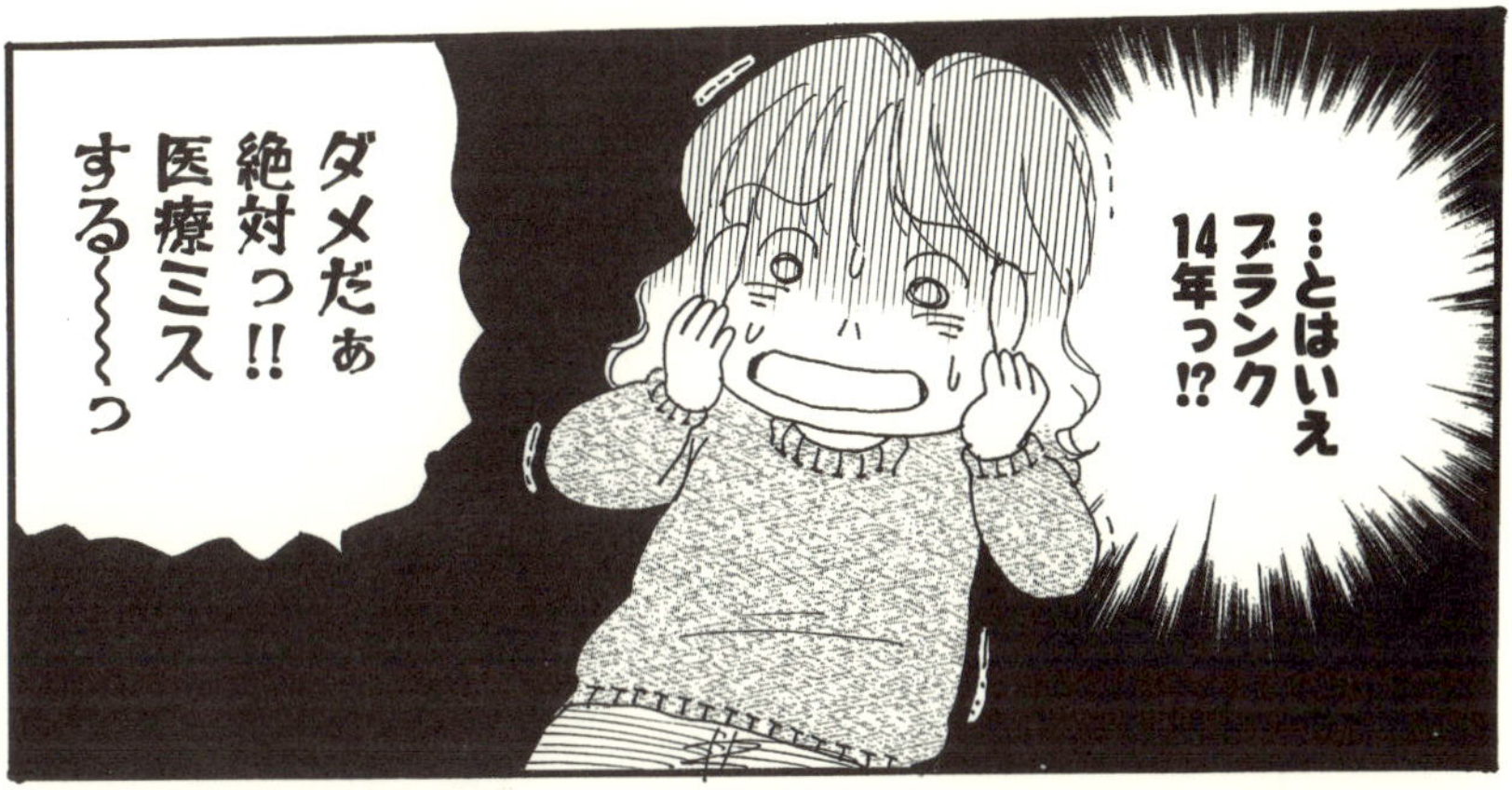
…とはいえブランク14年っ!?
ダメだぁ絶対っ!!医療ミスする〜〜〜っ

ナース再発見!?

PART1

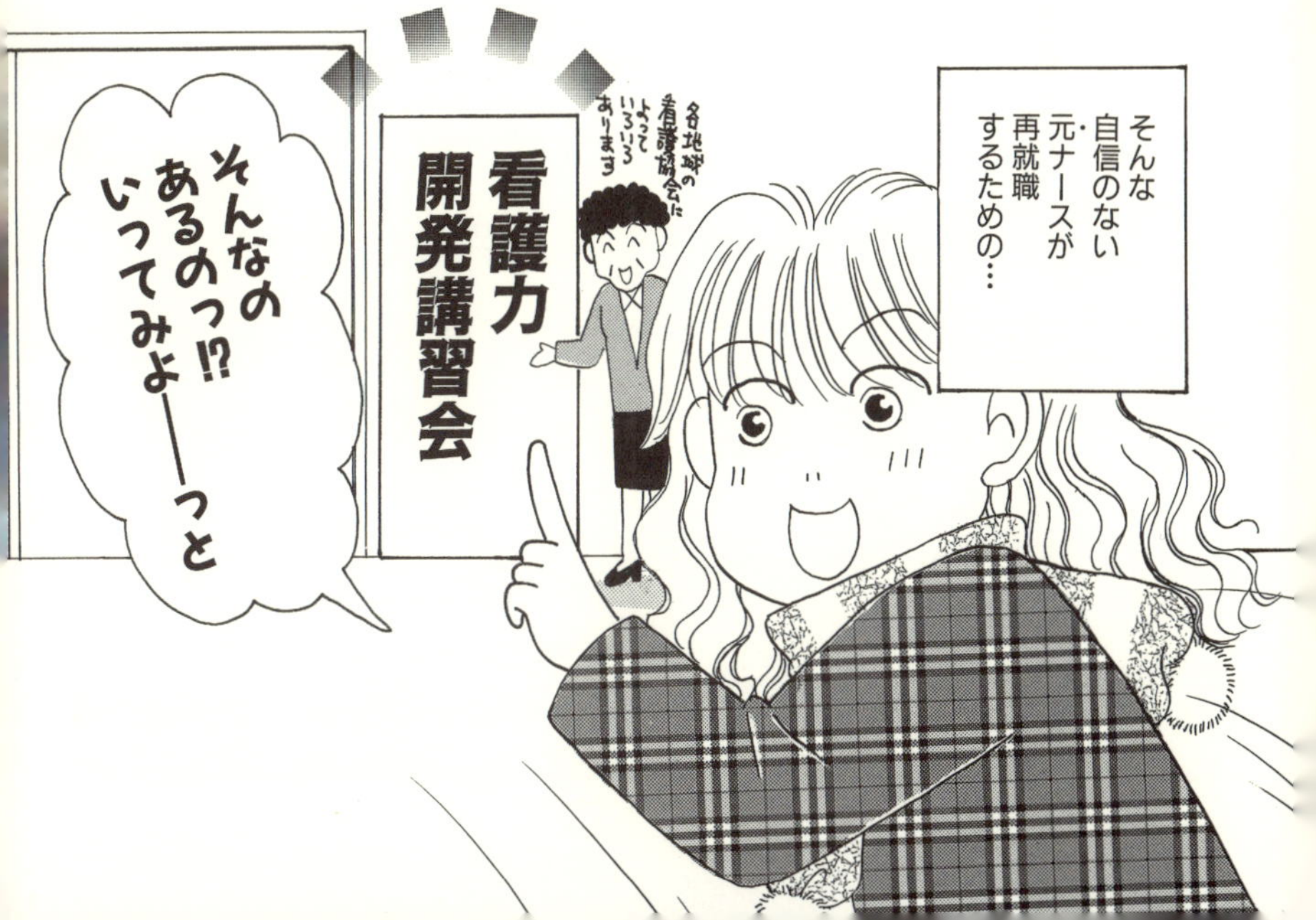
そんな自信のない元ナースが再就職するための…
看護力開発講習会
各地域の看護協会によっていろいろあります
そんなのあるのっ!?いってみよ——っと

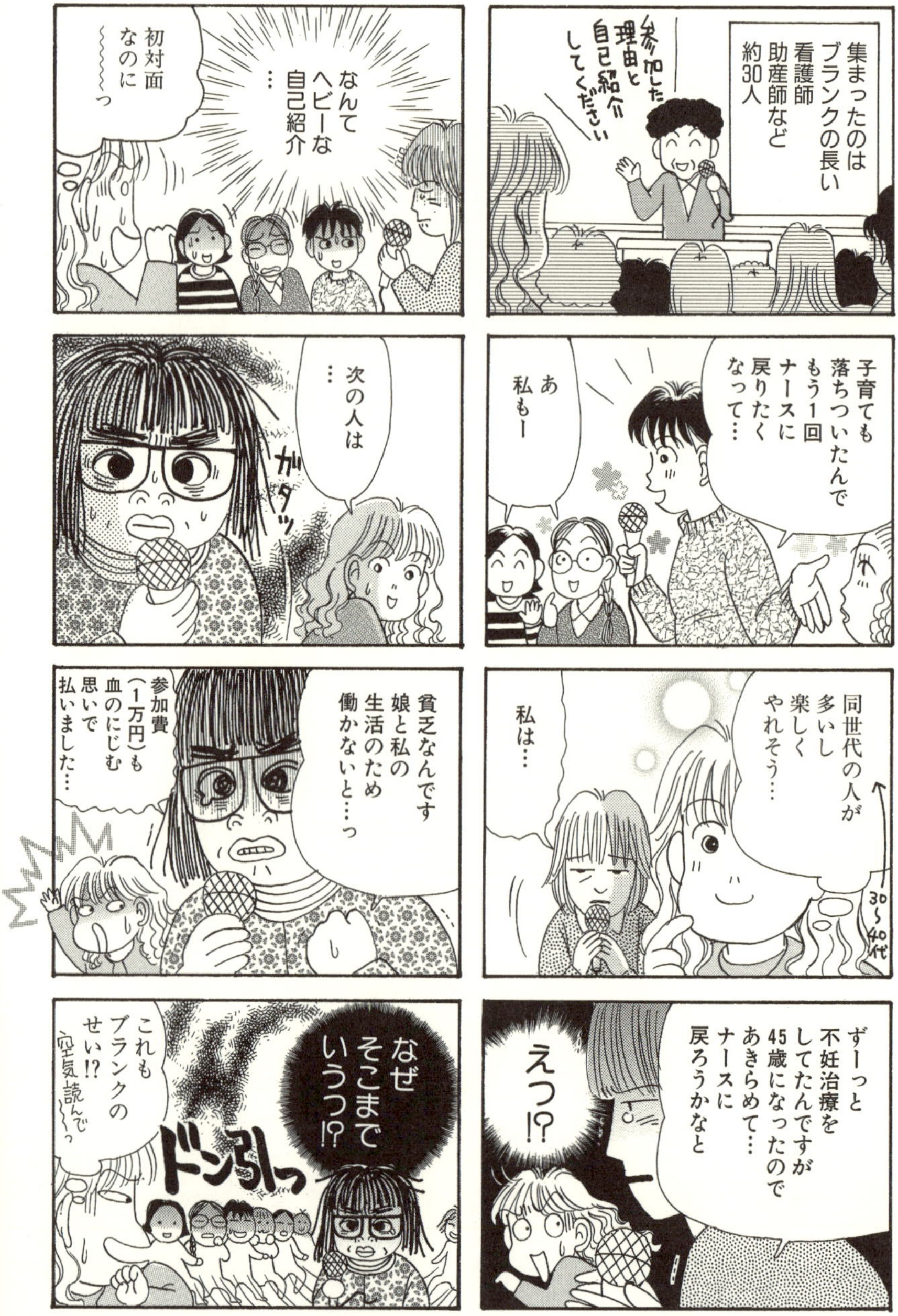
集まったのは
ブランクの長い
看護師
助産師など
約30人
参加した理由と自己紹介してください
子育ても落ちついたんでもう1回ナースに戻りたくなって…
あ 私もー
同世代の人が多いし楽しくやれそう…
30〜40代
私は…
ずーっと不妊治療をしてたんですが45歳になったのであきらめて…ナースに戻ろうかなと
えっ!?
なんてヘビーな自己紹介…
初対面なのに〜〜〜っ
次の人は…
ガタッ
貧乏なんです娘と私の生活のため働かないと…っ
参加費(1万円)も血のにじむ思いで払いました…
なぜそこまでいうう!?
ドン引っ
これもブランクのせい!?
空気読んで〜〜っ

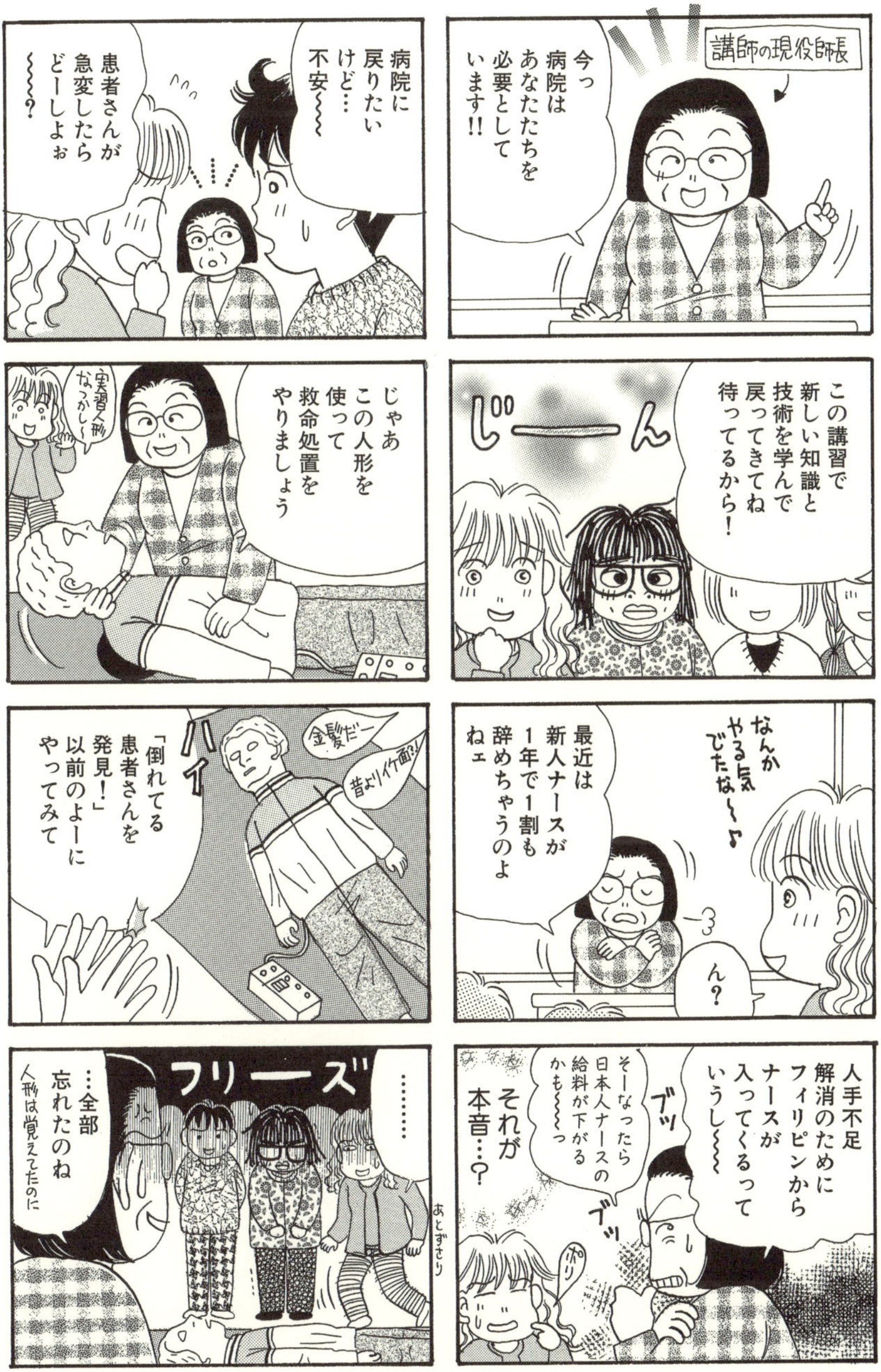
講師の現役師長
今っ病院はあなたたちを必要としています!!
この講習で新しい知識と技術を学んで戻ってきてね待ってるから!
じーーん
なんかやる気でたな〜♪
最近は新人ナースが1年で1割も辞めちゃうのよねェ
ん?
人手不足解消のためにフィリピンからナースが入ってくるっていうし〜〜
ブツ
ブツ
そーなったら日本人ナースの給料が下がるかも〜〜っ
ポリ
それが本音…?
病院に戻りたいけど…不安〜〜
患者さんが急変したらどーしよぉ〜〜?
じゃあこの人形を使って救命処置をやりましょう
実習人形なつかし〜
ハイ
金髪だー
昔よりイケ面!
「倒れてる患者さんを発見!」以前のよーにやってみて
フリーズ
………
…全部忘れたのね
人形は覚えてたのに
あとずさり

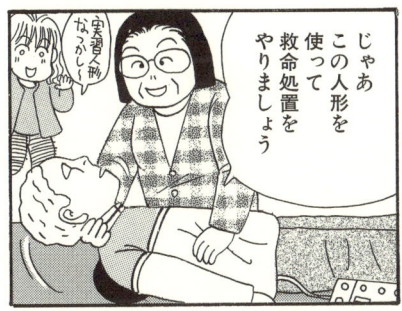

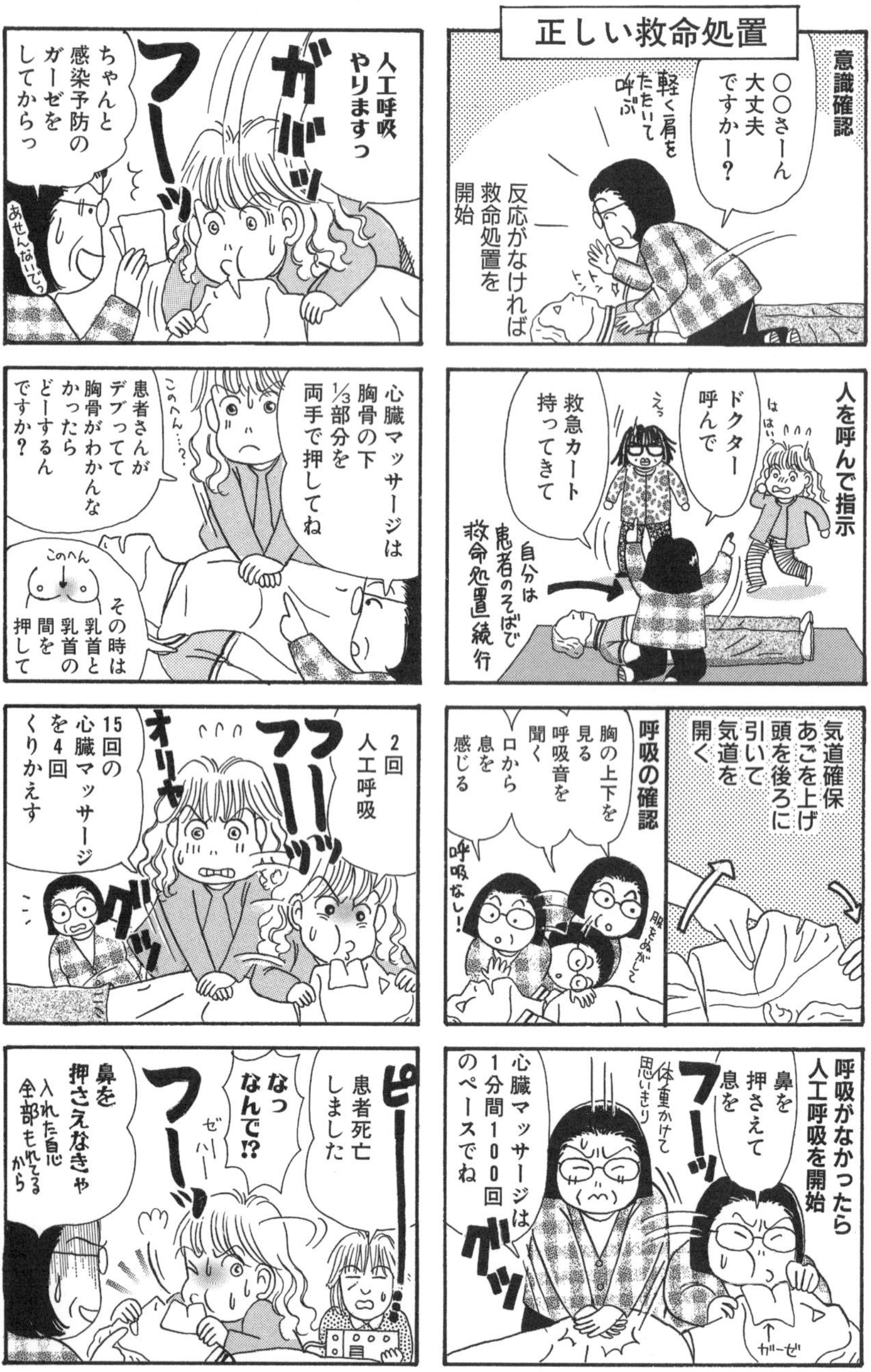
正しい救命処置
意識確認
○○さーん
大丈夫
ですかー？
軽く肩を
たたいて
呼ぶ
反応がなければ
救命処置を
開始
人を呼んで指示
ははいっ
ドクター
呼んで
えっ
救急カート
持ってきて
自分は
患者のそばで
救命処置続行
気道確保
あごを上げ
頭を後ろに
引いて
気道を
開く
呼吸の確認
胸の上下を
見る
呼吸音を
聞く
口から
息を
感じる
服をぬがして
呼吸なし！
呼吸がなかったら
人工呼吸を開始
鼻を
押さえて
息を
フーッ
体重かけて
思いきり
心臓マッサージは
1分間100回
のペースでね
グッ
ガーゼ
人工呼吸
やりますっ
ガバッ
フーッ
ちゃんと
感染予防の
ガーゼを
してからっ
あせんないでっ
心臓マッサージは
胸骨の下
1/3部分を
両手で押してね
このへん……？
患者さんが
デブってて
胸骨がわかんな
かったら
どーするん
ですか？
このへん
その時は
乳首と
乳首の
間を
押して
2回
人工呼吸
フーッ
フーッ
オリャ
15回の
心臓マッサージ
を4回
くりかえす
グッ
ピーーー
患者死亡
しました
なっ
なんで!?
ゼハー
フーッ
鼻を
押さえなきゃ
入れた息
全部もれてる
から

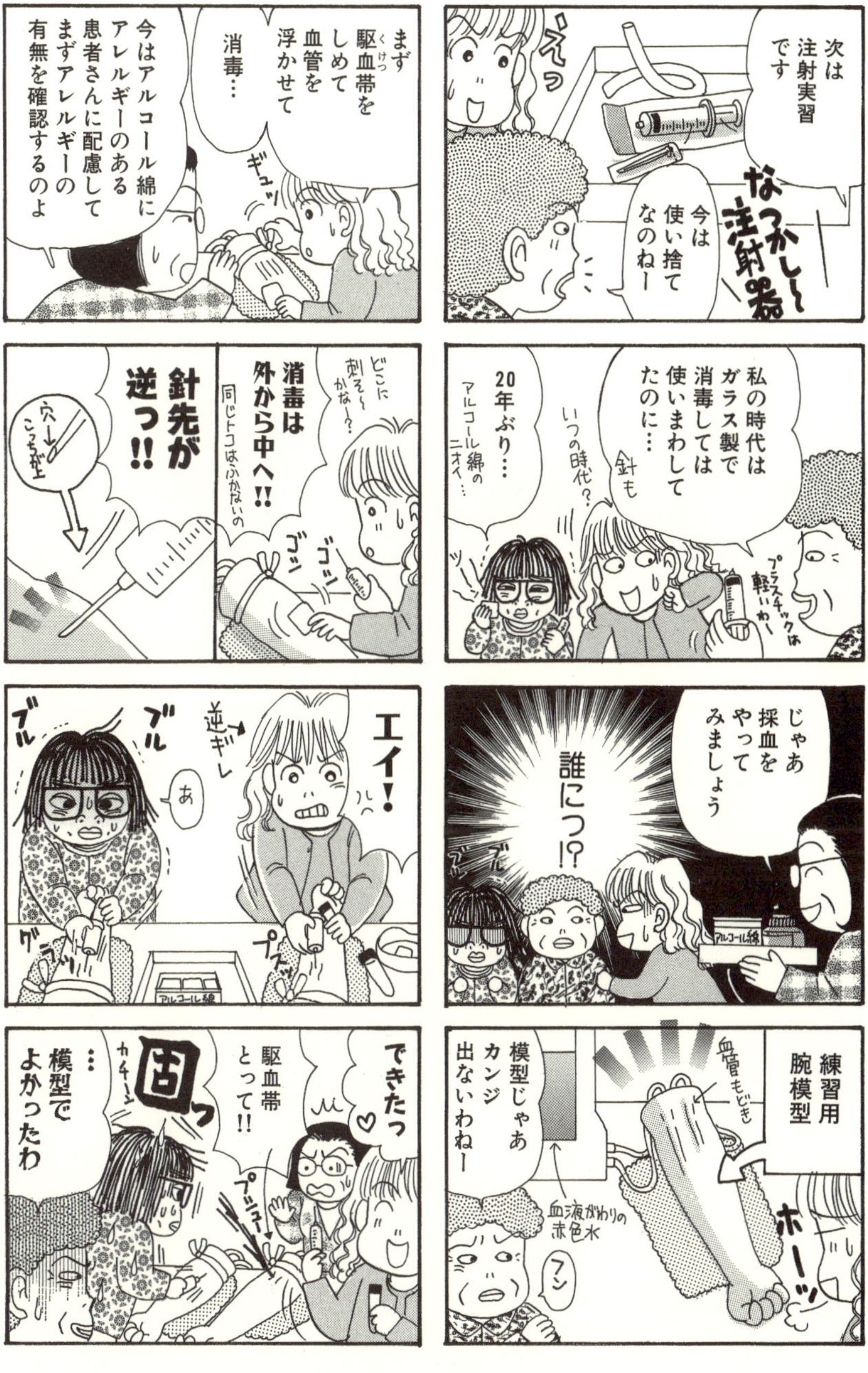
次は注射実習です
えっ
なつかし〜注射器
今は使い捨てなのねー
私の時代はガラス製で消毒しては使いまわしてたのに…
針も
いつの時代?
20年ぶり…
アルコール綿のニオイ…
プラスチックは軽いわー
じゃあ採血をやってみましょう
誰につ!?
ブル
アルコール綿
練習用腕模型
血管もどき
ホーッ
模型じゃあカンジ出ないわねー
血液がわりの赤色水
フン
まず駆血帯《くけつ》をしめて血管を浮かせて
ギュッ
消毒…
今はアルコール綿にアレルギーのある患者さんに配慮してまずアレルギーの有無を確認するのよ
どこに刺そ〜かな〜?
消毒は外から中へ!!
同じトコはふかないの
ゴッ ゴッ
針先が逆っ!!
穴〜こっちが上
エイ!
逆ギレ
あ
ブル ブル
プスッ
グラッ
アルコール綿
できたっ
駆血帯とって!!
プシューッ
固っ
カチーン
…模型でよかったわ

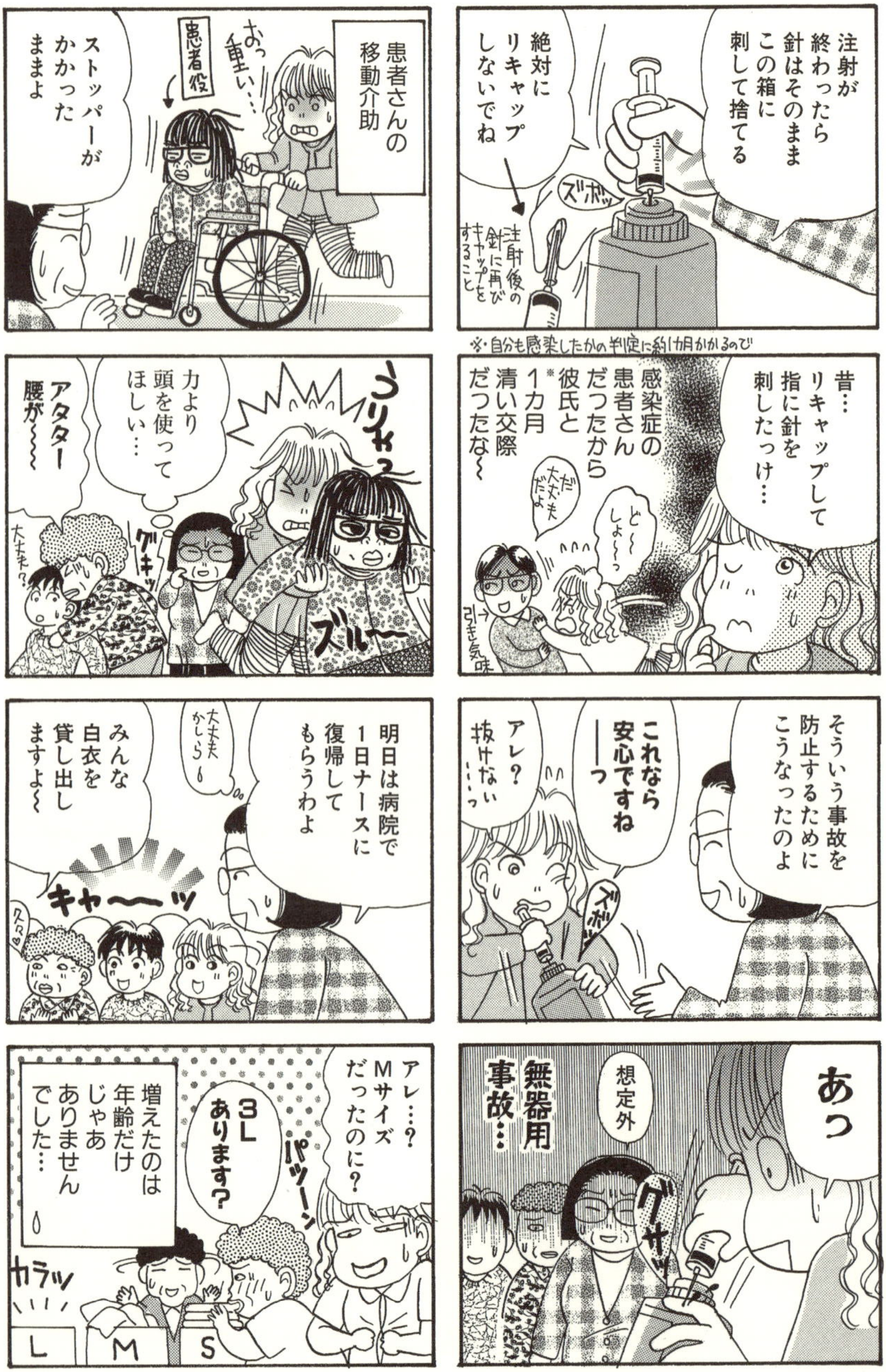
注射が終わったら針はそのままこの箱に刺して捨てる
ズボッ
絶対にリキャップしないでね
注射後の針に再びキャップをすること
※・自分も感染したかの判定に約1カ月かかるので
昔…リキャップして指に針を刺したっけ…
感染症の患者さんだったから彼氏と※1カ月清い交際だったな〜
ど〜しょ〜っ
だ大丈夫だよ
引き気味
そういう事故を防止するためにこうなったのよ
これなら安心ですね――っ
ズボッ
アレ？抜けない…っ
あっ
想定外
無器用事故…
グサッ
患者さんの移動介助
おっ重い…
患者役
ストッパーがかかったままよ
うりゃっ
グキッ
ズルー
力より頭を使ってほしい…
アタタ！腰が〜〜
大丈夫？
明日は病院で1日ナースに復帰してもらうわよ
大丈夫かしら
みんな白衣を貸し出しますよ〜
キャ〜〜ッ
アレ…？Mサイズだったのに？
3Lあります？
パッツーン
増えたのは年齢だけじゃありませんでした…
カラッ
L
M
S

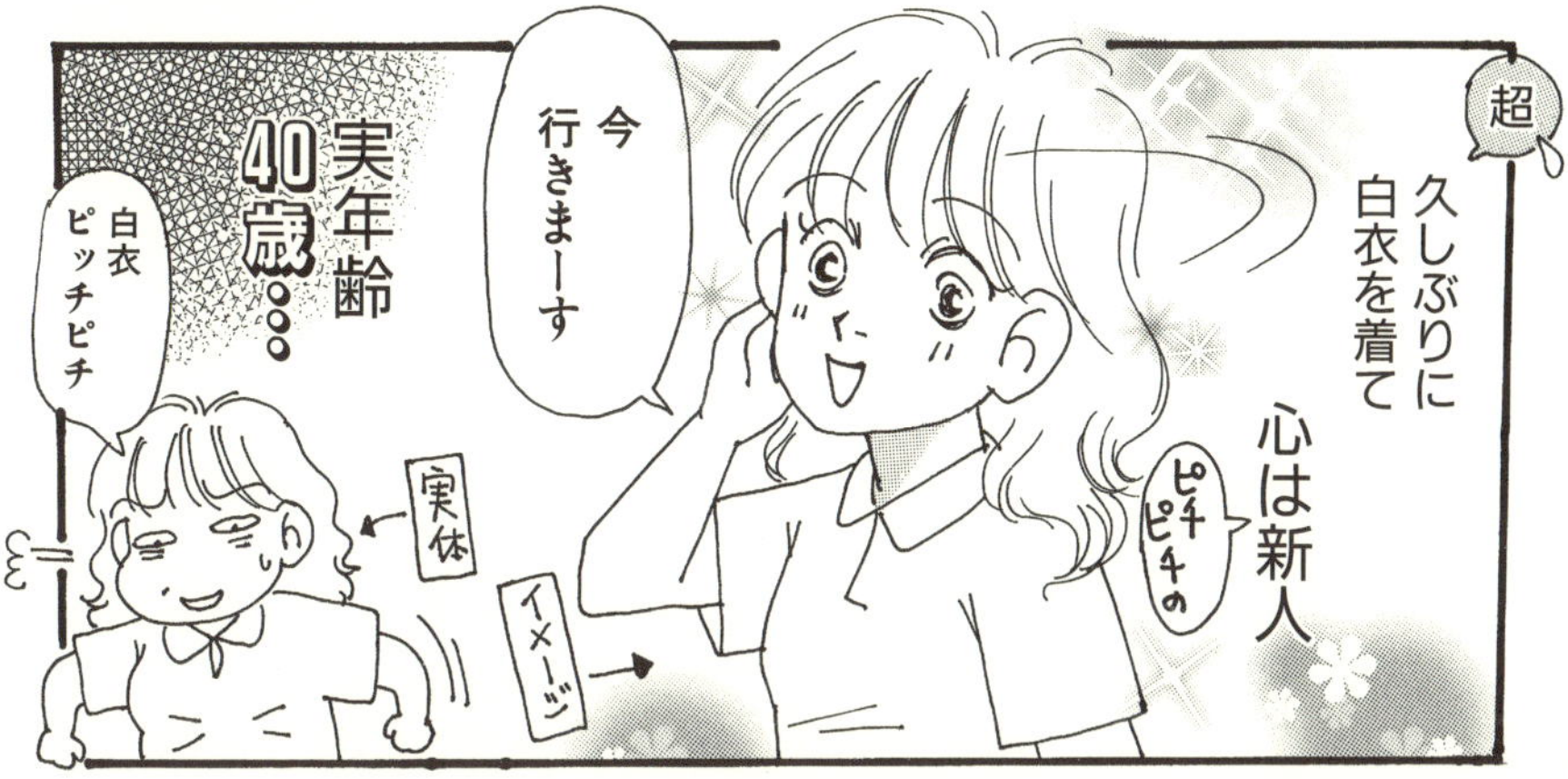
超
久しぶりに白衣を着て
心は新人
ピチピチの
今 行きまーす
実年齢40歳…
白衣ピッチピチ
実体
イメージ

ナース再発見!?

PART2

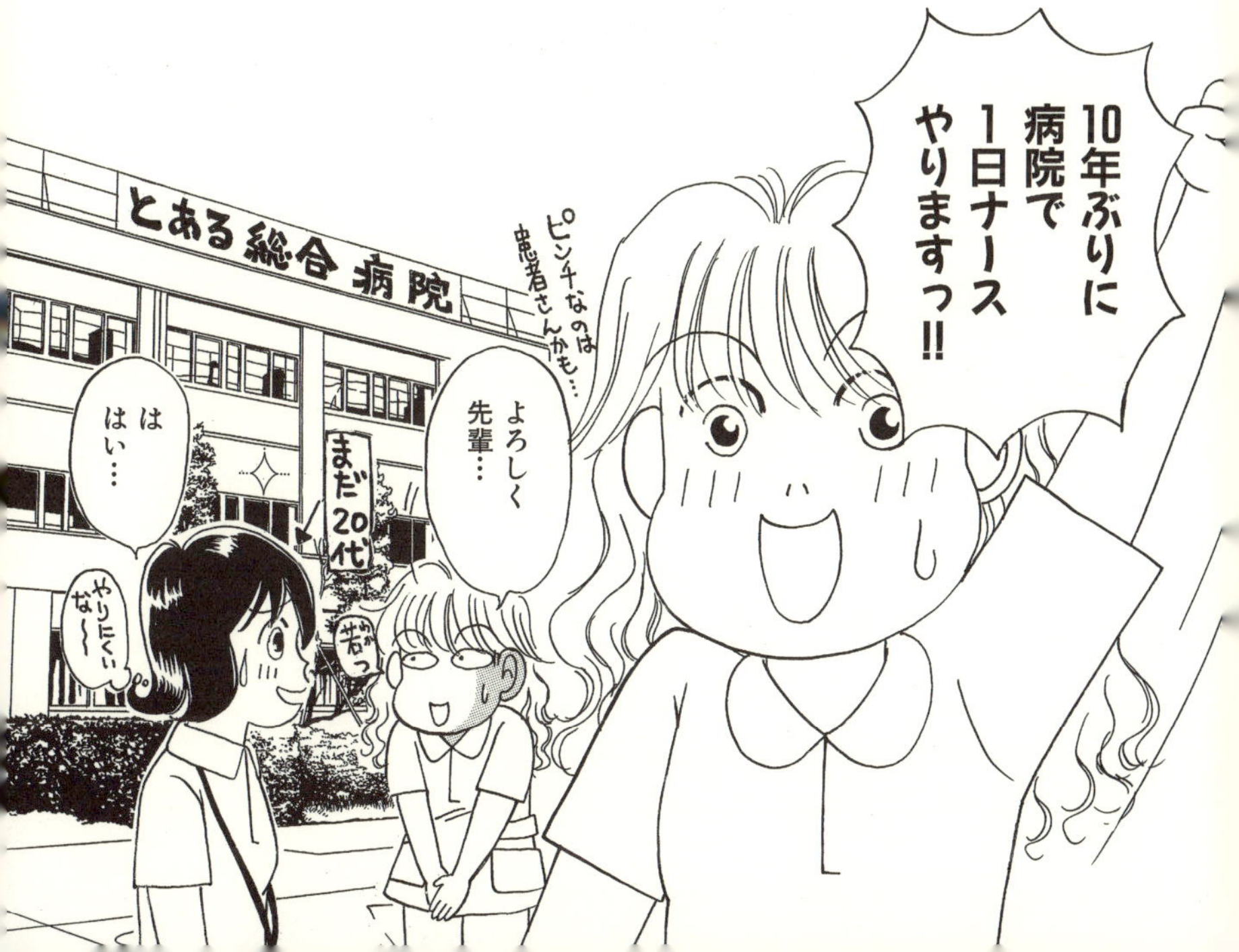
10年ぶりに病院で1日ナースやりますっ!!
ピンチなのは患者さんかも…
とある総合病院
よろしく先輩…
まだ20代
若っ
はは はい…
やりにくいな〜

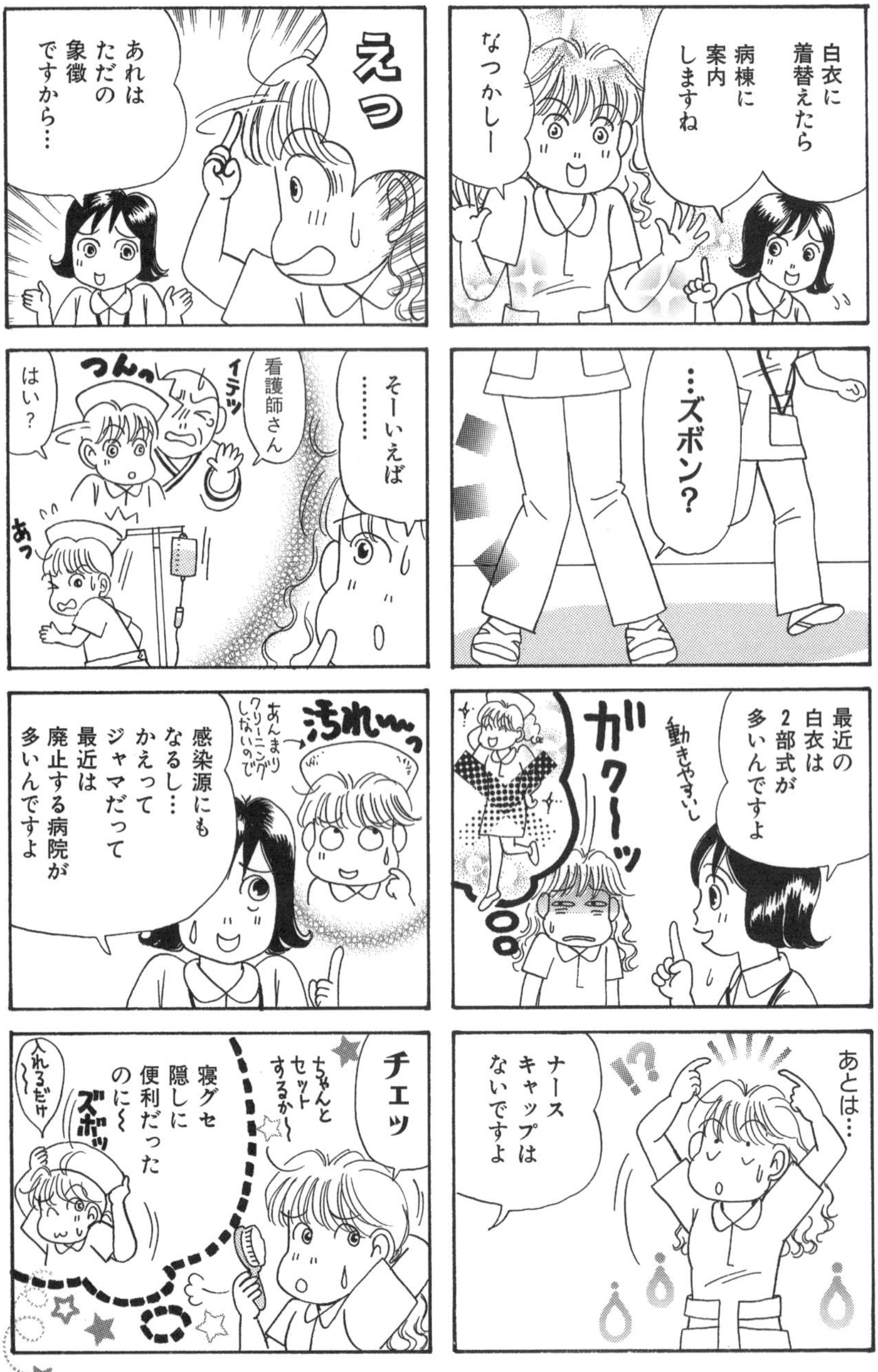
白衣に着替えたら病棟に案内しますね
なつかしー
…ズボン？
最近の白衣は2部式が多いんですよ
動きやすいし
ガクーッ
あとは…
ナースキャップはないですよ
!?
えっ
あれはただの象徴ですから…
そーいえば………
看護師さん
はい？
イテッ
つんっ
あっ
汚れいっ
あんまりクリーニングしないので
感染源にもなるし…かえってジャマだって最近は廃止する病院が多いんですよ
チェッ
ちゃんとセットするか〜
寝グセ隠しに便利だったのに〜
入れるだけ〜
ズボッ

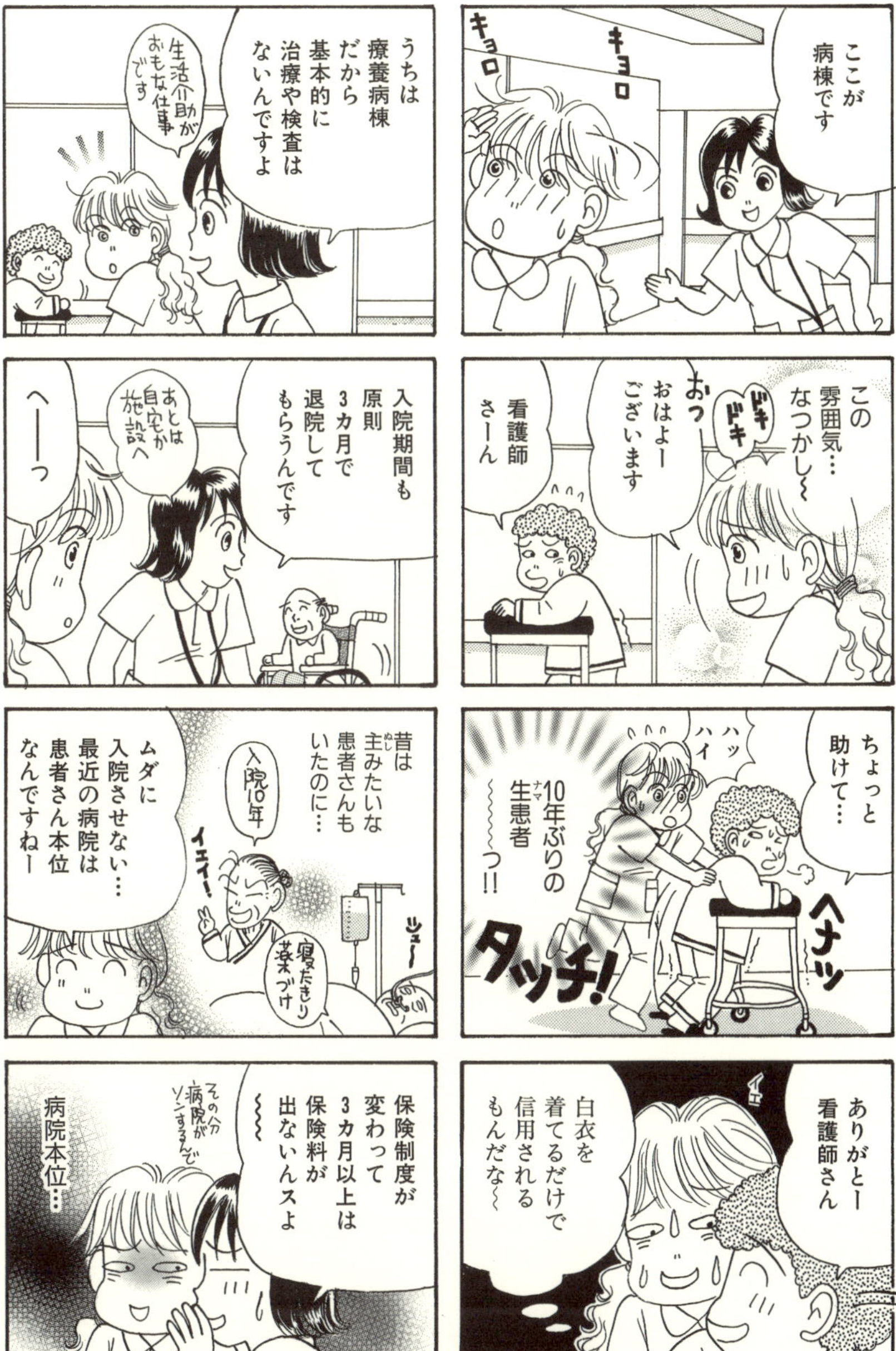
ここが病棟です
キョロ
キョロ
この雰囲気…なつかし～
ドキドキ
おっ
おはよーございます
看護師さーん
ちょっと助けて…
ヘナッ
ハッハイ
10年ぶりの生《ナマ》患者～～～っ!!
タッチ!
ありがとー看護師さん
イエ
白衣を着てるだけで信用されるもんだな～
うちは療養病棟だから基本的に治療や検査はないんですよ
生活介助がおもな仕事です
入院期間も原則3カ月で退院してもらうんです
あとは自宅か施設へ
へーっ
昔は主《ぬし》みたいな患者さんもいたのに…
入院10年
イエイ!
シュ～
寝たきり薬づけ
ムダに入院させない…最近の病院は患者さん本位なんですねー
保険制度が変わって3カ月以上は保険料が出ないんスよ～～
その分病院がソンするんで
病院本位…

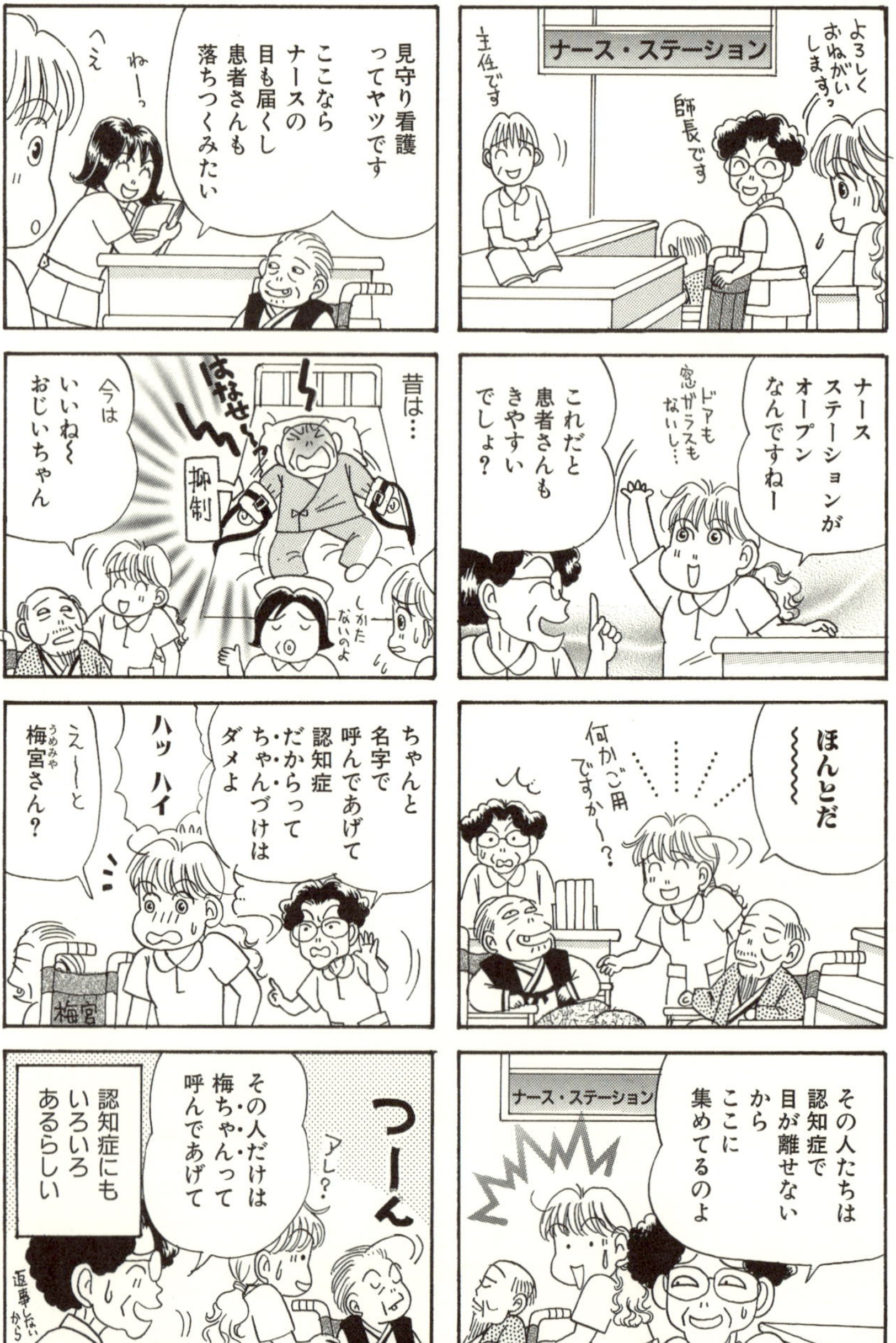
ナース・ステーション
よろしくおねがいしますっ
師長です
主任です
ナースステーションがオープンなんですねー
ドアも窓ガラスもないし…
これだと患者さんもきやすいでしょ？
ほんとだ〜〜〜
何かご用ですか〜？
ナース・ステーション
その人たちは認知症で目が離せないからここに集めてるのよ
見守り看護ってヤツです
ここならナースの目も届くし患者さんも落ちつくみたい
ねーっ
へえ
昔は…
はなせ〜っ
抑制
しかたないのよ
今はいいね〜おじいちゃん
ちゃんと名字で呼んであげて
認知症だからって・ちゃん・づけはダメよ
ハッ ハイ
え〜と梅宮《うめみや》さん？
梅宮
つーん
アレ？
その人だけは・梅ちゃん・って呼んであげて
返事しないから
認知症にもいろいろあるらしい

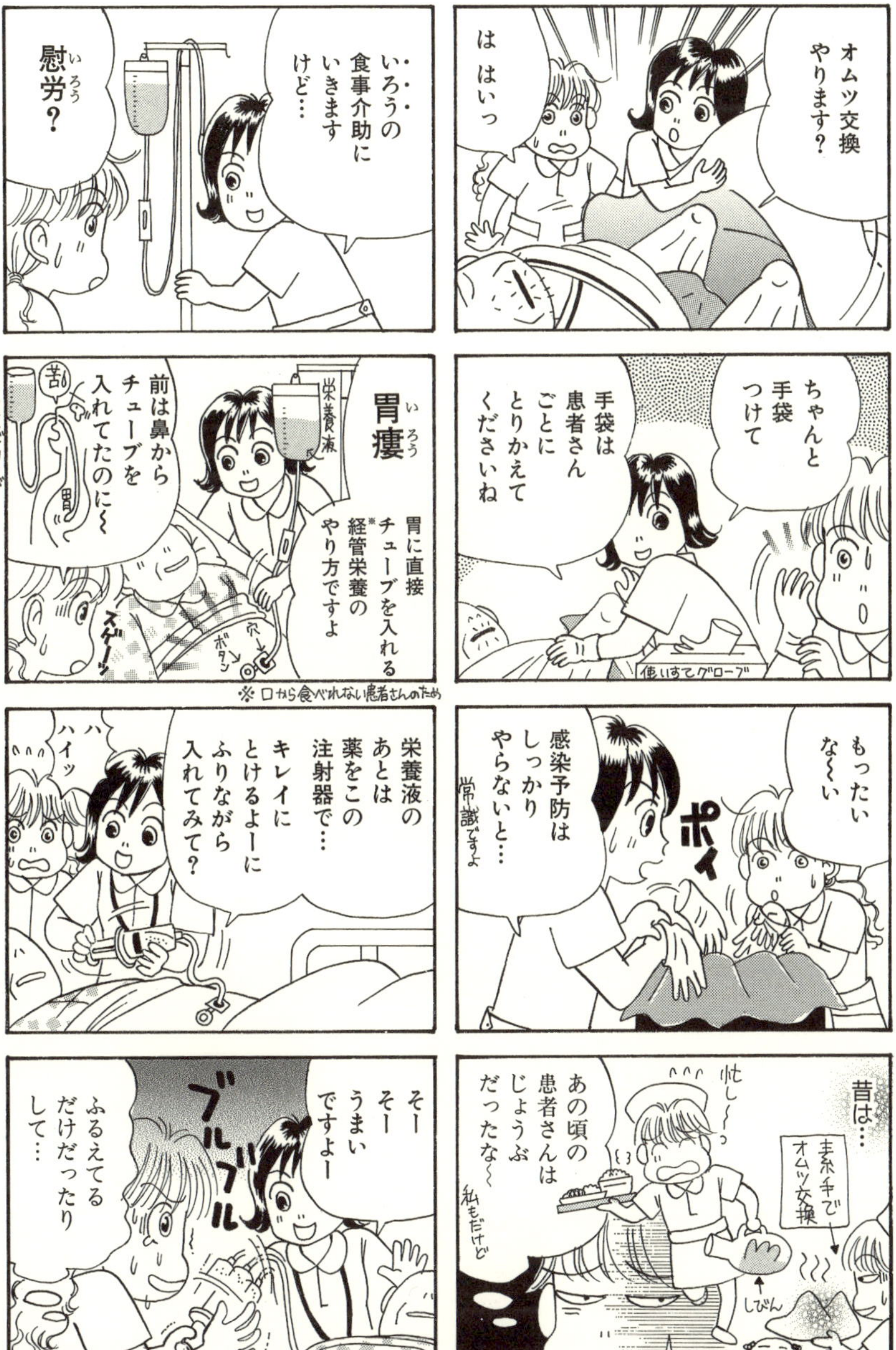
オムツ交換やります？
は はいっ
ちゃんと手袋つけて
手袋は患者さんごとにとりかえてくださいね
使いすてグローブ
もったいな〜い
ポイ
感染予防はしっかりやらないと…
常識ですよ
昔は…
素手でオムツ交換
忙し〜っ
しびん
あの頃の患者さんはじょうぶだったな〜
私もだけど
いろうの食事介助にいきますけど…
慰労《いろう》？
胃瘻《いろう》
胃に直接チューブを入れる※経管栄養のやり方ですよ
栄養液
穴
ボタン
前は鼻からチューブを入れてたのに〜
苦
胃
苦しいんだコレが
スゲ〜ッ
※口から食べれない患者さんのため
栄養液のあとは薬をこの注射器で…キレイにとけるよーにふりながら入れてみて？
ハ ハイッ
そーそーうまいですよー
ブルブル
ふるえてるだけだったりして…

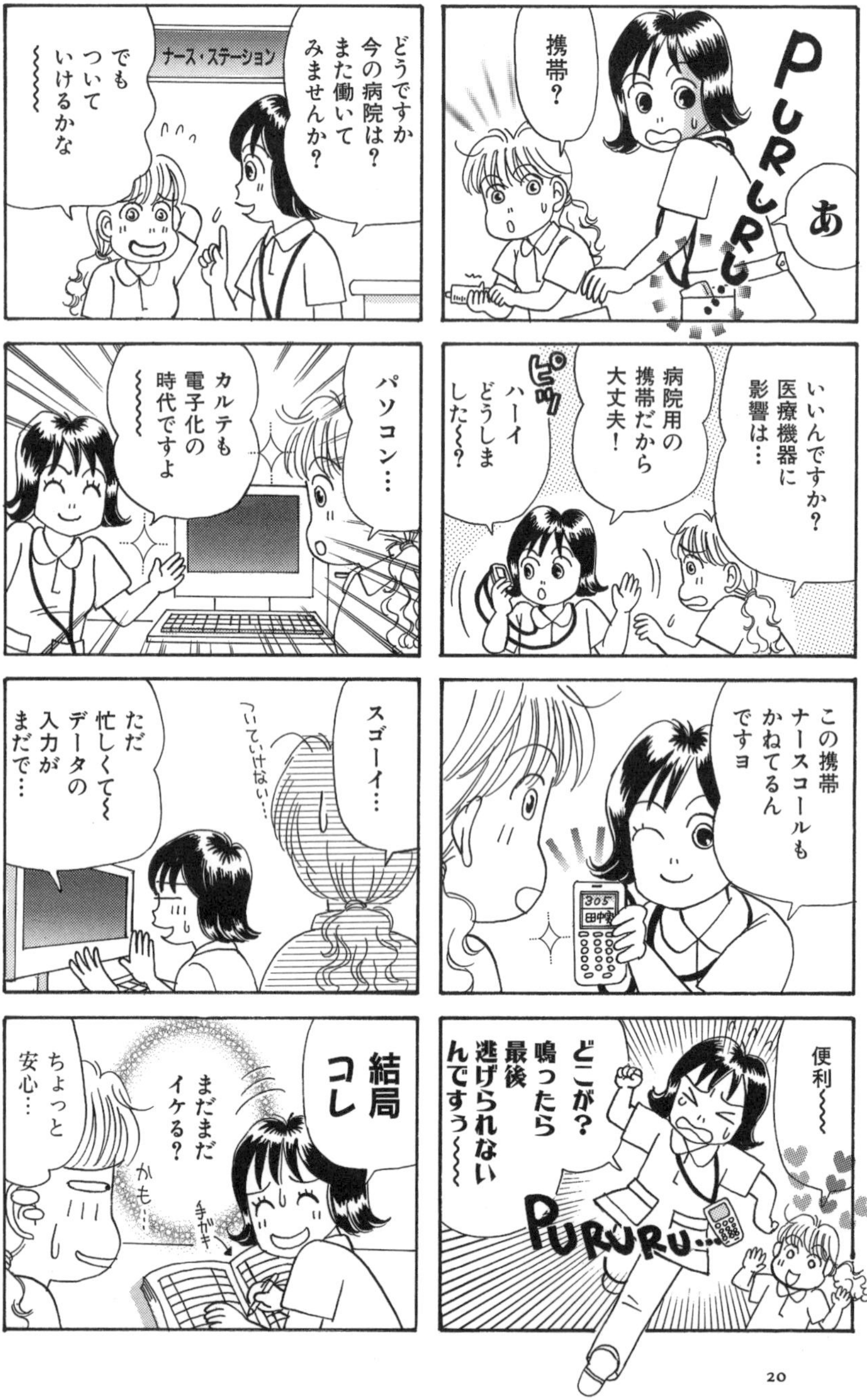
PURURU
あ
携帯？
いいんですか？医療機器に影響は…
病院用の携帯だから大丈夫！
ピッ
ハーイ どうしました〜？
この携帯ナースコールもかねてるんですヨ
305
田中
便利〜〜
どこが？鳴ったら最後逃げられないんですう〜〜
PURURU…
ナース・ステーション
どうですか今の病院は？また働いてみませんか？
でもついていけるかな〜〜
パソコン…
カルテも電子化の時代ですよ〜〜
スゴーイ…
ついていけない…
ただ忙しくて〜データの入力がまだで…
結局コレ
まだまだイケる？
かも…
手ガキ
ちょっと安心…

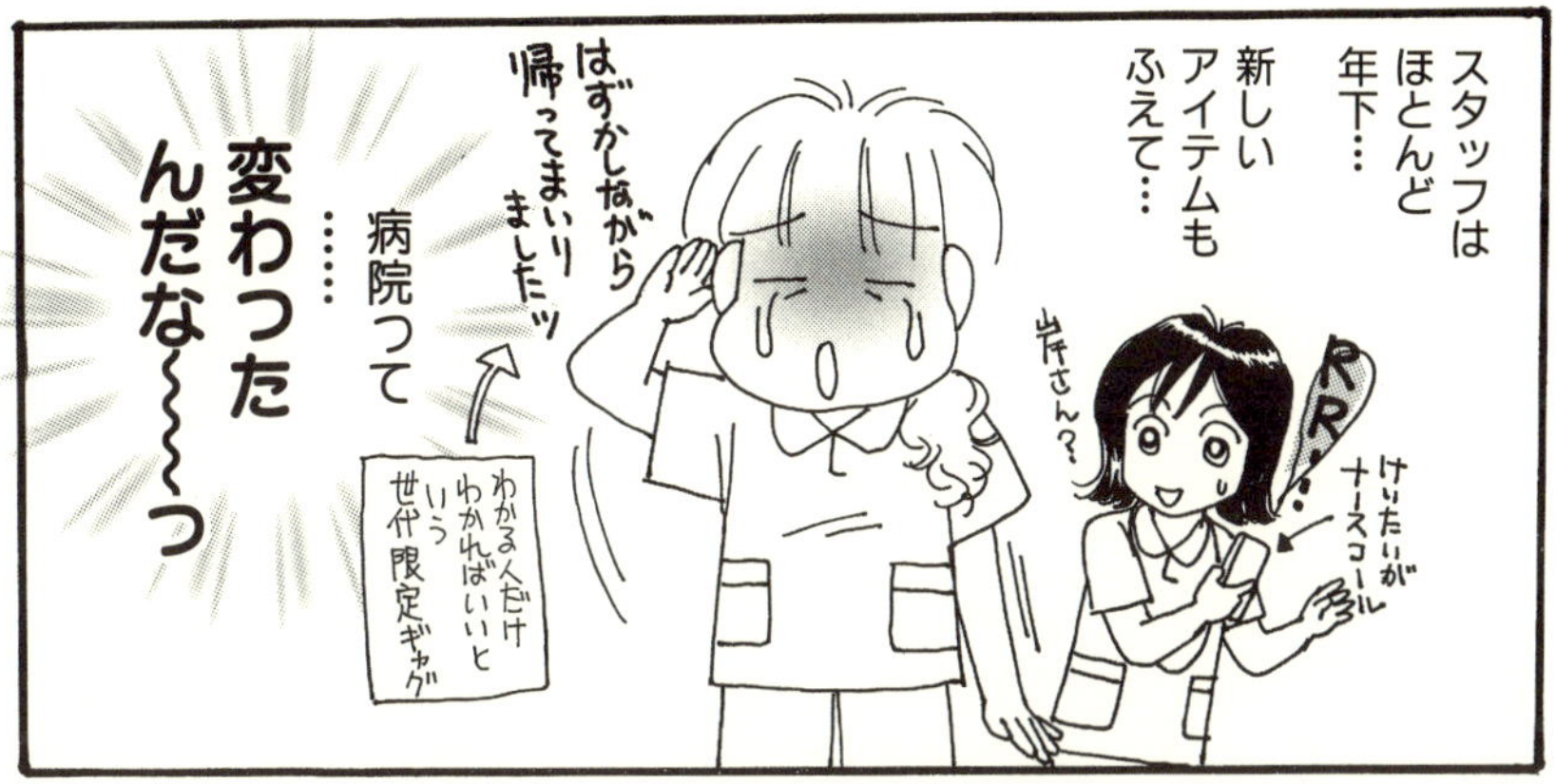
スタッフはほとんど年下…
新しいアイテムもふえて…
PR
けいたいがナースコール
山岸さん?
はずかしながら帰ってまいりましたッ
わかる人だけわかればいいという世代限定ギャグ
病院って……
変わったんだな〜〜っ

ナース再発見!?

PART3

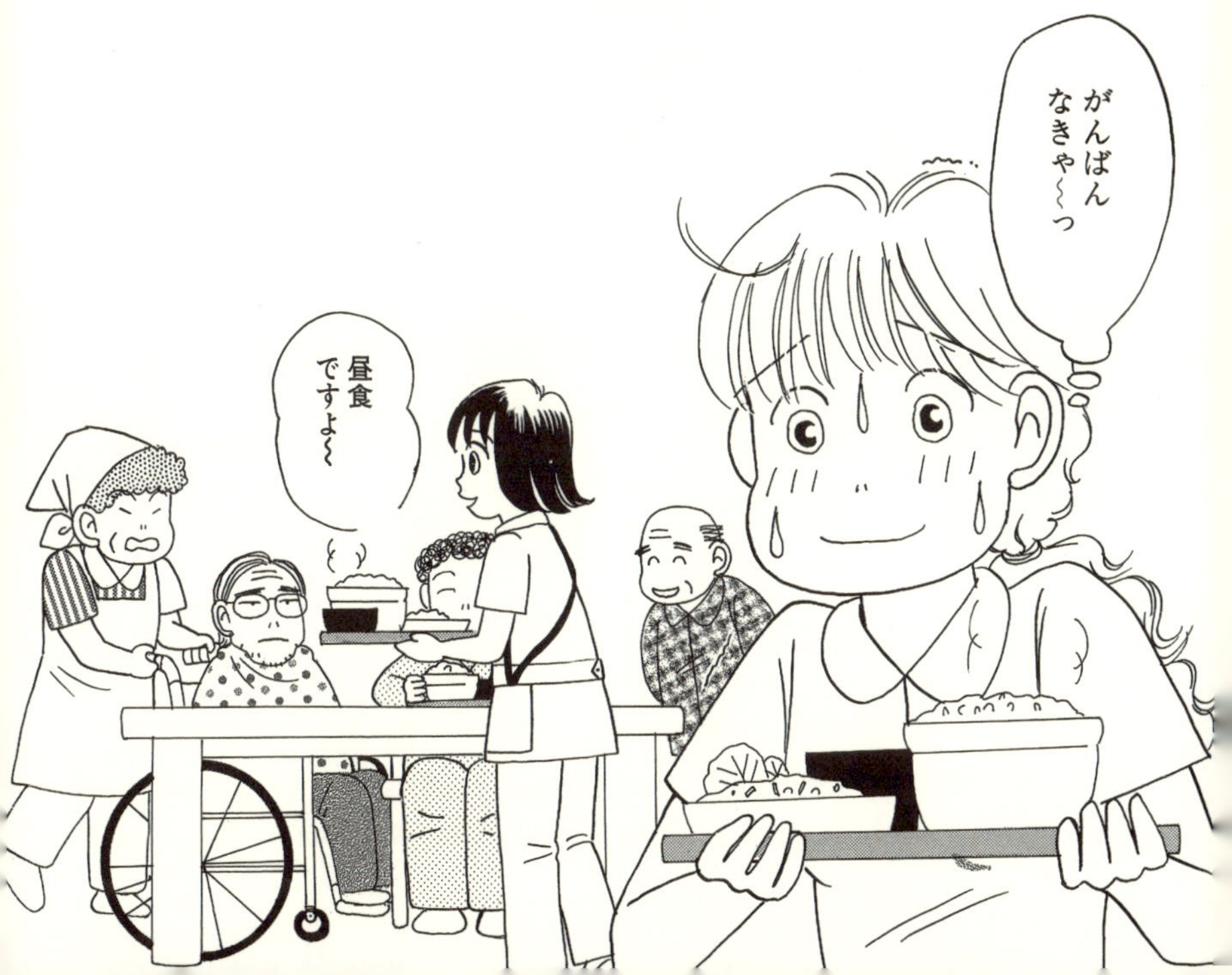
がんばんなきゃ〜っ
昼食ですよ〜

※ノドにつまったり、まちがって気管に入ること

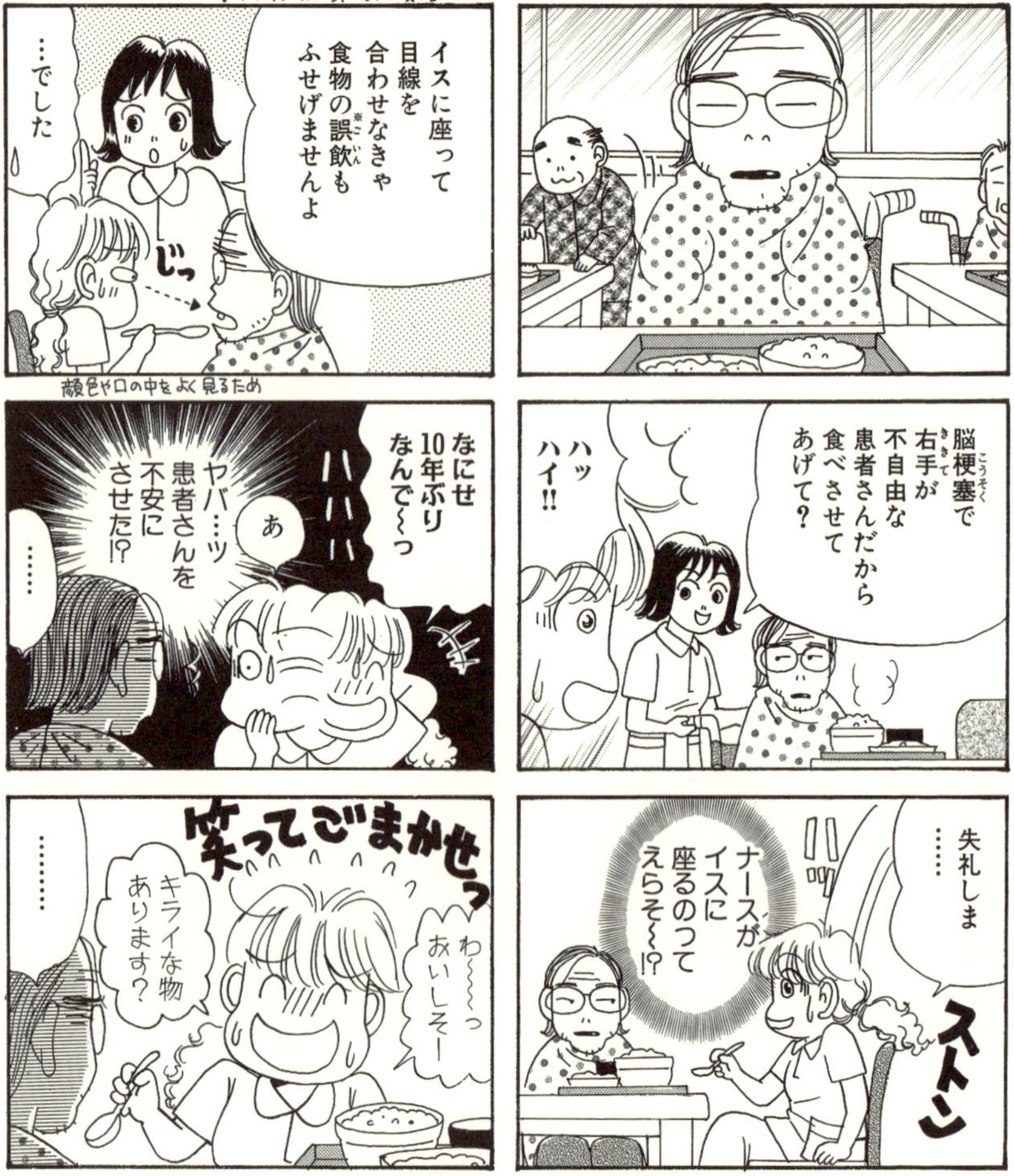

空気イス

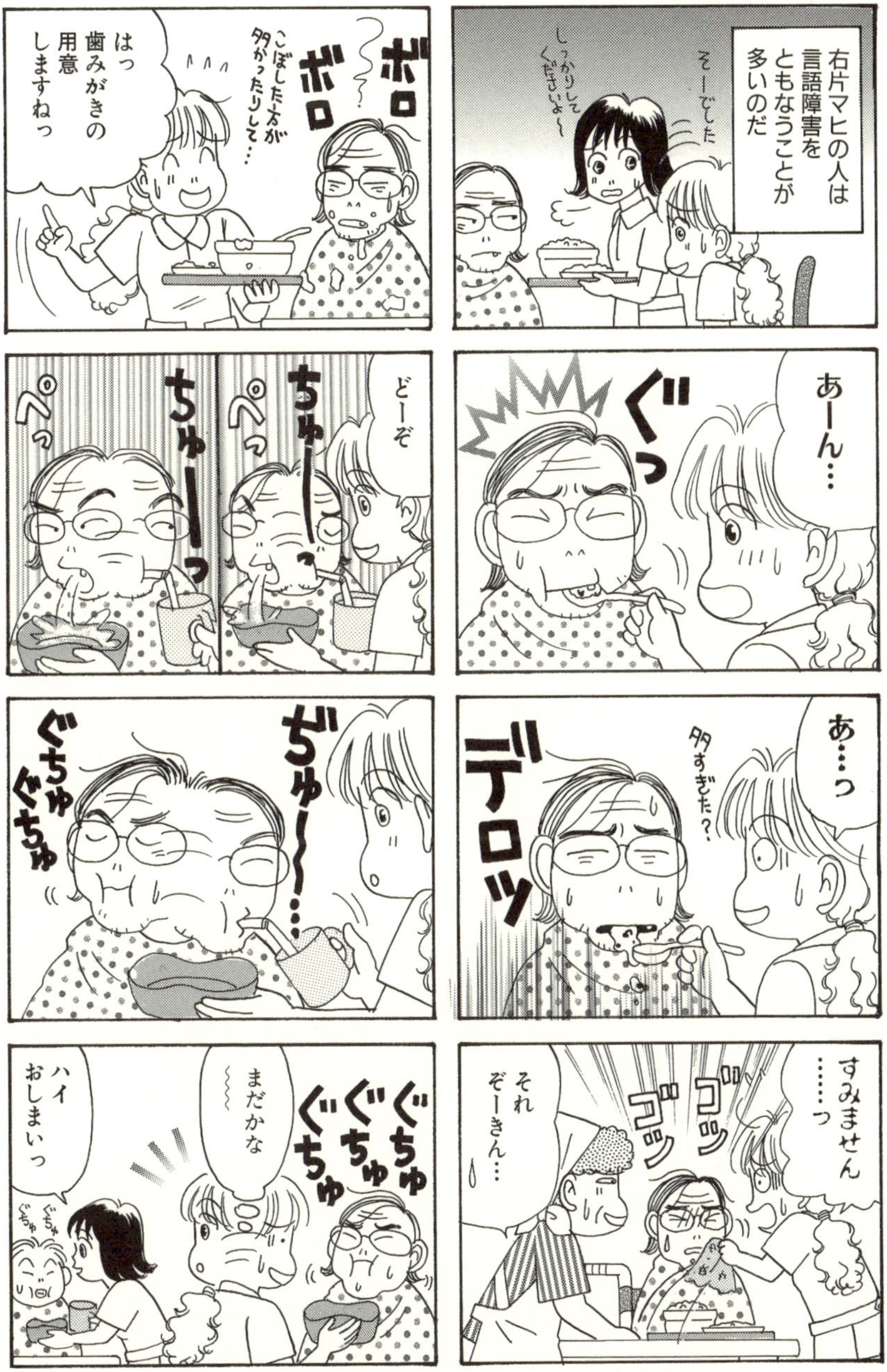
右片マヒの人は
言語障害を
ともなうことが
多いのだ
そーでした
しっかりして
くださいよ〜
あーん…
ぐっ
あ…っ
デロッ
多すぎた？
すみません……っ
ゴッ
ゴッ
それ
ぞーきん…
ボロ
ボロ
こぼした方が
多かったりして…
はっ
歯みがきの
用意
しますねっ
どーぞ
ちゅーー
ぺっ
ちゅーーっ
ぺっ
ぢゅ〜〜…
ぐちゅ
ぐちゅ
ぐちゅ
ぐちゅ
ぐちゅ
ぐちゅ
まだかな
〜〜
ハイ
おしまいっ
ぐちゅ
ぐちゅ

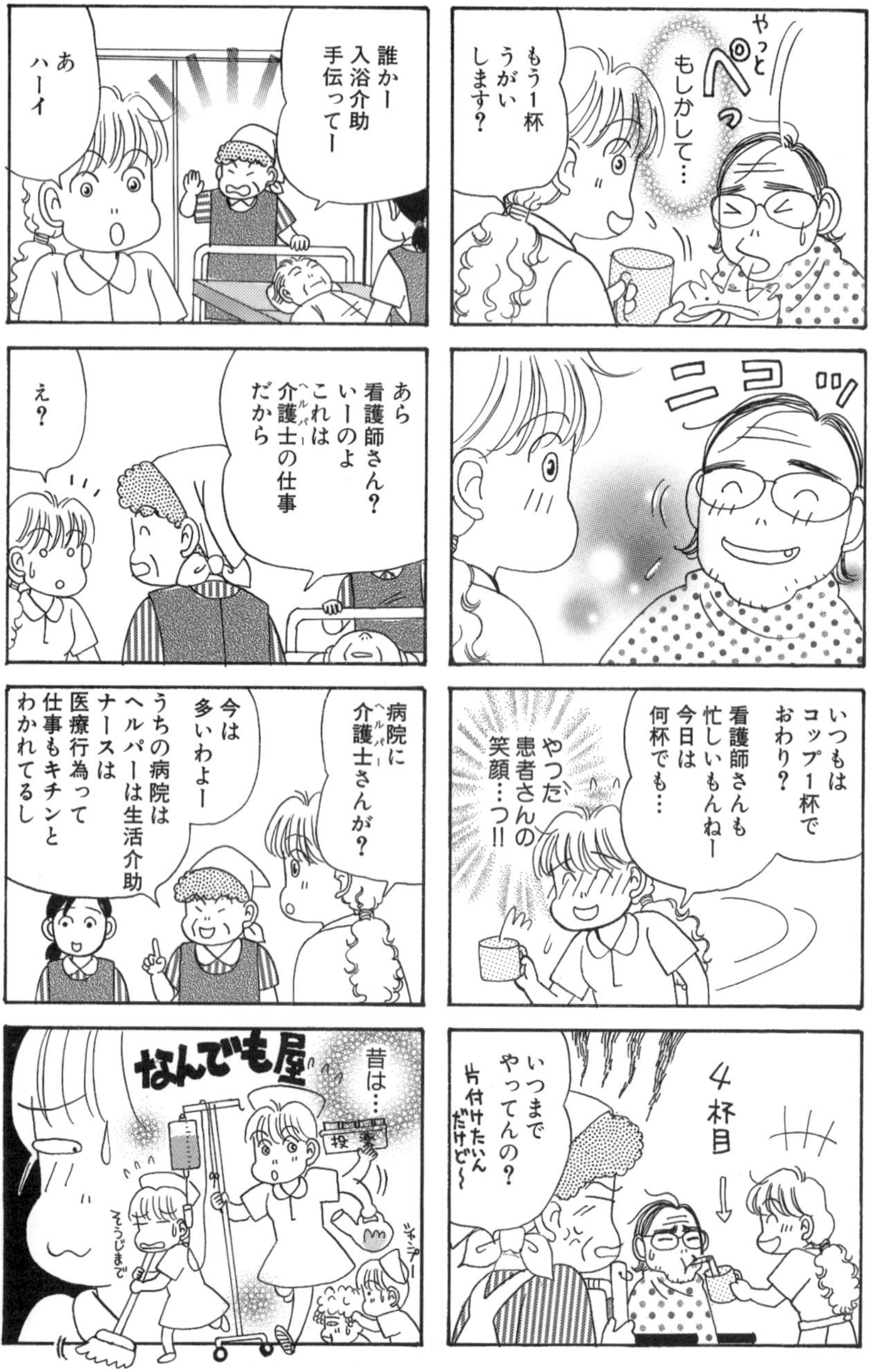

やっと
ぺっ
もしかして…
もう1杯
うがい
します？
ニコッ
いつもは
コップ1杯で
おわり？
看護師さんも
忙しいもんねー
今日は
何杯でも…
やった
患者さんの
笑顔…っ!!
4杯目
いつまで
やってんの？
片付けたいん
だけど〜
誰かー
入浴介助
手伝ってー
あ
ハーイ
あら
看護師さん？
いーのよ
これは
介護士《ヘルパー》の仕事
だから
え？
病院に
介護士《ヘルパー》さんが？
今は
多いわよー
うちの病院は
ヘルパーは生活介助
ナースは
医療行為って
仕事もキチンと
わかれてるし
なんでも屋
昔は…
投薬
そうじまで
シャンプー

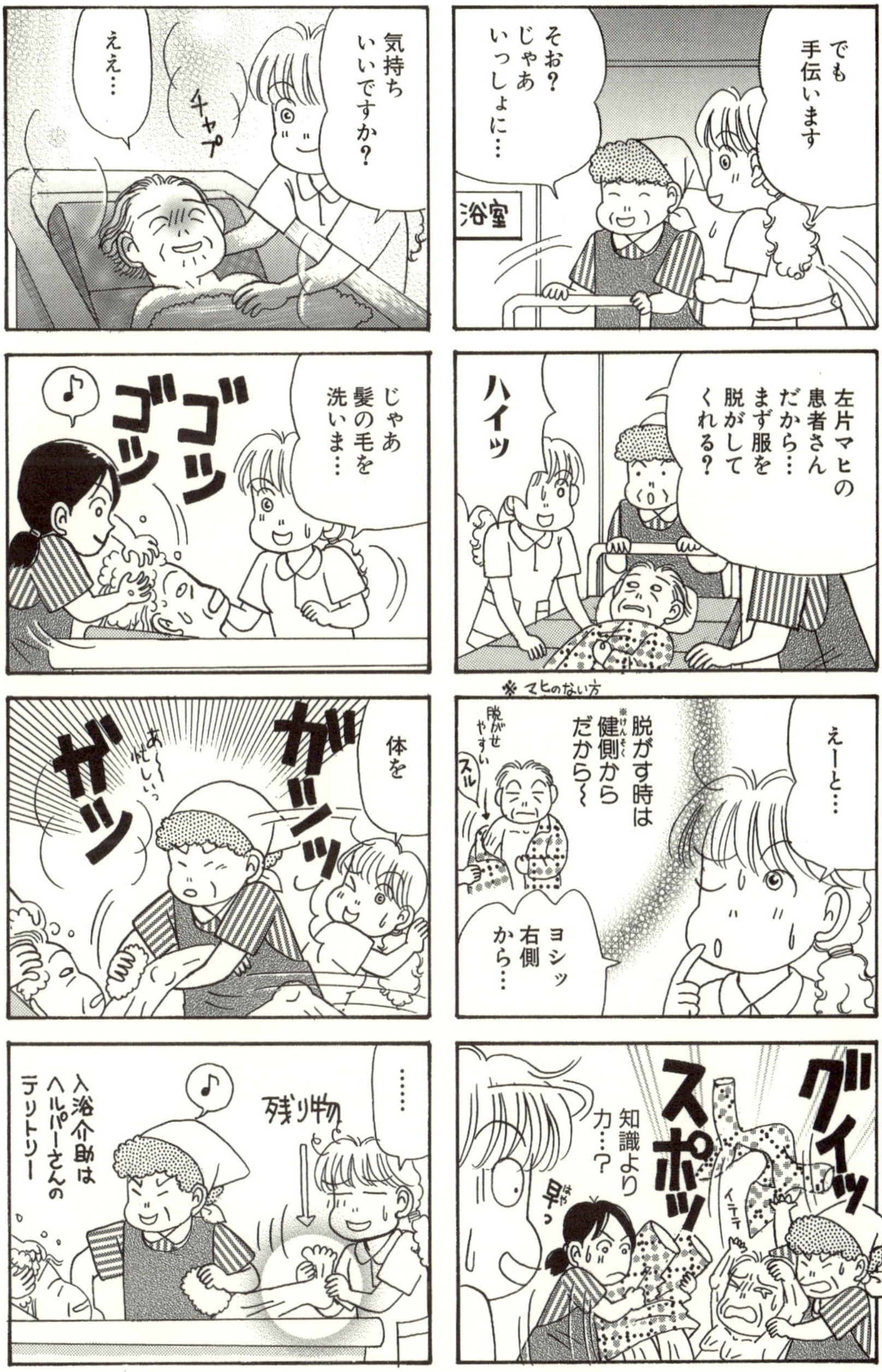

でも手伝います
そお？じゃあいっしょに…
浴室
左片マヒの患者さんだから…まず服を脱がしてくれる？
ハイッ
※マヒのない方
えーと…
脱がす時は※健側《けんそく》からだから〜
脱がせやすい
スル
ヨシッ右側から…
グイッ
スポッ
知識より力…？
早《はや》っ
イテテ
気持ちいいですか？
ええ…
チャプ
じゃあ髪の毛を洗いま…
ゴッ
ゴッ
♪
体を
ガシッ
ガッ
あ〜忙しいっ
……
残り物
入浴介助はヘルパーさんのテリトリー
♪

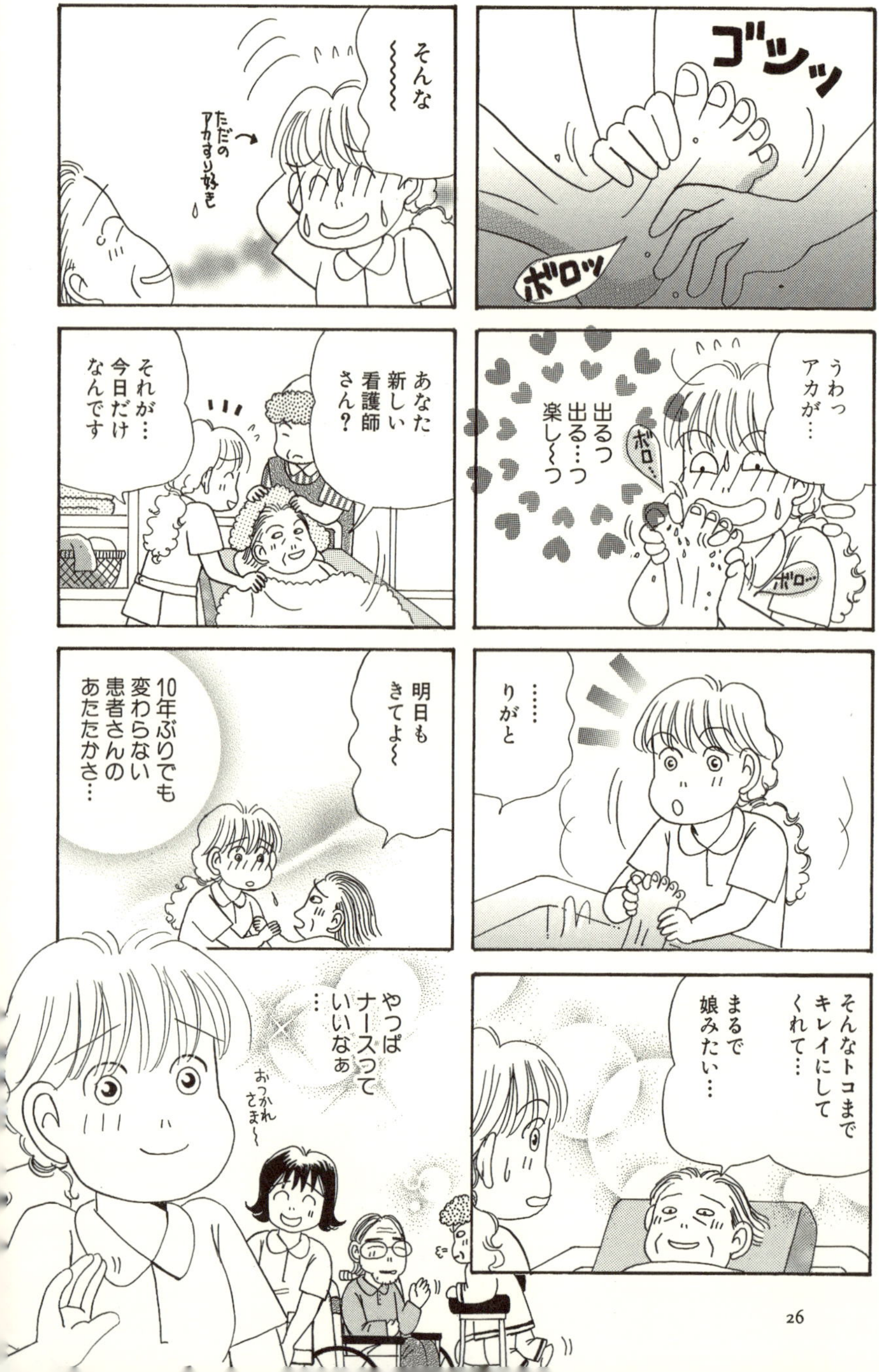
ゴッッ
ボロッ
そんな〜〜〜
ただのアカすり好き
うわっ
アカが…
出るっ
出る…っ
楽し〜っ
ボロ…
ボロ…
あなた
新しい
看護師
さん?
それが…
今日だけ
なんです
……
りがと
明日も
きてよ〜
10年ぶりでも
変わらない
患者さんの
あたたかさ…
そんなトコまで
キレイにして
くれて…
まるで
娘みたい…
やっぱ
ナースって
いいなぁ
…
おつかれさま〜

気づいたら訪問看護

「こんにちは。

元ナースでマンガ家の岸香里です。

みなさん、訪問看護ってご存じですか？　実は私も、あんまりご存じないんですけど～（笑）。これから一年間、毎週十分の短い番組ですが、ゲストに訪問看護師さんたちをお迎えして、みなさんに訪問看護って何？ってトコから、この仕事の楽しさや裏話まで、トコトンお聞きしてお伝えできたらな～と思ってます。

今日のゲストは、杉原さんです。さっそくですが、訪問看護師さんって、どんなことをするんですか？」

「ハイ。基本、病院でナースがやってることはすべてやります。ただ場

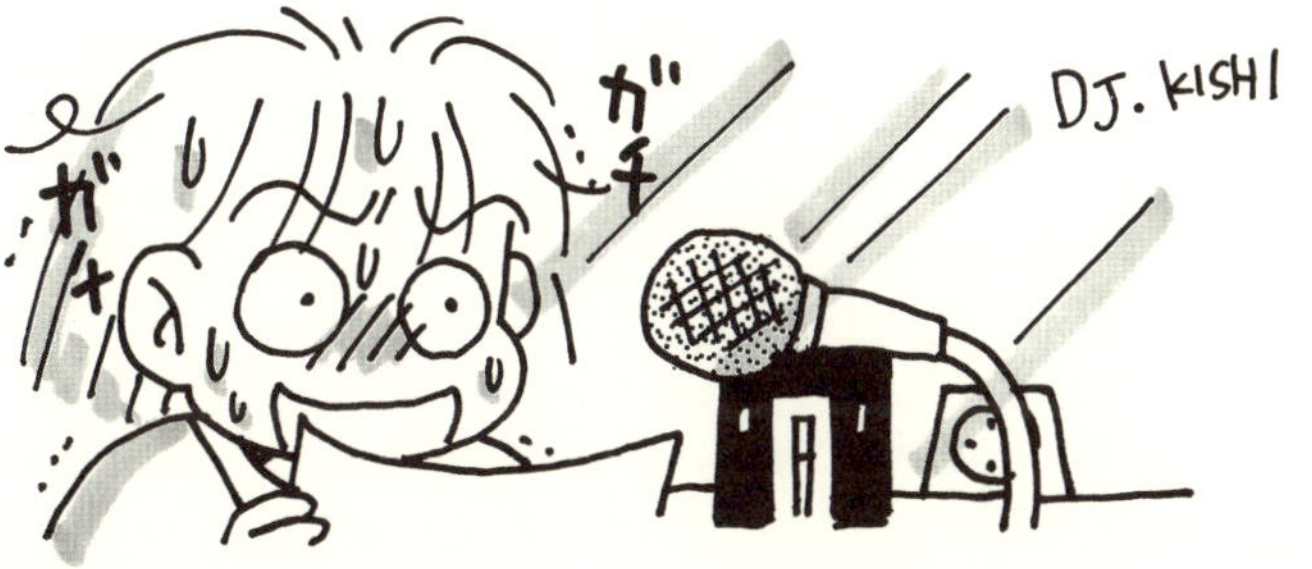

所が病院じゃなく、利用者さんのご自宅というだけで……」

「利用者さん？」

「病院では患者さんですが、訪問看護での対象は、病人未満の自宅で生活されてる方ですから、利用者さんって呼んでます」

「へえ。おもしろいですねー」

「訪問看護は、おもしろいですよ」


「ハイ。ＯＫでーす」

別室のスタッフから収録終了を告げるアナウンス。と同時に全身から力が抜け、変な汗がだらりと流れた。

「だ、大丈夫でしたか～？　私……」

緊張して何しゃべったかよく覚えてない。っていうか、しゃべってたのはほとんどゲストの杉原さんで、私は間抜けな相づち程度……。いいんだろうか、こんなんで。

「そんなにかたくならなくても。初めてにしては上出来ですよ。ラジオだ

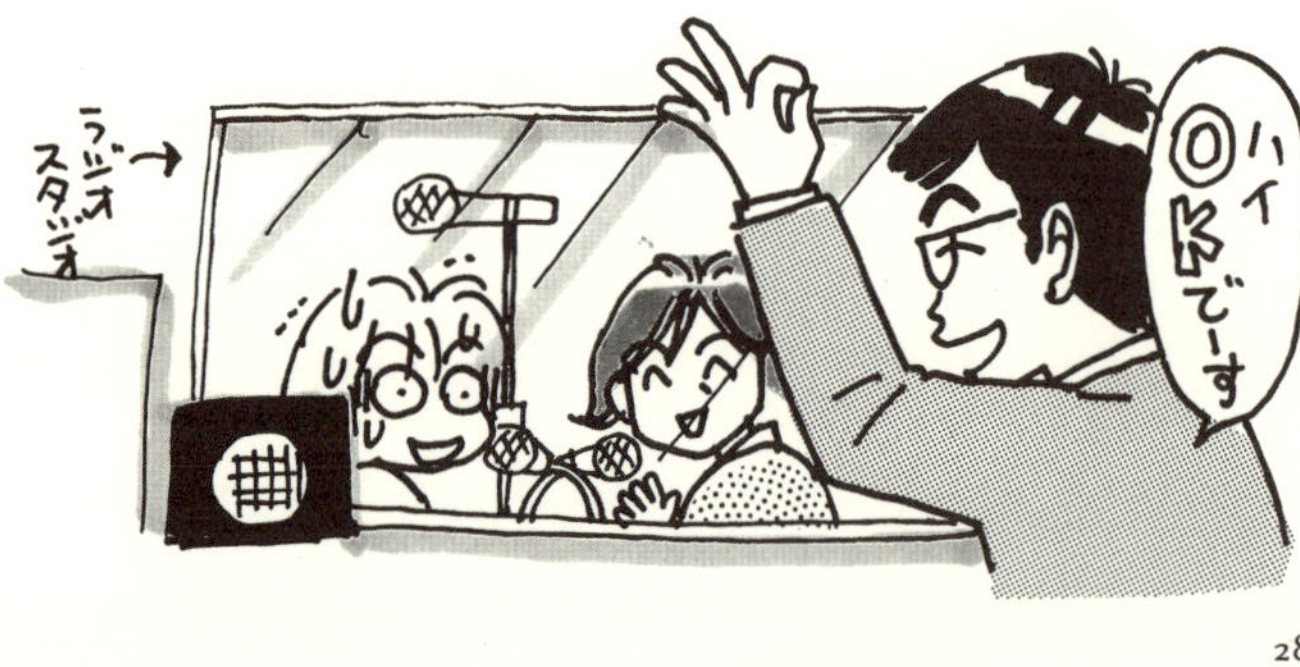

から顔は出ないし、うちはリスナーの数も少ないですから、安心して下さい」

スタッフさんからのヘンなはげまし（？）で、それもそうかぁと、力が抜ける。

今回の仕事のオファーを受けて、

「私がラジオのパーソナリティ!?」

一瞬、舞い上がったものの、よくよく聞けば、短波のラジオ。ＦＭやＡＭとちがい、普通のラジオでは聴けない（それ専用のラジオが必要）マイナーな存在。しかも番組は『訪問看護をわかりやすくＰＲする』という、少ないリスナーを更にピンポイントでしぼりこみそうな内容。せめて、パーソナリティくらいふざけようという主旨で（たぶん）選ばれた私。

（なのに、私が一番かたくなってどーする）

と、自分にツッコミつつ、杉原さんを見ると、緊張のカケラもないリラックスした笑顔。

「今の調子で、ついでに一か月分、まとめてあと四回録っちゃいましょー

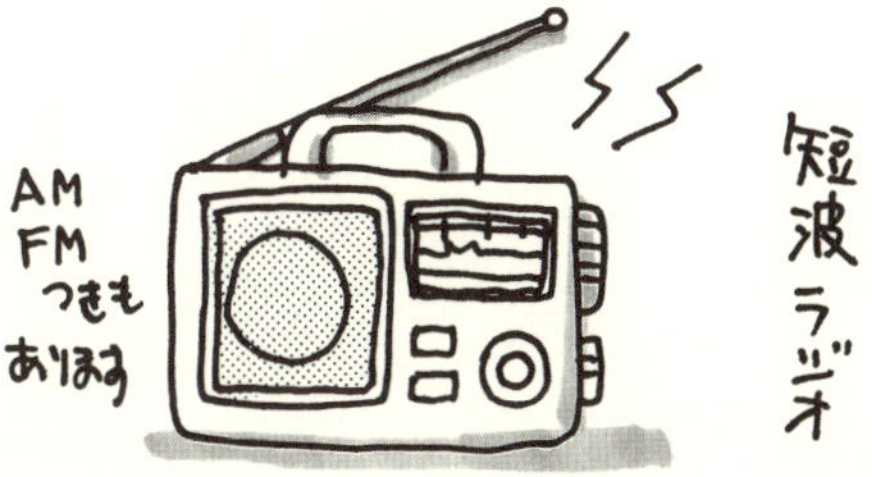

か？　その方が岸さんも、杉原さんもしんどくなくていいでしょ？」

さすが短波局。収録時間もコンパクト。突然の提案に、

「ど、どうします？　何を話すか、一応考えてきたんですけど、こんな感じで……」

あわてる私に対し、杉原さんは、

「いーのよ。岸さんが聞きたいことを聞いて。その場ですぐ、答えるから。その方がおもしろいでしょ？」

と、余裕の表情。度胸があるというか。

「スゴイ、ぶっつけ本番でよくしゃべれますねー」

感心する私に、杉原さんは、

「そりゃあ、訪問看護はしゃべるのが仕事だもん」

……え？

「じゃあ、残り四回、お願いしまーす」

「ハーイ。岸さん、リラックス、リラックス」

これじゃあ、どっちがパーソナリティだかわからない。ゲストに思いっ

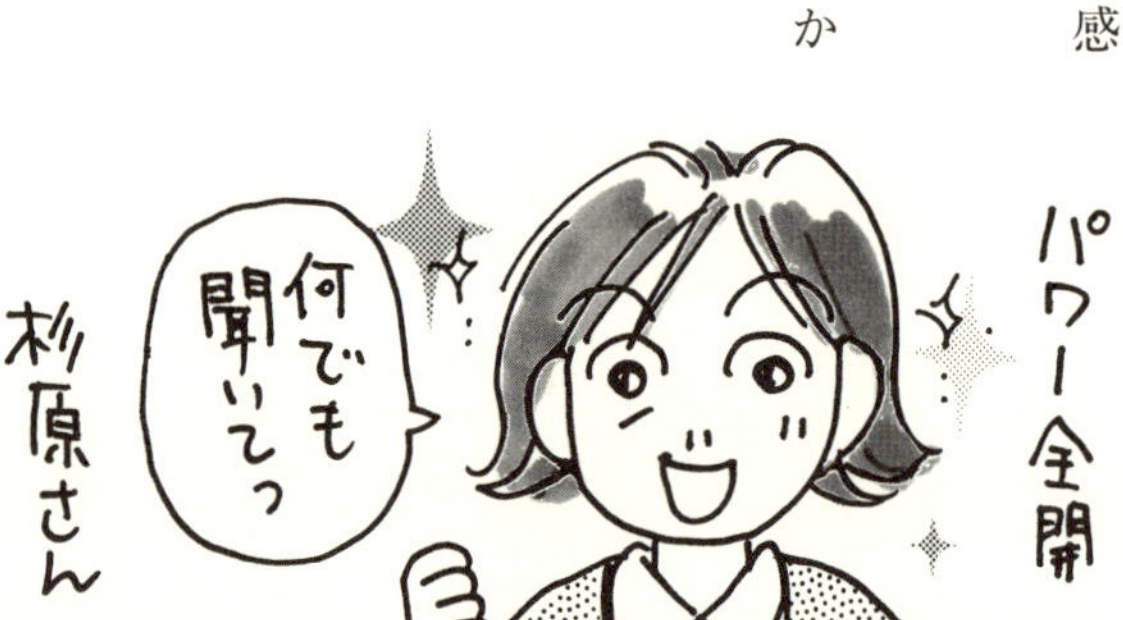

きり助けられ、その日の収録は終わった。

訪問看護師さんって、何か違うなあ。

という、印象を残して。

「お疲れさまでしたー」

その後も、一回に四、五週分を収録し、あっという間に一年分の番組が録り終わった。

私は、合いの手専門、ゲストの訪問看護師さんたちは、どの人もよくしゃべり、よくしゃべった。

「ありがとうございました」

最終回のゲストは、初回にお世話になった杉原さんだった。

「どう？　訪問看護のおもしろさ、わかってもらえたかな？」

「……はい」

といいつつ、私には看護師さんの方がおもしろかった。みんな明るくて、個性的で、病院ナースにはない、何かを持ってる気がして。

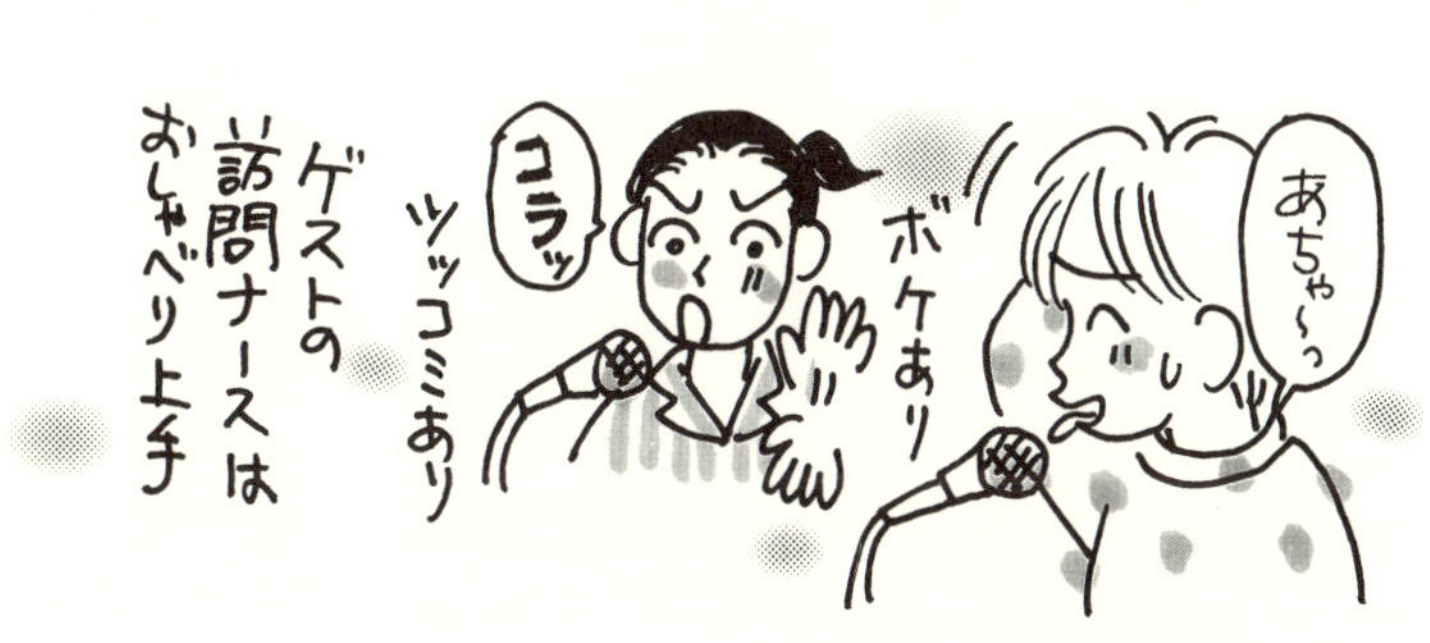
あちゃ〜っ
ボケあり
コラッ
ツッコミあり
ゲストの
訪問ナースは
おしゃべり上手

「今回で番組が終わっちゃうのがさみしいです。もっと、訪問看護のこと知りたかったし、現場で働くナースも見てみたかったなあって思って……」

　私の正直な気持ちに、杉原さんは、

「だったら、私の知り合いの訪問看護ステーションを取材してみる？　看護師だけで起業した小さなステーションだけど、そこの所長さんはガッツもあるし、パワフルな人よぉ」

　ガッツとパワフル？

　ナースから遠いイメージだが、おもしろそう。

「ぜひっ、お願いしますっ」

「ついでに、マンガで描いちゃえば？」

　と、杉原さん。

　あ、それもいいかも。


　取材は、軽い気持ちだった。

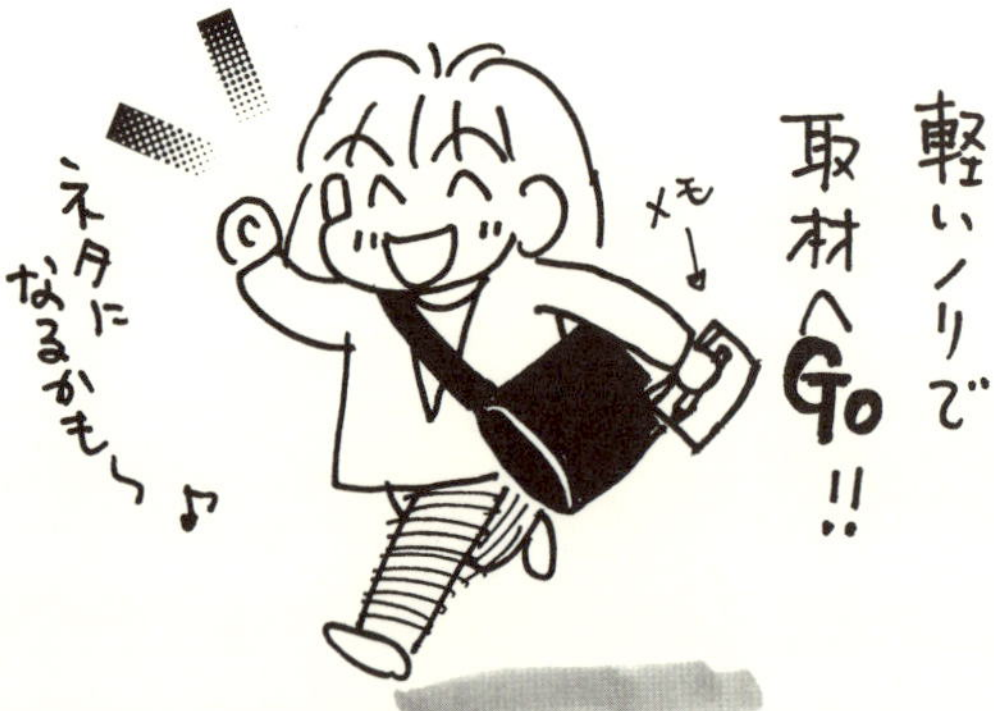

二十六歳でナースをやめた。同時期に少女マンガをやめ、自分の体験をもとにナースマンガを描きはじめ、気づいたら四十歳になっていた。だけどマンガの主人公は相かわらず若いまま。

ばくぜんと、あのままナースを続けていたらどうなってたかな？　と考えた。

（今、どんなナースになってただろう）

四十歳のオバさんナースの自分の姿が、どんなもんか試してみたくなって受けた、

『ナースの再就職のための講習会』

久しぶりに着た白衣に、

（まだまだイケるかも？）

と、気をよくしたものの、十五年のブランクという贅肉《ぜいにく》はとんでもなく重く、四十歳の私の腰はとても上がりそうになかった、そんな時期に。

「どぉもー。所長の南です」

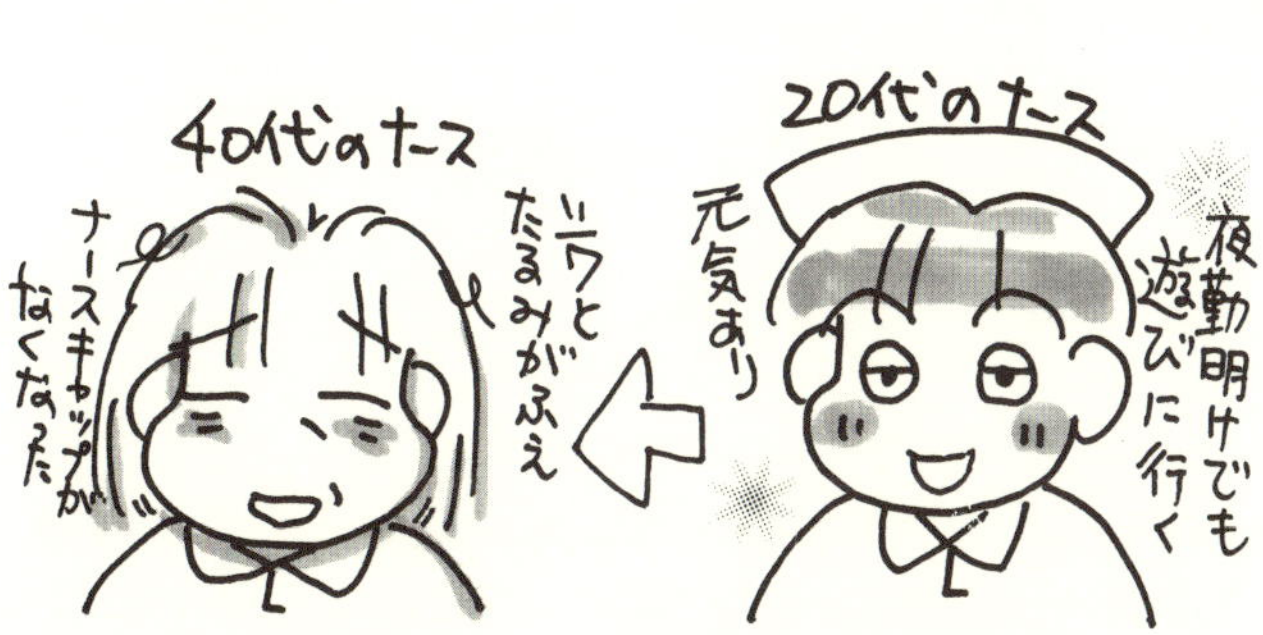

20代のナース
夜勤明けでも遊びに行く
元気あり
40代のナース
シワとたるみがふえ
ナースキャップがなくなった

現れたのは、ポロシャツに黒いパンツというラフなスタイルの小柄な女性。でも、声はデカい。

そして、よくしゃべる。

「取材なんてテレるなあ。え？　岸さんもアラフォーなの？　なんだあ、同世代じゃん。まず、コレに着がえて。コレ？　デイサービスの制服よ。じゃあ、今日一日、よろしくね」

は？　デイサービス？

「アレ？　いってなかったっけ？　訪問看護って利用者さんのお宅へ行くでしょ？　個人情報《プライバシー》の問題とかあるし、取材はNGなのよ。でもよかったわねー。うちデイサービスもやってるの。そっちは取材OKだから。さあ、何でも見て、何でも聞いてちょーだいね」

はあ!?　何それ……。ってか、デイサービスって何？

思いきり戸惑う私を笑顔で無視して、

「みなさーん、今日一日、デイサービスを手伝ってくれるボランティアのナースの岸さんでーす」

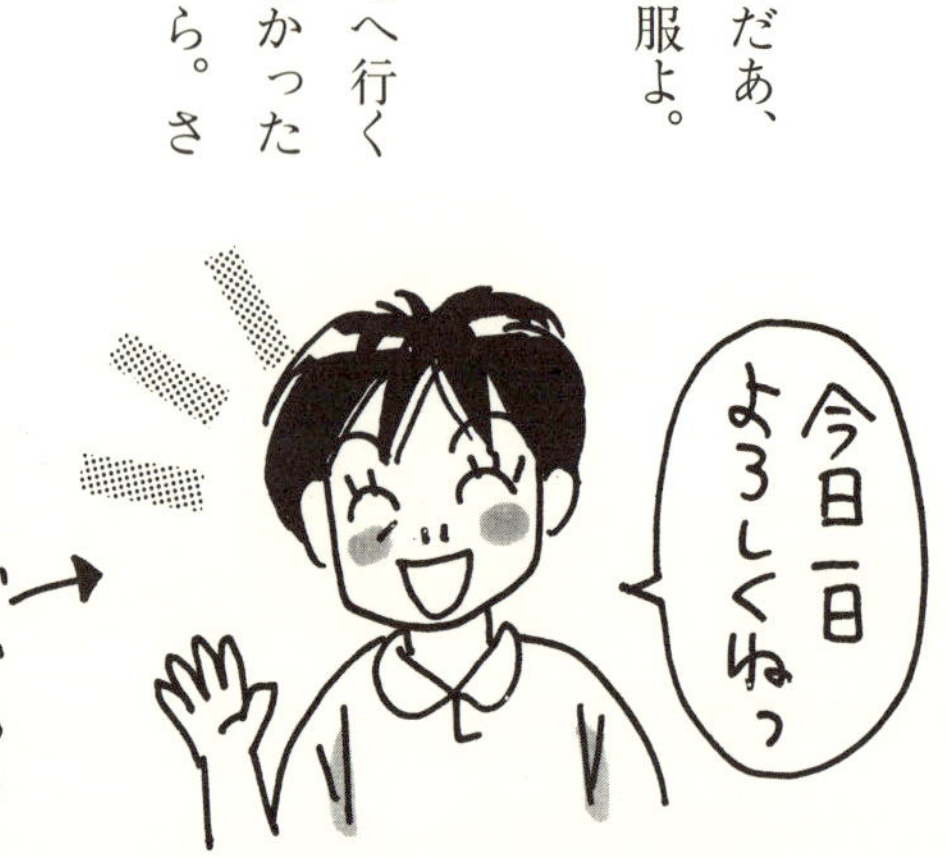

と、いきなりの紹介。そこで、みなさんの拍手。

「は？　手伝うって何ですか？　私は取《しゅ》っ……」

あわてる私に、

「しっ。取材っていうとみんなかまえちゃうから、一日スタッフとして接した方が、デイサービスに来てる利用者さんの本音が聞けるわよ」

と、南さん。さらに、

「それに、一緒に働いてみれば、デイサービスのナースの仕事を体で理解できるし、一番いい取材方法じゃない？」

なるほど、一理ある……。

納得しかけて、ハタと気づく。

私が取材したかったのは、訪問看護で、デイサービスじゃないんですけどぉ〜〜〜!?

ちょっと南さん、聞いて……

どこ行った――!?

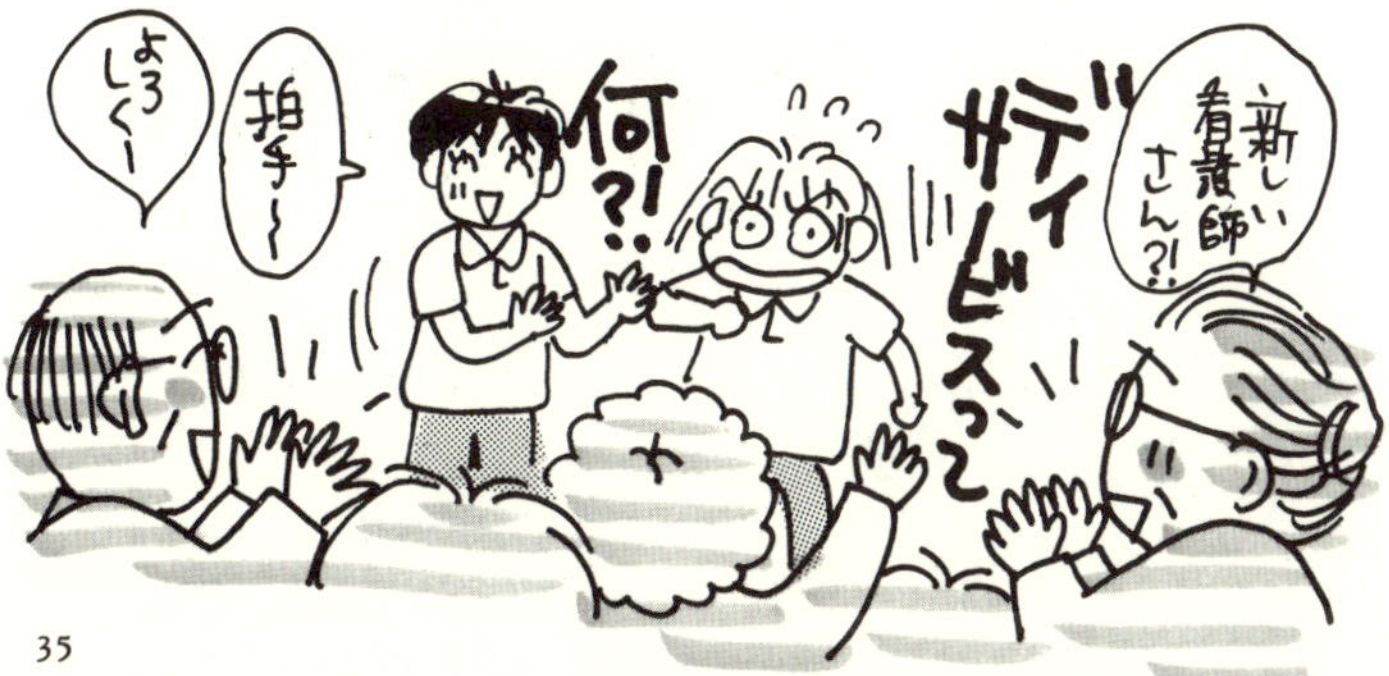
新しい看護師さん?!
デイサービスって
何?!..
拍手〜
よろしくー

「体操の時間ですよー。みなさん集まって。ハイ、いちにー」

「足のマッサージで血行をよくしましょう」

「今日のリクエストは？　青春を思い出して、思いっきり歌いましょうね」

南さんは、何でもやる。

「何か最近、寝れないんだよなあ」

「病院で中性脂肪が多いっていわれたんだけど、どうしたらいいのかなぁ……」

「うん、うん、それで？」

ヒマがあれば利用者さんの話を聞き、

「そういう時はねぇ……」

何でも答えられる。四十代、ずっとナースを続けてきた人は、全然ちがう。同世代でも、リタイアした私にはない経験が見える。

そしてほんの二十畳くらい、利用者さんも十人程度の小さなデイサービスの中には、南さんを中心に笑いがたえなかった。

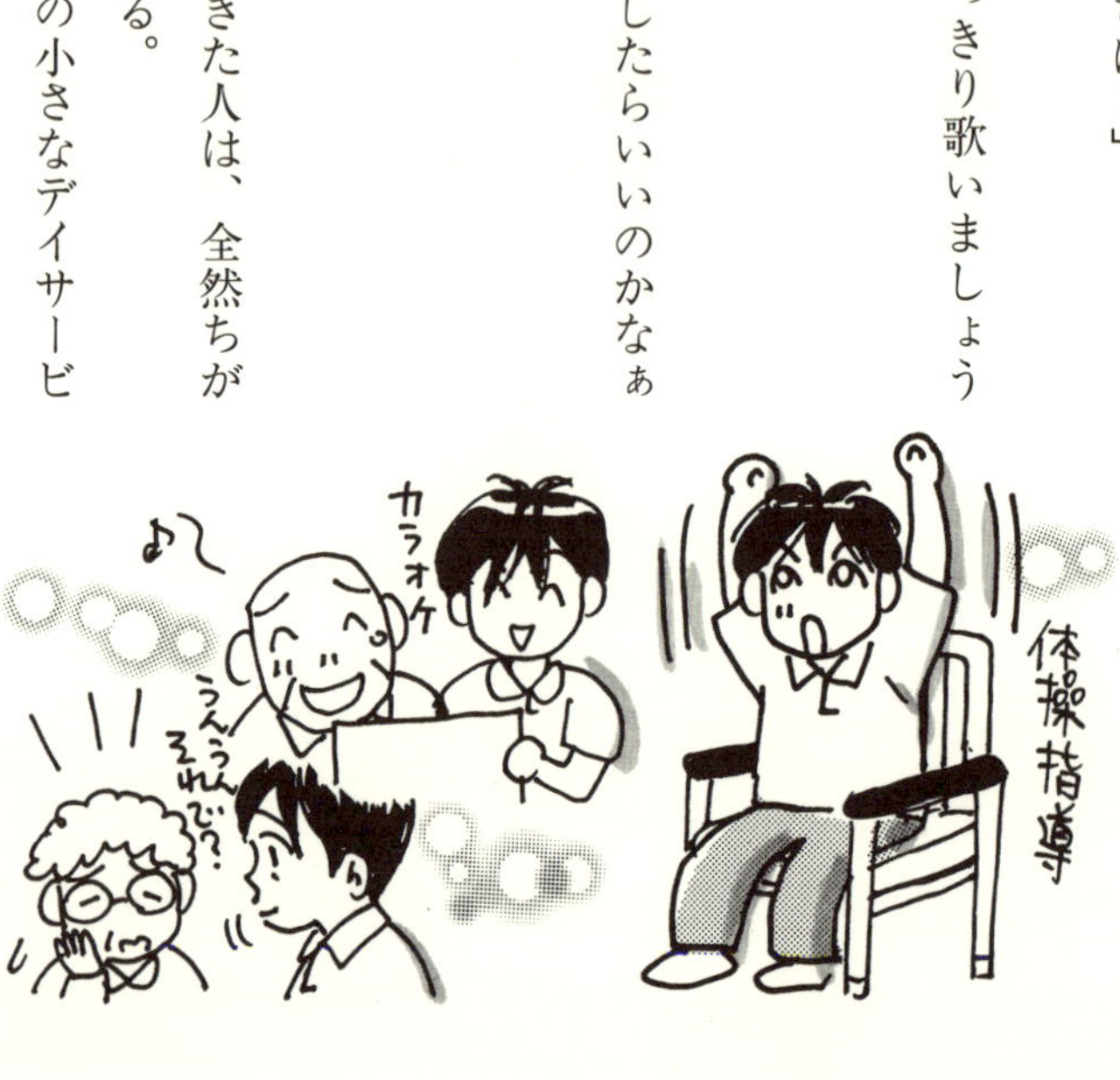

いつかの、杉原さんの言葉を思い出す。

「しゃべるのが仕事だから」

病院のナースにはなかったもの、患者さんと、笑顔でおしゃべりする時間。

ここには、ある。

「どうだった？　今日」

利用者さんを送り出した後、放心してる私に、南さんが聞いた。とっさに、

「ハイッ。めっちゃ、よかったです」

本心だった。めまぐるしかったけど、楽しかった。

とたんに南さんが笑顔になる。

「でしょ!?　岸さん、利用者さんから評判よかったわよー。あの人、もう来ないのか……って、何人もにいわれちゃったぁ。あなた、この仕事、向いてると思うなぁ」

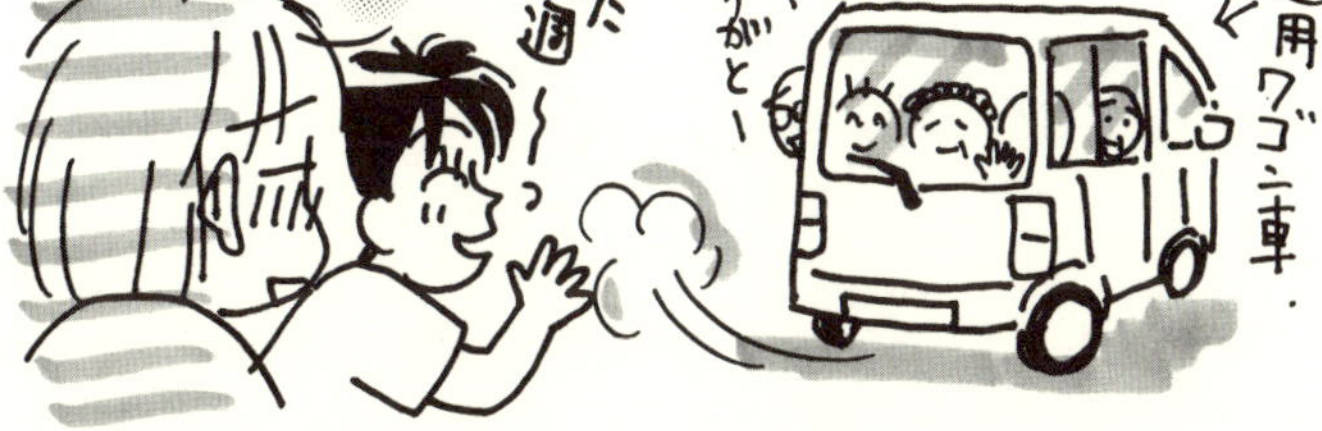
送迎用ワゴン車
ありがとー
また来週〜っ
ボーー。。

南さんの言葉に、思わず顔がほころんだ。

「ほっ本当ですかぁ？」

ほめられることのめったにない四十代は、ほめ言葉に飢えている。

「本当、本当。一日限りなんてもったいない。いっそ、うちでナースやれば!? ああ、マンガの仕事あるんだっけ？ なら一日！ 一日だけなら、取材の延長でやれるんじゃないの？」

「はっ!?」

全く想定外な南さんの提案だったが、

「心配しないで。岸さんの他にも、もう一人常勤のナースがいるから、ちょっと手伝ってくれるだけでいいのよ。ねっ？ いつから来れる!?」

たたみかけるような迫力に押され、つい、

「じゃあ、来週から……」

週一回だし、おもしろそうだから、まっいいかと引き受けてしまった。

この後に待ってる、アリ地獄（？）に気づかずに……。

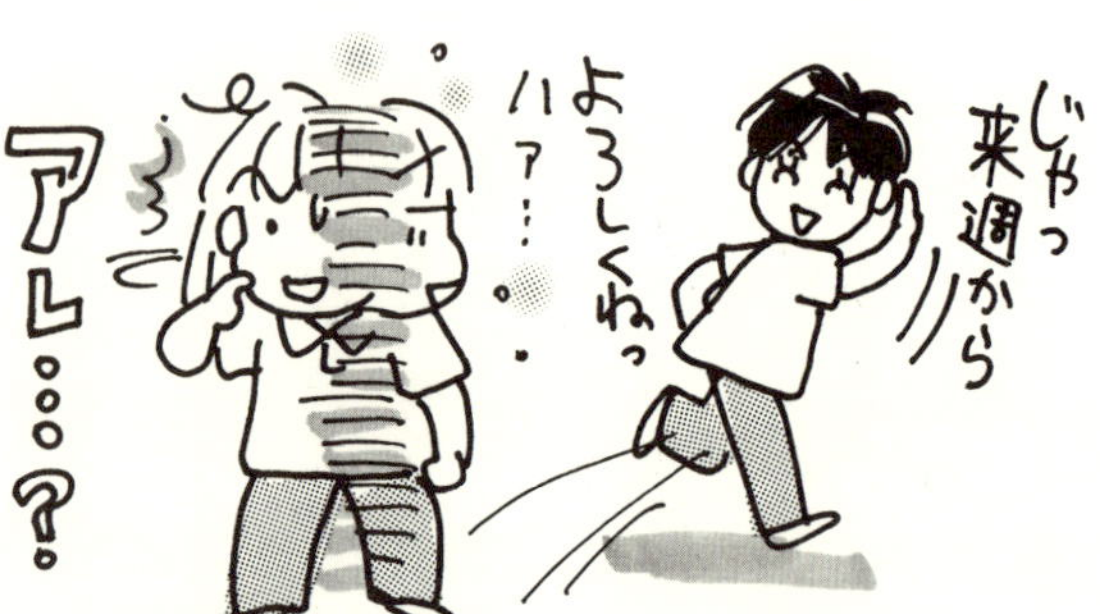

一週間後、初日を無事終えホッとした私に、

「ね？　岸さんってもしかして、認知症って得意じゃない？」

と、南さん。

「ハイッ。大好きですっ。初就職が、老人病棟で……」

「やっぱりィ。認知症気味の利用者さんと話してるトコ見て、ピンときたのよねぇ。実は週一回認知症の人だけの曜日があるんだけど、やってみない？」

「ハイッ!!」

認知症の人だけ？　それって（私には）パラダイス……。

理性で考える前に本能が答えてしまった。

さらに、

「実は私、今月いっぱいでやめるんです。でもよかったあ、岸さんが来てくれて……」

とは、もう一人いたハズのデイサービスのナースの言葉。

は!?　やめる？　聞いてませんけど。

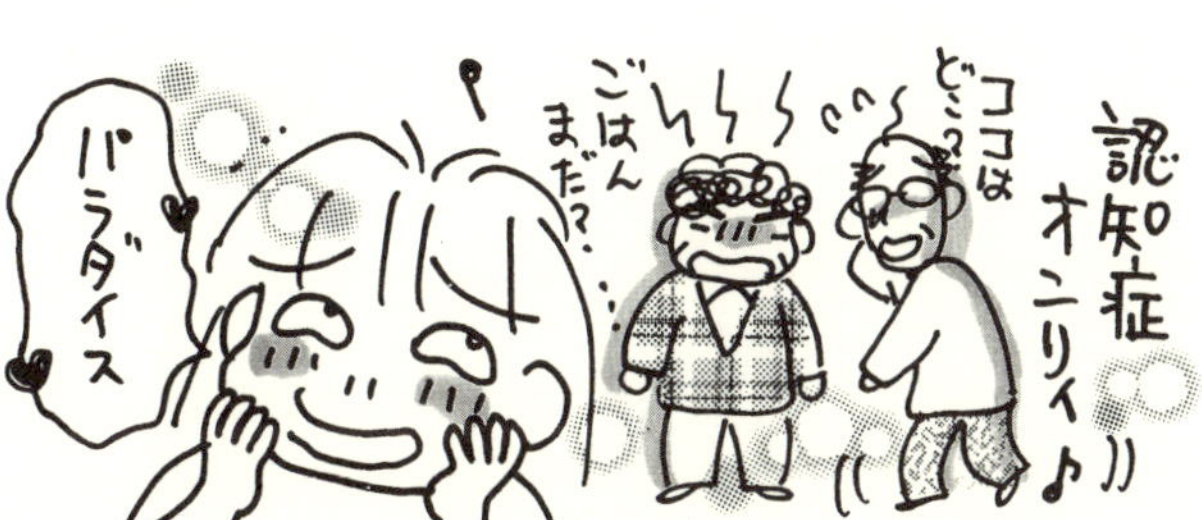
認知症オンリィ♪
ココはどこ?
ごはんまだ?
パラダイス

「というワケだから、岸さん、土曜日もお願いできる？　大丈夫よ。土曜日は利用者さんも少ないから。ねっ」

と、有無をいわさぬ勢いの南さん。ヤバイ。パワフルでガッツに押し切られそう……。

「でっでも、南さん。私、本当は訪問看護の取材がしたかっただけで……」

ここに来て、最初の目的を思い出し、なんとか振りきろうとする私に、

「そうだった。やだ、早くいってよぉ。訪問看護ステーションのナースたちを紹介するわね。こちら岸さん、訪問看護もやりたいんだって、よろしくね」

だれがっ!?　聞いて下さい、南さんっ。

「わかってるわよ。岸さんの好きな認知症の利用者さんを担当させてあげるから」

あれよあれよと週四日……。四十歳の私の重い腰をものともしない南さんのガッツとパワー、これも訪問ナースの力なのか？

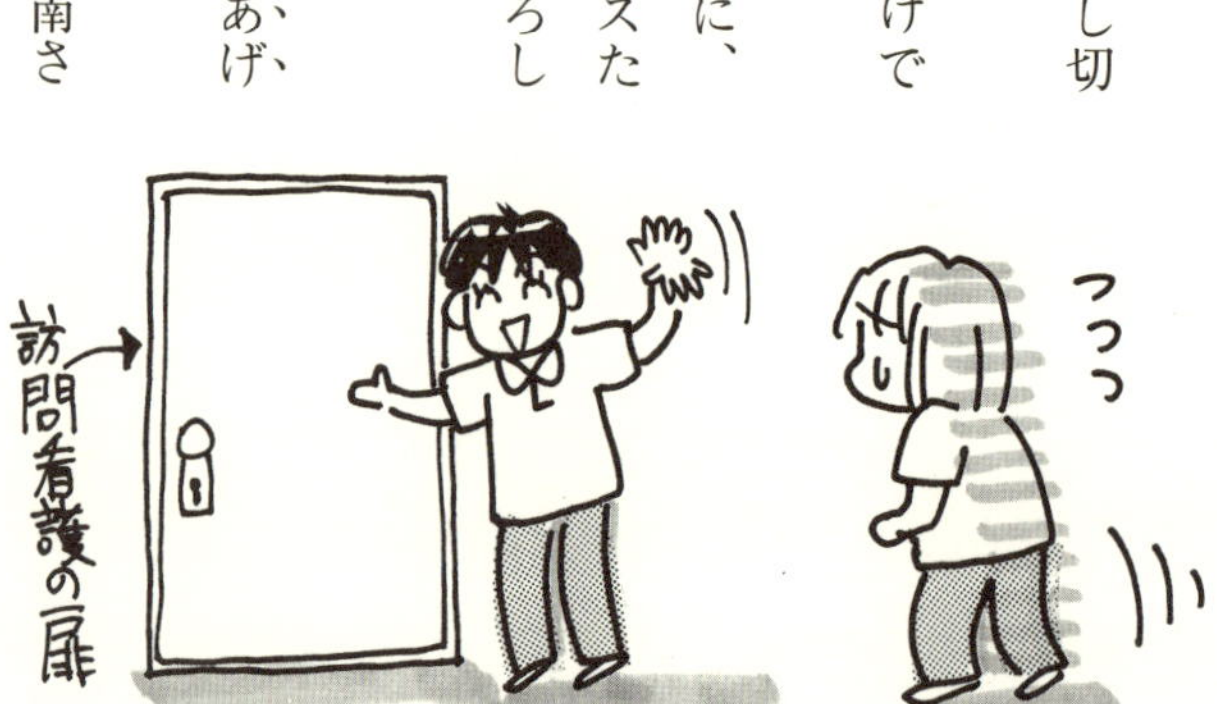

ヤバイ。持ち上げられそう……。

「やればわかるわよ。訪問看護っておもしろいから」

あれ？　どっかで聞いた……。はたしてそうなのか？

よおし！

やってやろうじゃないの。

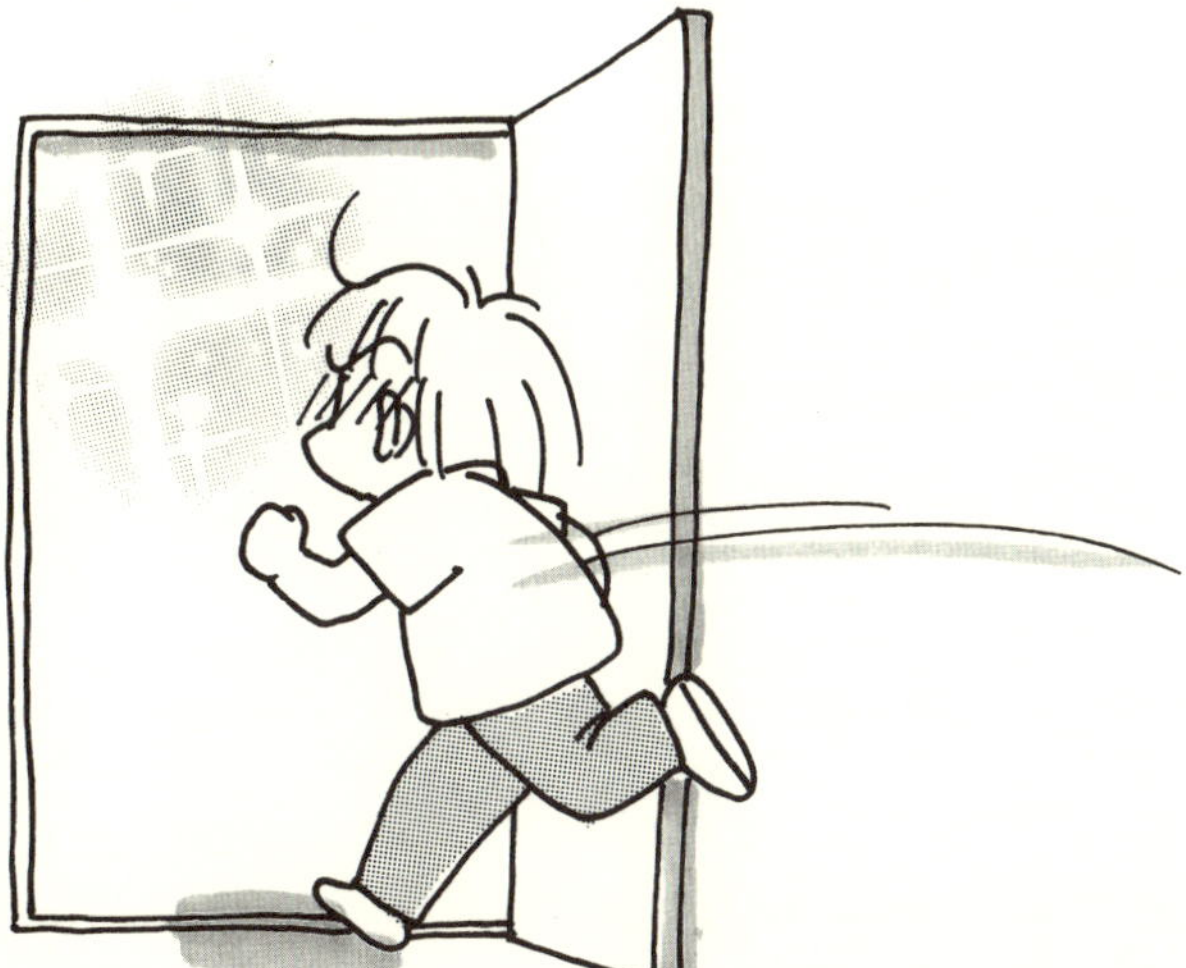

おじゃましまーす

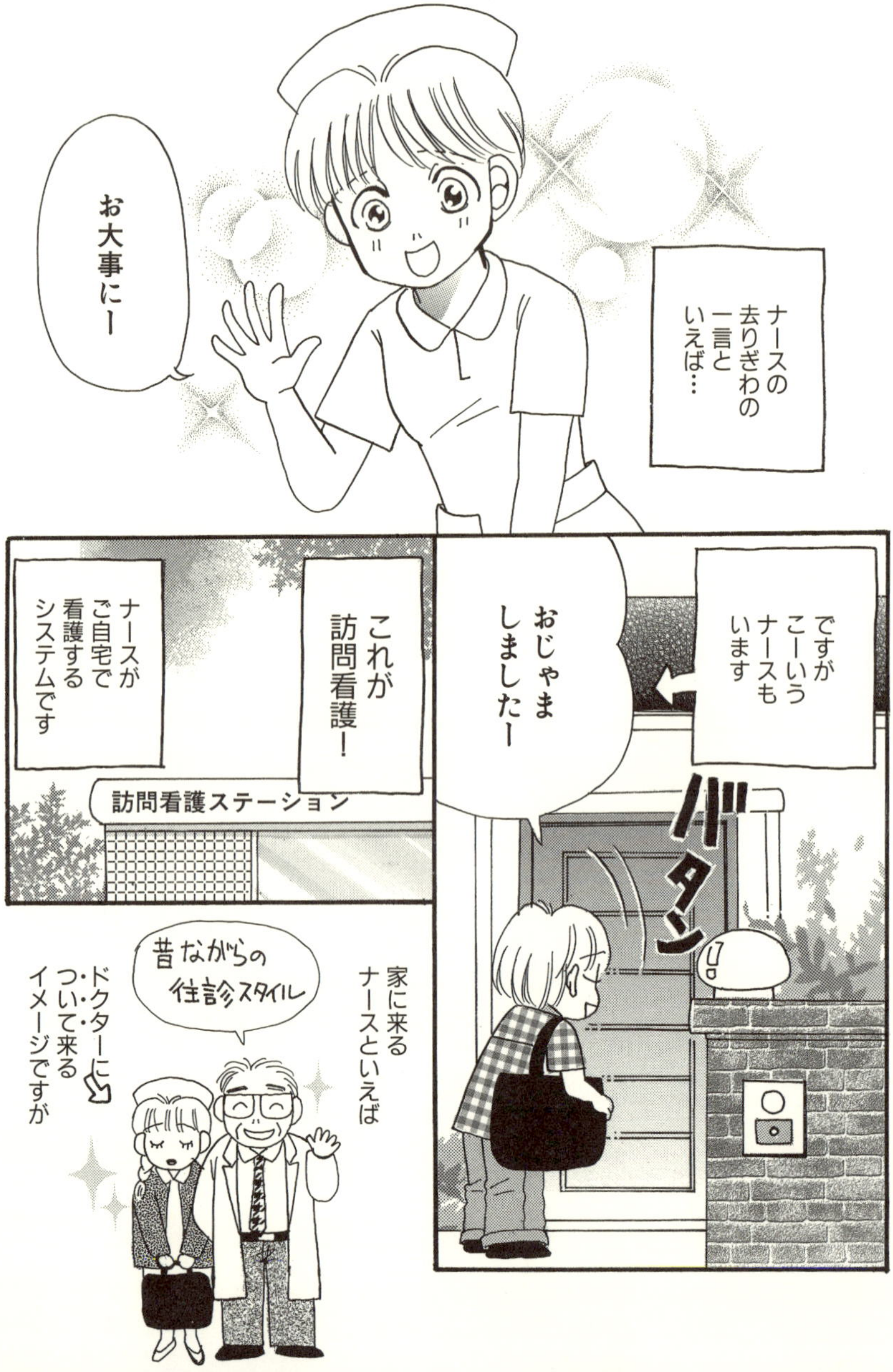

ナースの去りぎわの一言といえば…
お大事にー
ですがこーいうナースもいます
おじゃましたー
バタン
これが訪問看護！
ナースがご自宅で看護するシステムです
訪問看護ステーション
家に来るナースといえば
ドクターについて来るイメージですが
昔ながらの往診スタイル

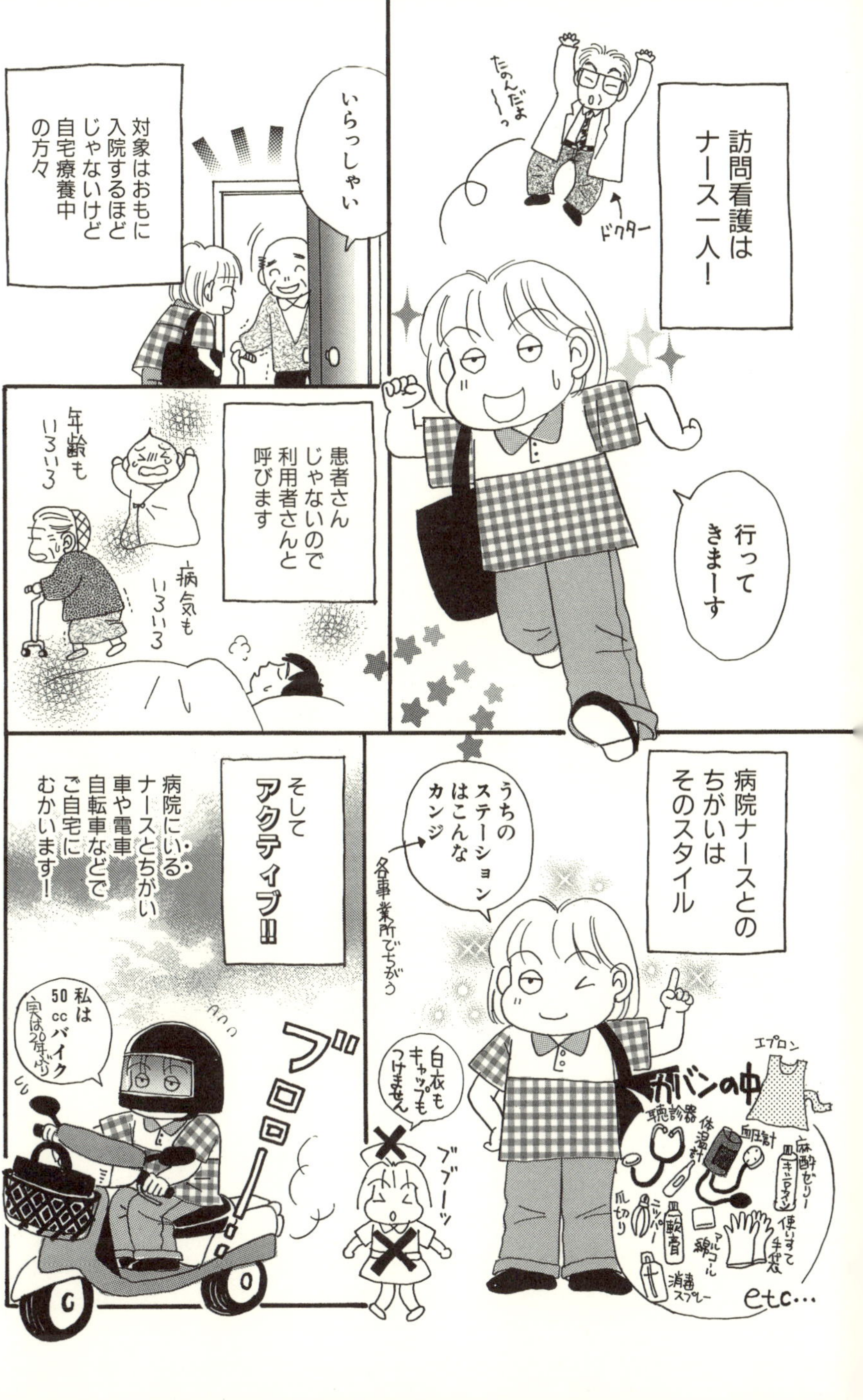
訪問看護はナース一人!
たのんだよ〜〜っ
ドクター
行ってきまーす
いらっしゃい
対象はおもに入院するほどじゃないけど自宅療養中の方々
患者さんじゃないので利用者さんと呼びます
年齢もいろいろ
病気もいろいろ
病院ナースとのちがいはそのスタイル
うちのステーションはこんなカンジ
各事業所でちがう
白衣もキャップもつけません
ブブーッ
カバンの中
エプロン
聴診器
体温計
血圧計
麻酔ゼリー
キシロカイン
使いすて手袋
爪切り
ニッパー
軟膏
アルコール綿
消毒スプレー
etc…
そしてアクティブ!!
病院にいるナースとちがい車や電車自転車などでご自宅にむかいます!
私は50ccバイク
実は20年ぶり
ブロロロー

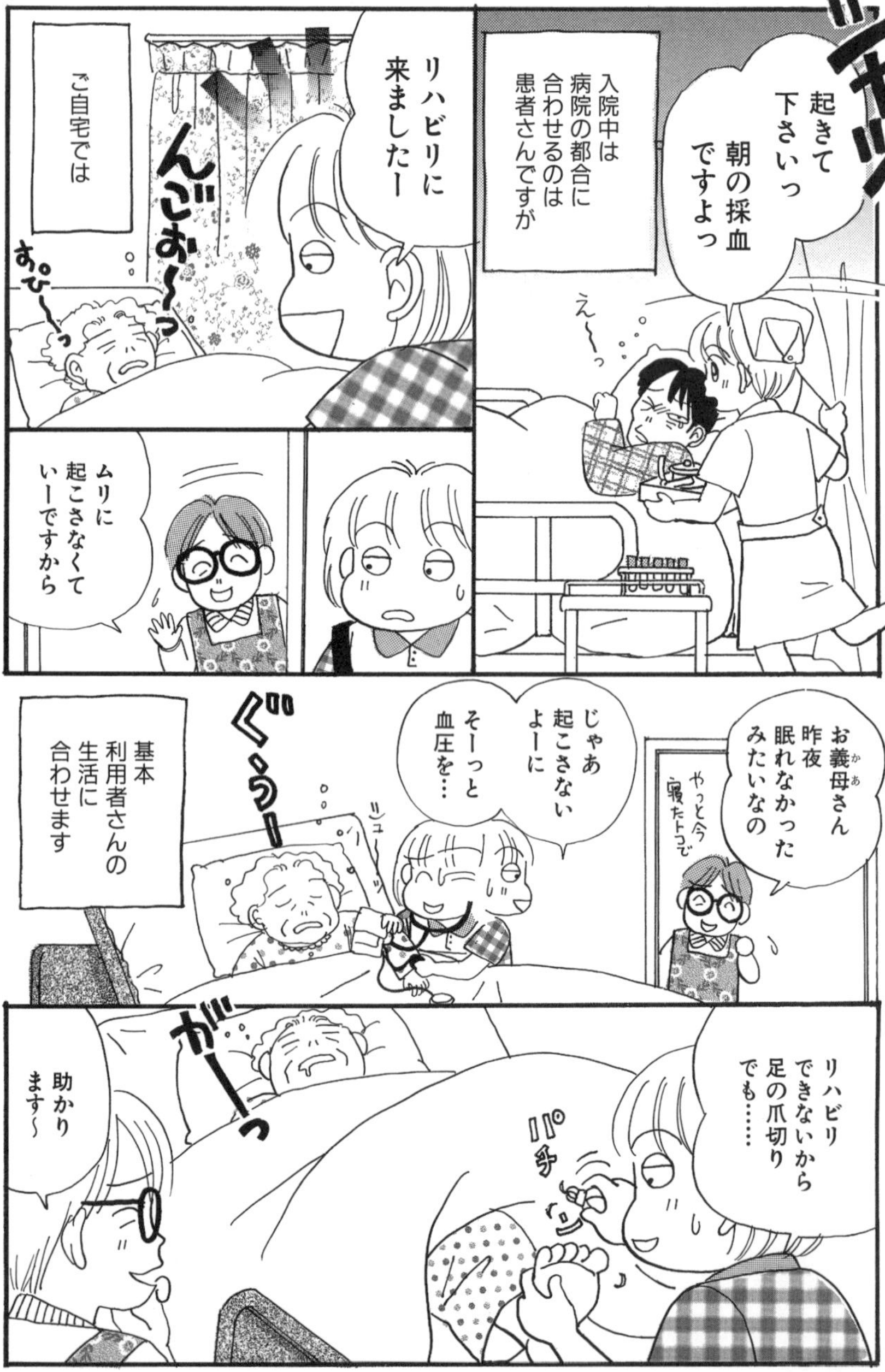
ジャッ
起きて下さいっ 朝の採血ですよっ
入院中は病院の都合に合わせるのは患者さんですが
え〜っ
リハビリに来ましたー
んごぉ〜っ
すぴ〜っ
ご自宅では
ムリに起こさなくていーですから
お義母《かあ》さん昨夜眠れなかったみたいなの
やっと今寝たトコで
じゃあ起こさないよーに そーっと血圧を…
シュー
ぐぅー
基本利用者さんの生活に合わせます
リハビリできないから足の爪切りでも……
パチン
があーっ
助かります〜

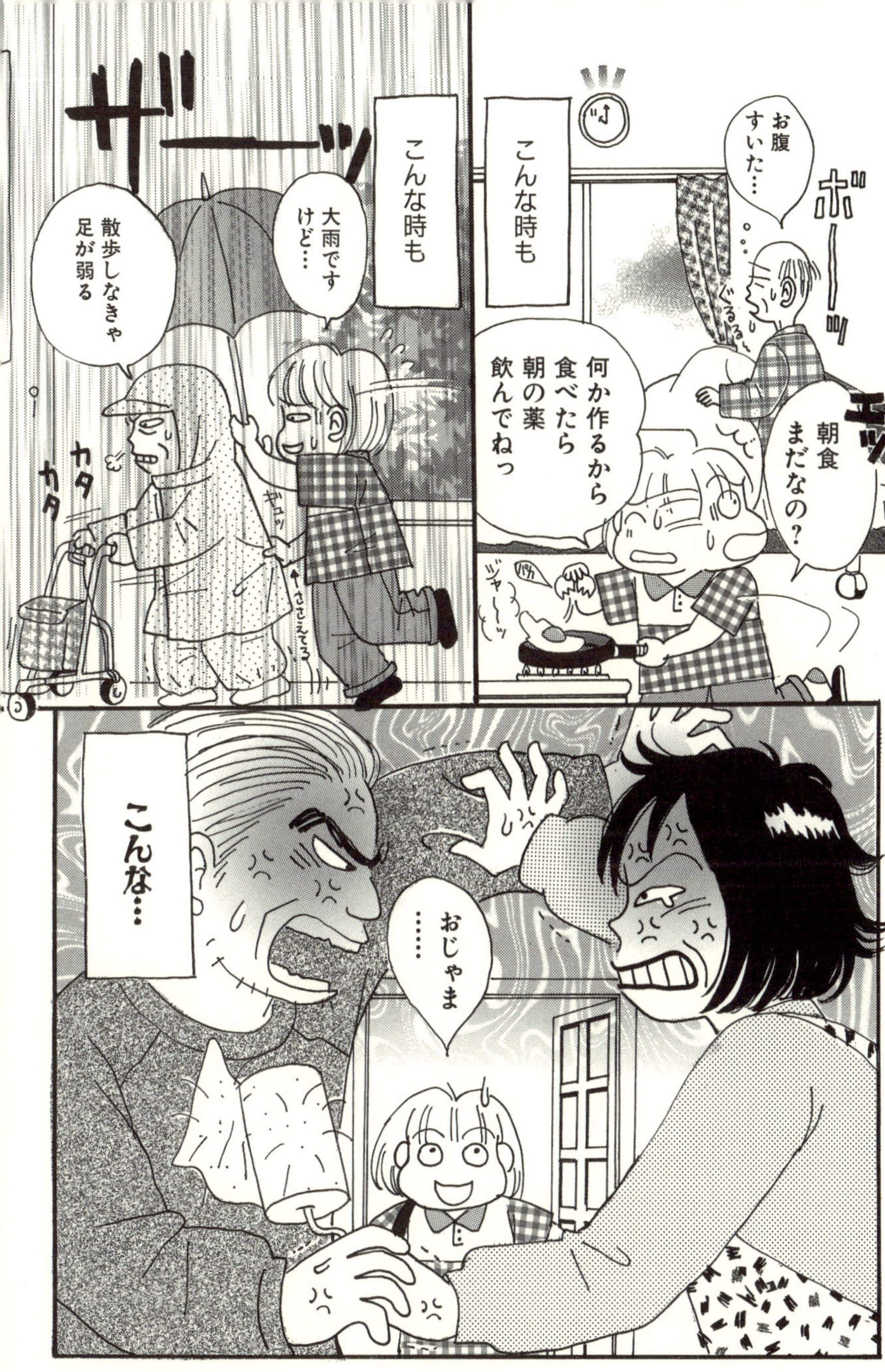

お腹
すいた…
ボーーッ
こんな時も
朝食
まだなの？
エッ
何か作るから
食べたら
朝の薬
飲んでねっ
ジャ〜〜ッ
ザーーーッ
こんな時も
大雨です
けど…
散歩しなきゃ
足が弱る
カタカタ
ギュッ
ささえてる
こんな…
おじゃま
……

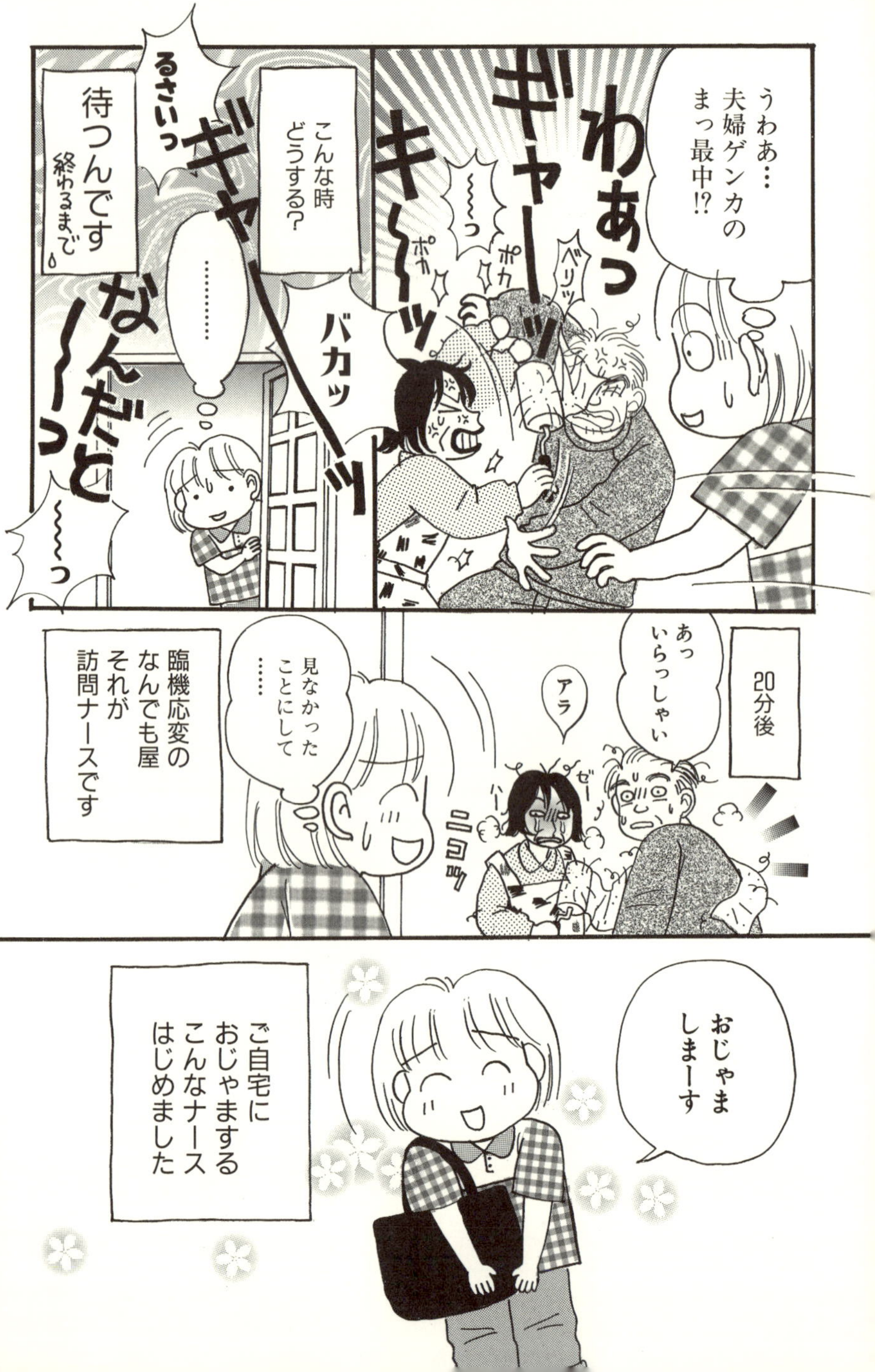
うわあ…
夫婦ゲンカの
まっ最中!?
わあっ
ギャーッ
キ〜〜ッ
〜〜っ
ベリッ
ポカ
ポカ
バカッ
こんな時
どうする?
待つんです
終わるまで
…………
るさいっ
ギャーーッ
なんだと〜〜っ
〜〜っ
20分後
あっ
いらっしゃい
アラ
ゼー
ハー
ニコッ
見なかった
ことにして
……
臨機応変の
なんでも屋
それが
訪問ナースです
おじゃま
しまーす
ご自宅に
おじゃまする
こんなナース
はじめました

ウソも方便

「ウソをつく人間にはなるな」

子供は皆、親から、先生からこう教えられて育つ。いわば人間の基本中の基本の道徳であり、昔話の中では、ウソをついたいじわるじいさんは必ず、その報いを受けた。根が素直（単純）な私は、これまでその教えを（極力）忠実に守り生きてきた。プライベートな部分ではいざしらず、公の場では年齢詐称《さしょう》や学歴詐称などせず、看護学校時代の成績が悪かったことも、少女マンガ家として人気が出なかったことも、つつみかくさず誠実に話してきた。だが、しかし、誠実が裏目に出ることもある。身をもって知ったのは、訪問看護の初日のことだった。

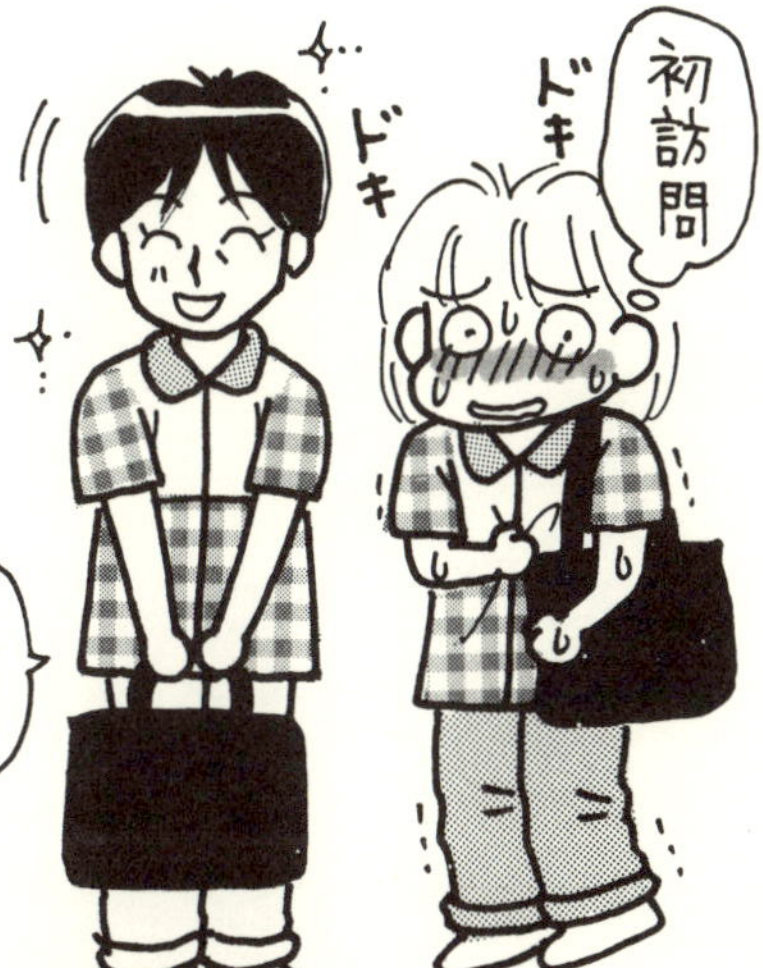

「はっはじめまして。看護師の岸ですっ」

利用者（患者）様のお宅の玄関先で、めいっぱい笑顔であいさつする私。

「どーぞ、お待ちしてたんですよ」

迎えてくれたのは、エプロンをしたおじさん。人の好さそうな笑顔で案内された先にいたのは、

「どうも……」

イスいっぱいに広がったトド……いや、利用者様だった。一目でメタボとわかる体は不健康そのもの、半年前に脳出血で入院治療、現在は自宅療養中の奥様は、オペラ歌手だという。この体にして、なるほどな職業だが、そのせいで病気になったともいえる。

「この人、誰?」

めずらしいものでも見るように、ついマジマジ見ていた私に、利用者様のチェックが入る。すかさず、

「ゴメンねー。今度うちの訪問看護ステーションに入った看護師の岸で

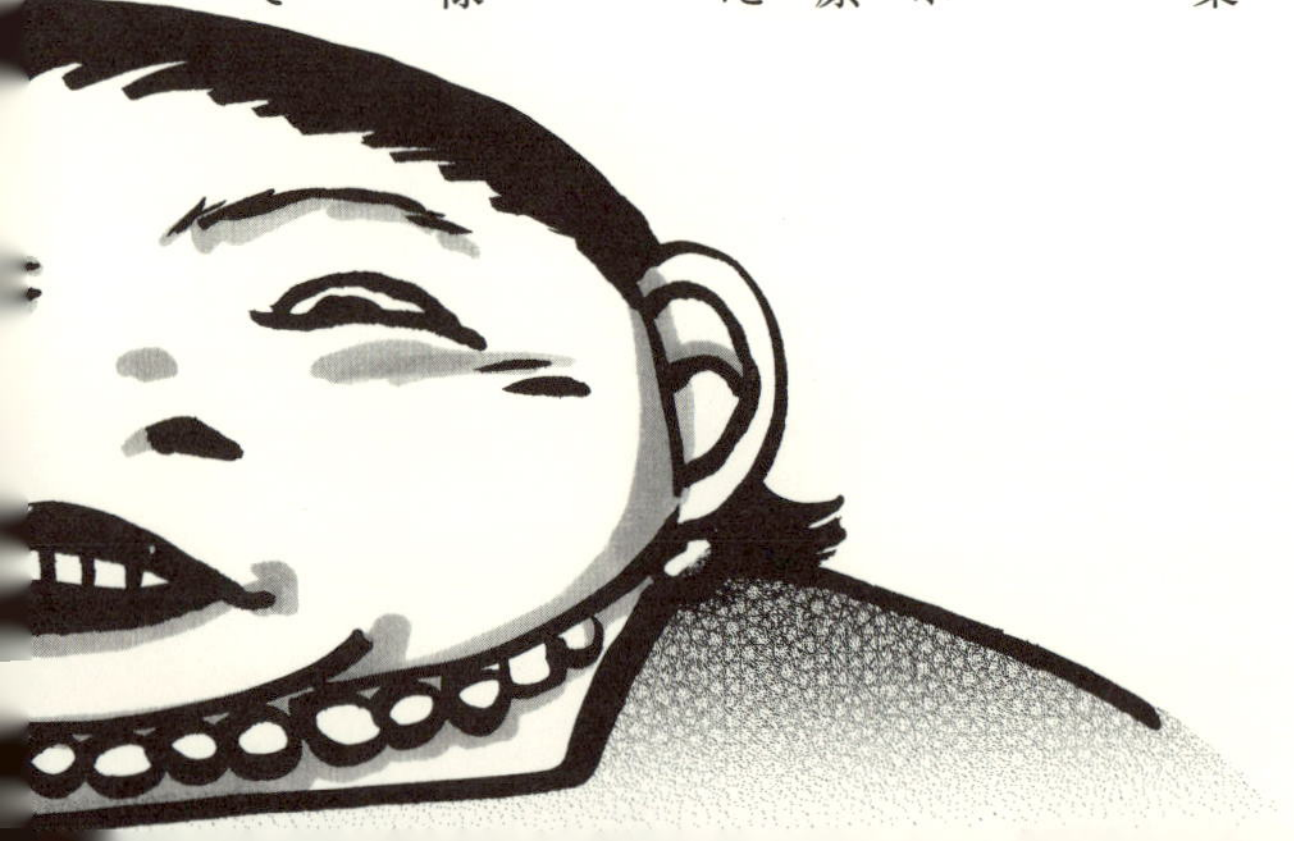

す。今日は紹介がてら私に同行してもらったんだけど、もしよかったら、今後私のかわりに、こちらを担当させようと思ってるので、よろしくね」

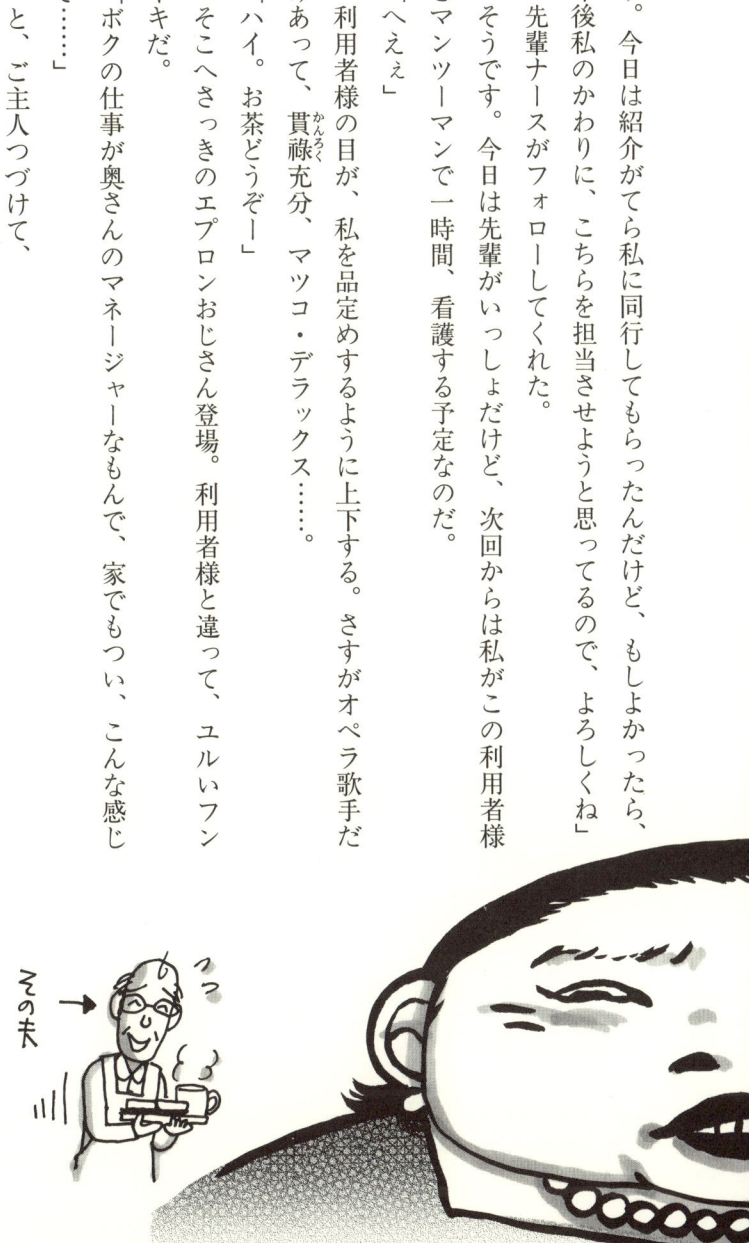

先輩ナースがフォローしてくれた。

そうです。今日は先輩がいっしょだけど、次回からは私がこの利用者様をマンツーマンで一時間、看護する予定なのだ。

「へぇぇ」

利用者様の目が、私を品定めするように上下する。さすがオペラ歌手だけあって、貫禄《かんろく》充分、マツコ・デラックス……。

「ハイ。お茶どうぞー」

そこへさっきのエプロンおじさん登場。利用者様と違って、ユルいフンイキだ。

「ボクの仕事が奥さんのマネージャーなもんで、家でもつい、こんな感じで……」

と、ご主人つづけて、

「本当、早くよくなってもらわないと、夫婦共倒れっていうか、困るんで

すよねぇ。このまま仕事できないなんてことは……」

と、不安げにこちらを見る。目が合った。

「えっえっとー？」

と、ご主人の不安を右から左にうけ流しかけた私に、

「大丈夫。小脳出血は、平衡感覚《バランス》とかのリハビリは必要ですが、五感や精神、言語とかには影響しない部分ですから、今からしっかりリハビリすれば、必ず仕事復帰できますよ」

と、先輩ナースの力強いリターン。

（へぇ。脳出血にも、大脳、小脳いろいろあるんだぁ）

なにせ、十五年ぶりの職場復帰、はるか彼方《かなた》の医学知識を呼び起こしている私に、

「看護師さんたち、同い年くらい？　岸さんは、訪問看護師さんははじめて？　今までどちらの病院にいたの？」

オペラ歌手のチェックが入る。

「それは……」

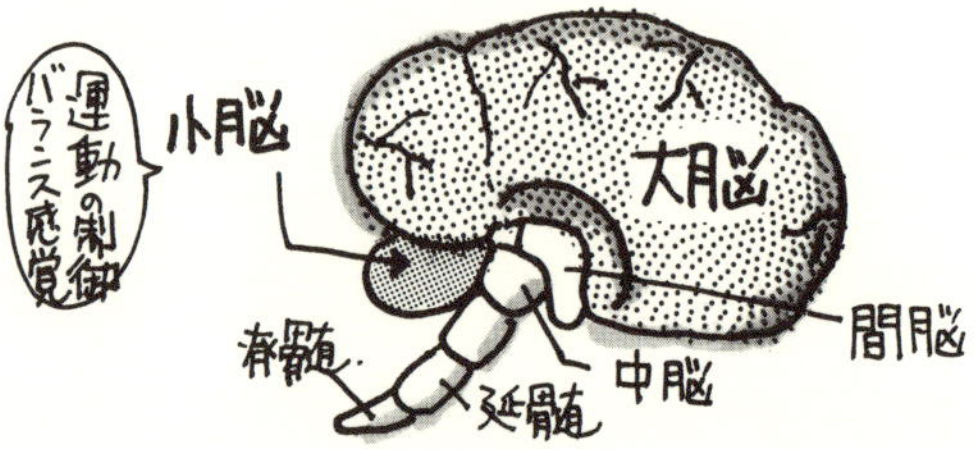

いいよどむ先輩ナースを尻目に、私はまっすぐ利用者様の目を見て答えた。めいっぱい正直に。

「二十一歳で看護学校をなんとか卒業してー、はじめに勤めたのが認知症の老人病棟でしたが、田舎だったし技術も知識もあまり身につきそうもない環境で、精神科にも少し勤めましたが、経験を広げたくて、二十三歳で東京に出て外来で整形外科と産婦人科を半年、その後内科の入院病棟で一年半、二十六歳で看護師をやめてからは十五年ずっと休んでました。でも四十歳すぎてからまたもう一度働いてみたくなって……ハハハ」

しめくくりに、私は笑った。

でも、利用者様は笑ってなかった。

そればかりか、私の話が進むにしたがい表情がけわしくなり、

「十五年ずっと……？」

「四十歳すぎて、もう一度？」

の部分をリピートする。

「ハイッ。そうです。十五年ぶりの看護師ですけど、がんばりますので、

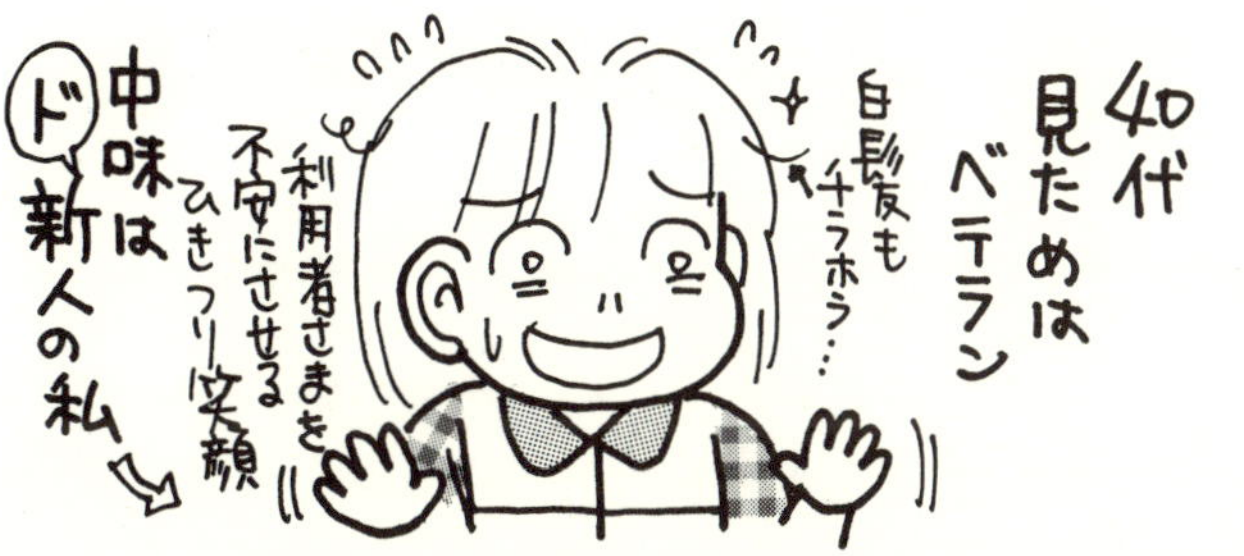
40代
見ためはベテラン
白髪もチラホラ…
利用者さまを不安にさせるひきつり笑顔
中味はド新人の私

よろしくお願いしますっ」

私は笑顔で頭を下げた。

が、気のせいかな。オペラ歌手も、エプロンおじさんも、表情が硬い。

特にオペラ歌手は、まるで有吉が勘違いしたグラビアアイドルを見る時のような、眼光の剣呑《けんのん》さ。

「じゃっじゃあ、リハビリ始めましょっかー。岸さんは、やり方をよく見て、覚えてね」

先輩ナースの指導のもと、リハビリが始まった。目的はバランス感覚をとりもどし、運動不足による筋力の低下を防ぎ、再度の脳出血予防のためのダイエットだ。室内での三十分のリハビリの後、二十分の散歩で歩行練習も行う。マンションの階段を降りる時、

「岸さんは、後ろについて、転びそうになったらささえてあげてね」

先輩ナースの言葉に、オペラ歌手が振り返って私にいった。

「あなたで大丈夫?」

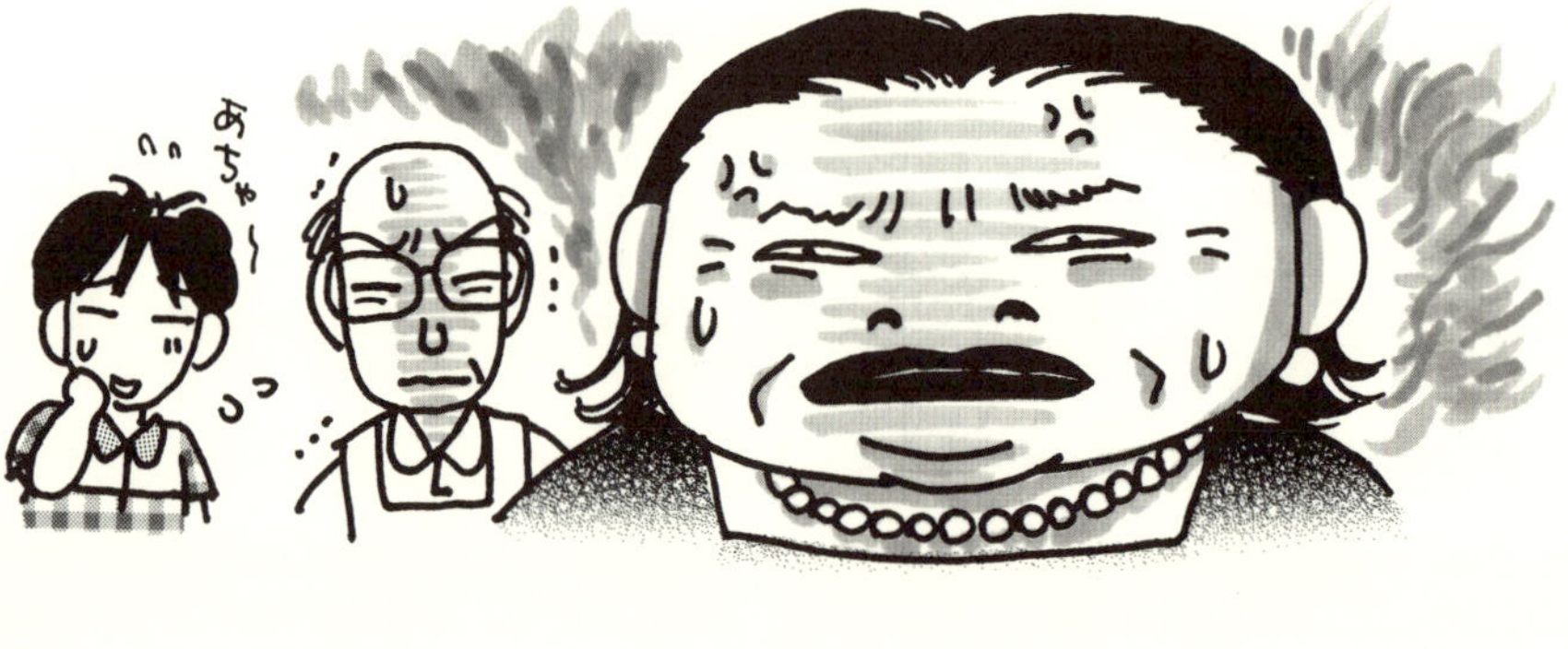

次の週、私はオペラ歌手宅を訪問しなかった。それが、利用者様の希望だったからだ。

「担当はやっぱり、ベテランの方でないと。今まで通りにお願いします」

私の見た目は先輩ナースと同い年ぐらいでも、経験がちがう。見た目はベテランでも中味は新人、しかもブランク十五年のアンバランスな新人なのだ。

「これからは、ウソも方便よ」

先輩ナースのアドバイスに、力なくうなずく。患者とナース、信頼してもらうため、うそをつくのか？　気が重い。

「うそをつく必要はないわ。よけいなことをいわないこと」

そのアドバイスに従い、以来私は、

「看護師さん、今までどこの病院にいたの？」

と聞かれると、

「うーん、田舎の病院だから名前いってもわかんないですよ。あとは、いろいろと……」

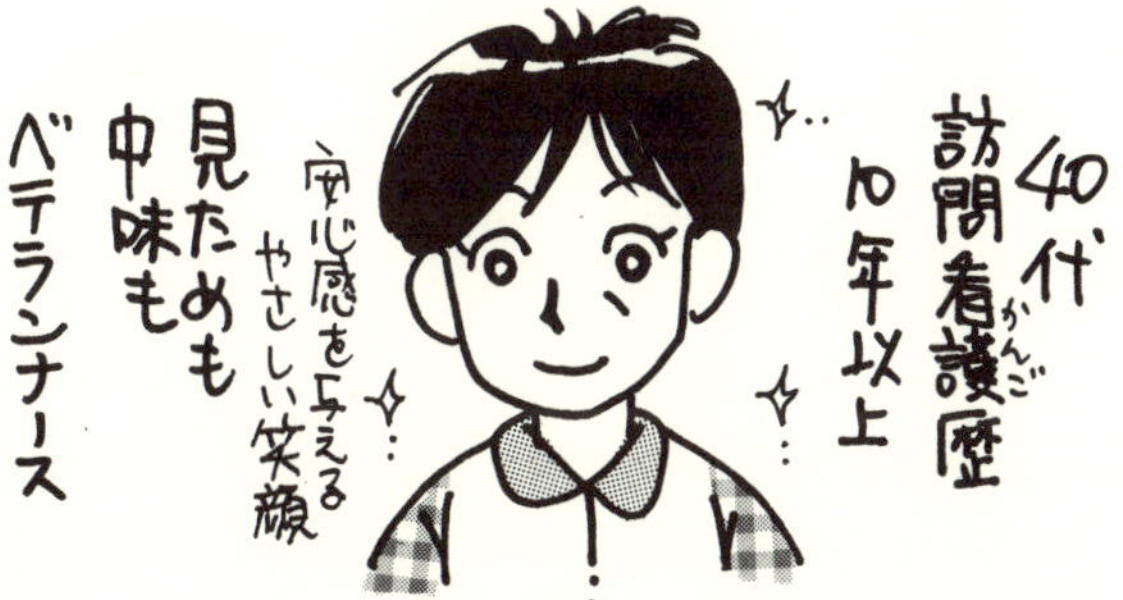
40代
訪問看護《かんご》歴
10年以上
安心感を与える
やさしい笑顔
見ためも
中味も
ベテランナース

と、言葉をにごす。どこに、どのくらい、いつまで、という具体的な表現をさけ、あいまいにやりすごす。あとは、利用者様が不安にならないように、堂々としていること。

これには四十歳すぎのタルミとシワが大いに役に立ったけど。黙っていれば、それなりに見えるらしい。

見た目と中味のギャップの激しい新人の職場復帰は、こうして始まったのだ。

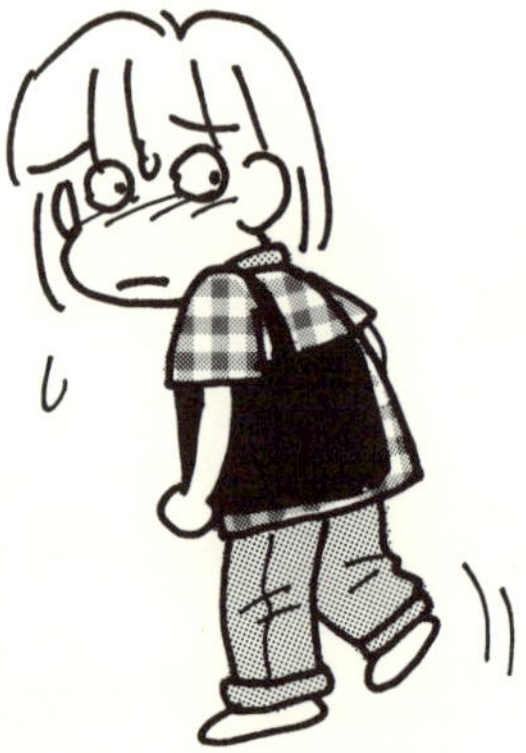

わが家のルール

「おじゃましまーす」

この言葉とともに、今日も訪問看護が始まる。

訪問看護と入院看護の大きな違いは、まさにこの点、患者（利用者）さんのお宅に我々がおじゃまするというスタンスだ。オーナーはあくまで利用者様、看護師はまるで訪問販売にきたセールスマンよろしく、腰を低くして玄関に入る。家族の靴でごった返した玄関の片すみのジャマにならないスペースに行儀よく靴を脱ぎ、反対に向ける。子供の頃の母親のしつけ通りの、よそのお宅におじゃました時の、靴の脱ぎ方を実践しつつ、

（思えば病院ではずいぶん傲慢《ごうまん》だったなあ）

と自分のこれまでを振りかえる。

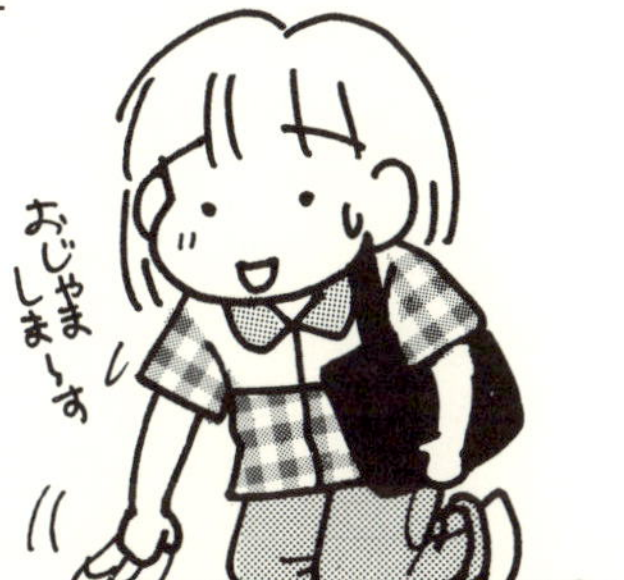

「どうしましたぁ？」

一声かければまだいいほう、度重なるナースコールについキレて、

「シャッ」

無言でカーテンを開け、においで用件をキャッチ。申し訳なさそうな患者さんに対し、

「…………」

黙々とオムツ交換をしたあげく、

「あと三十分で交換の時間ですよ？　もう少し待てなかったかな〜」

などとムチャなお願い？　をしたり、
朝まだ早い時間、病院の早い消灯になかなか寝つけなかった患者さんが、やっとウトウトしはじめた矢先に、

「採血しますよー」

いきなり腕をつかんで、駆血帯というゴムでつけ根をしばる。

「イテテ……!?」

起きぬけで何が何やらわからぬ患者さんに、

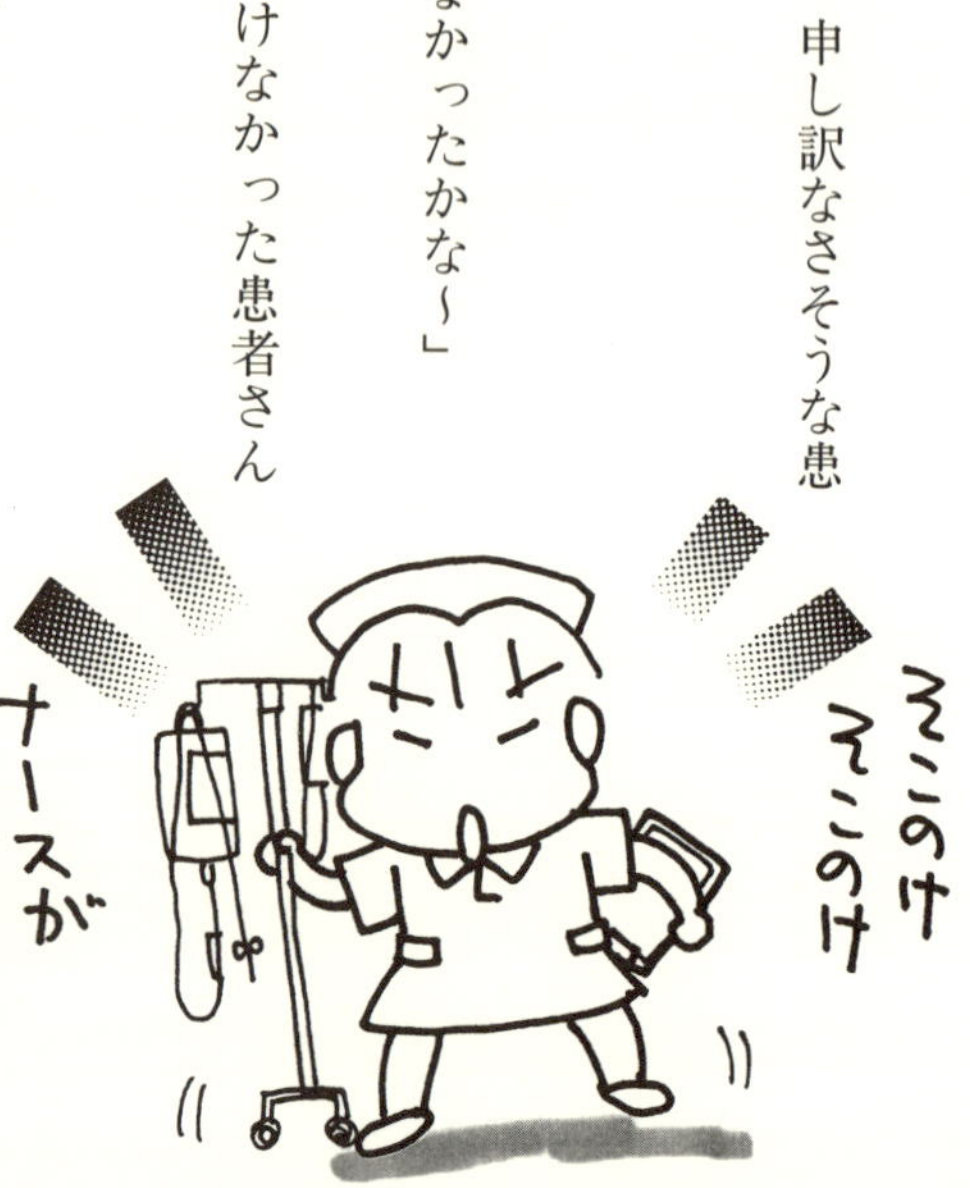

「血管出しますよー」

バシバシと血管を平手打ちして血管確保。

「ハイ、終わりました。次は三十分後に検温に来ますから、それまでおやすみ下さいネ」

って、寝れるかーっ。

みたいなことが、日常だった。起床、食事、治療、検査、就寝、一日の予定は病院の都合で決められ、患者さんはそれに合わせて生活させられ、それが当然だと思っていた。

郷に入《い》っては郷に従え。

入院の場合の郷は病院であり、訪問の場合は、利用者様の家なのだ。

そして、この郷には様々な掟《おきて》があるのだ。

「おはよーございまぁす」

今日の一軒目は、平屋の一戸建て、八十歳近い男性、佐藤さんが一人で住むお宅だ。

「…………」

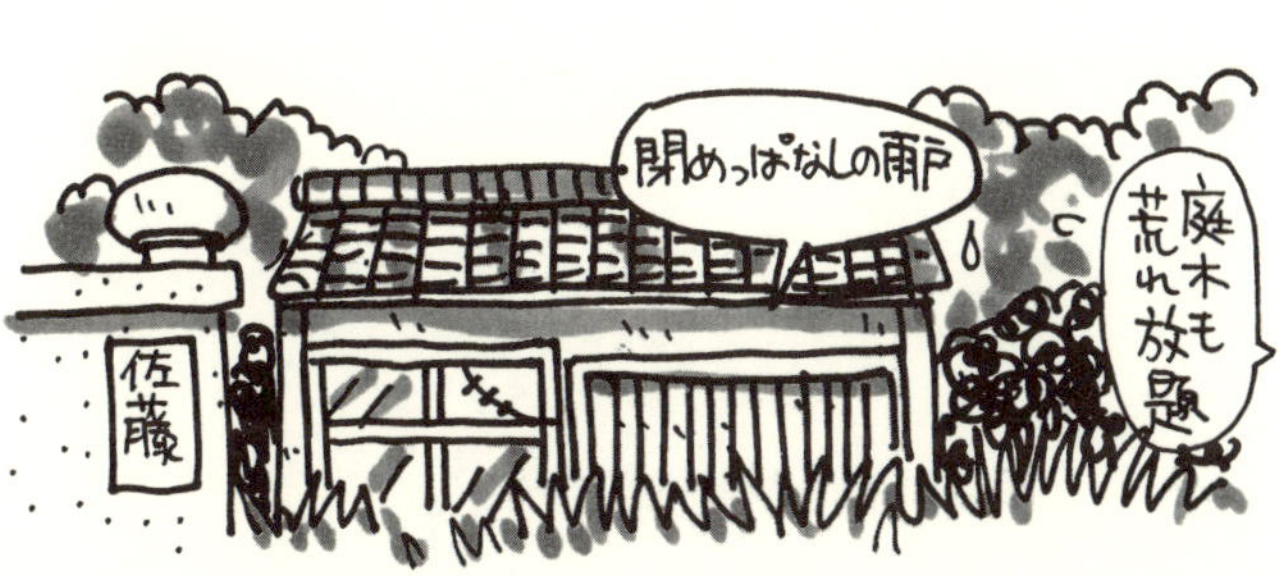

返事がない。一瞬留守かなと思うが、訪問時間は三十分。このまま帰るわけにはいかない。それに、

（佐藤さんは、虚弱でほとんど家から出ないんだっけ。足腰も弱くて一日中ほとんど寝てるし……）

「佐藤さーん」

更に大きな声で呼びかける。佐藤さんは、耳が遠いのだ。しかもふとんは家の奥の方にある。朝の十時だが、まだ寝てるとすれば、聞こえないのかも。

以前にも訪問時間三十分、玄関前であいさつと名前を連呼し続けたことがあった。あの日も佐藤さんは家にいて、ふとんの上でじっと座って、私を待っていた。外にいる私に気付かず、それほど耳が遠いのだ。

（また、あの時の二の舞か!?）

嫌な予感を抱えつつ、無駄だと知りながら、一縷《いちる》の望みをかけて、インターホンを押してみる。

「――――」

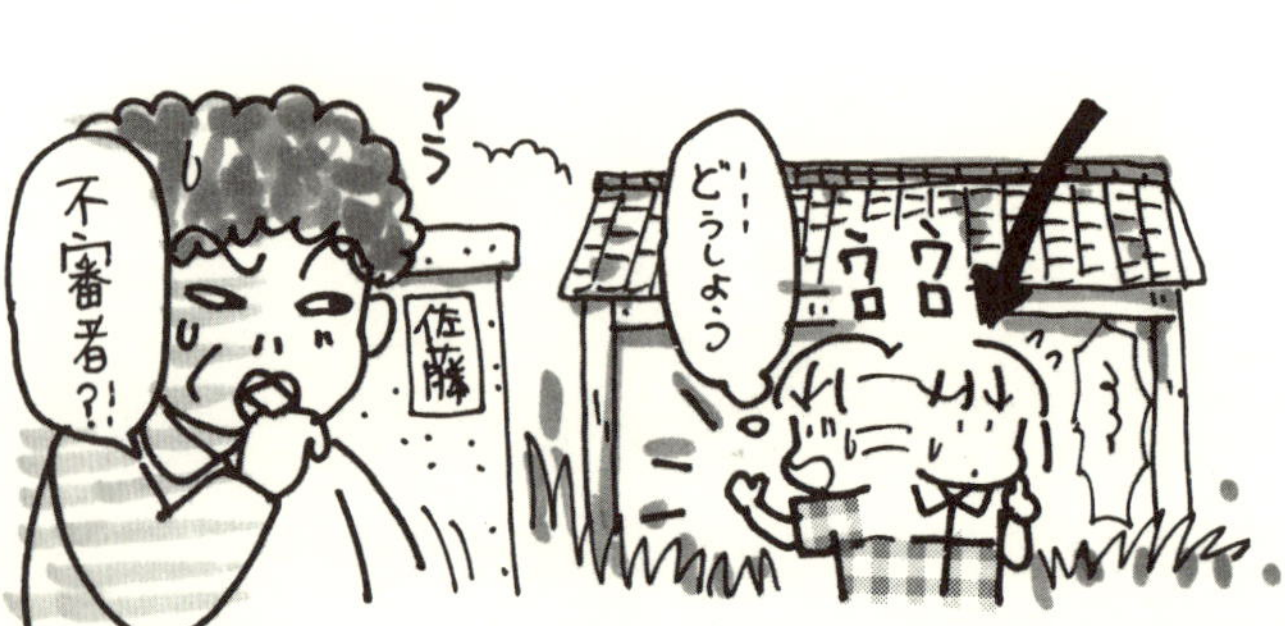

やはり、こわれている。来る度、修理をお願いするが、まだ直っていない。

「だって、どうせ聞こえないし」

そして直す気もない。

「じゃあ佐藤さん、人が来た時はどうすんの？　どうやって人が来たことがわかるの？」

と聞いてみた。

「……カン？」

それが佐藤さんの答え。そして、

「だって家に来るのは、週一回訪問看護師さんぐらいだもん。あと近所に住んでる娘は合い鍵もってるから、勝手に入ってくるし」

それが佐藤さんの主張。

「訪問看護っていったって、別にワシはどこも悪くないし、ただ娘が心配だから受けろっていうんでー」

週一回の血圧測定と健康・療養相談は、娘の顔を立てて受けてやってい

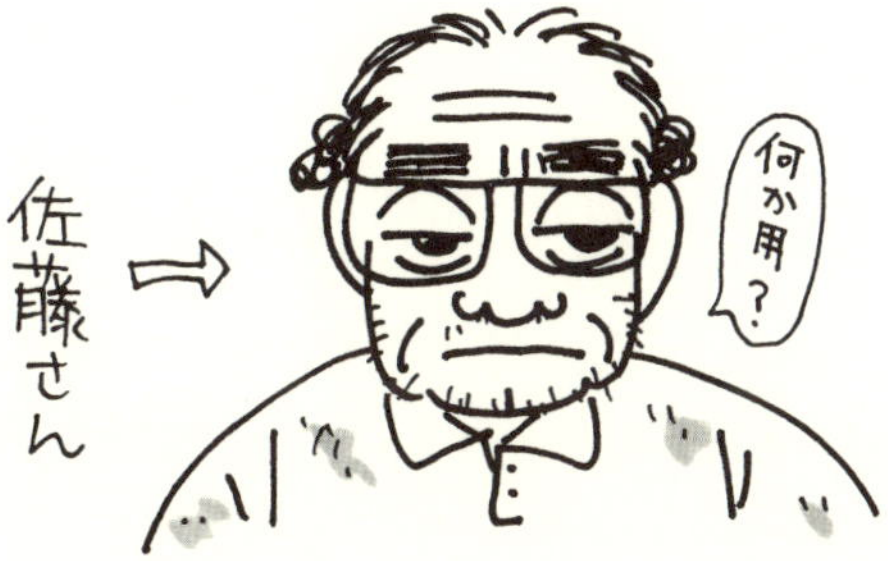

、るという感覚なのだ。カン（気分）まかせなのも仕方ない。

（どーか、今日は佐藤さんのカンが冴《さ》えてますよーに）

願いを込めて、半ばやけクソになりながら玄関の戸をたたき、名前を連呼、知らない人が見たら、まるで、サラ金の借金とりのよーな激しさだが無理もない。

（お願い、気付いてー。中に入れてぇ）

今日は九月とはいえ、朝から三十度を超えている。しかも無風。猛残暑の中、かれこれ十五分も玄関先で、汗だくのアピールをくりかえす。シャツはビショビショ、脱水症状一歩前だ。

「こんにちはぁ。訪問看護師の岸でぇす。開けて下さぁぁい」

声は悲愴《ひそう》感を帯び、看護を押し売りに来た気分……半分あきらめかけたその時、

「……いたの？」

玄関の戸が開き、佐藤さんが顔を出す。

「今日は、岸さんが来る日だっけか？」

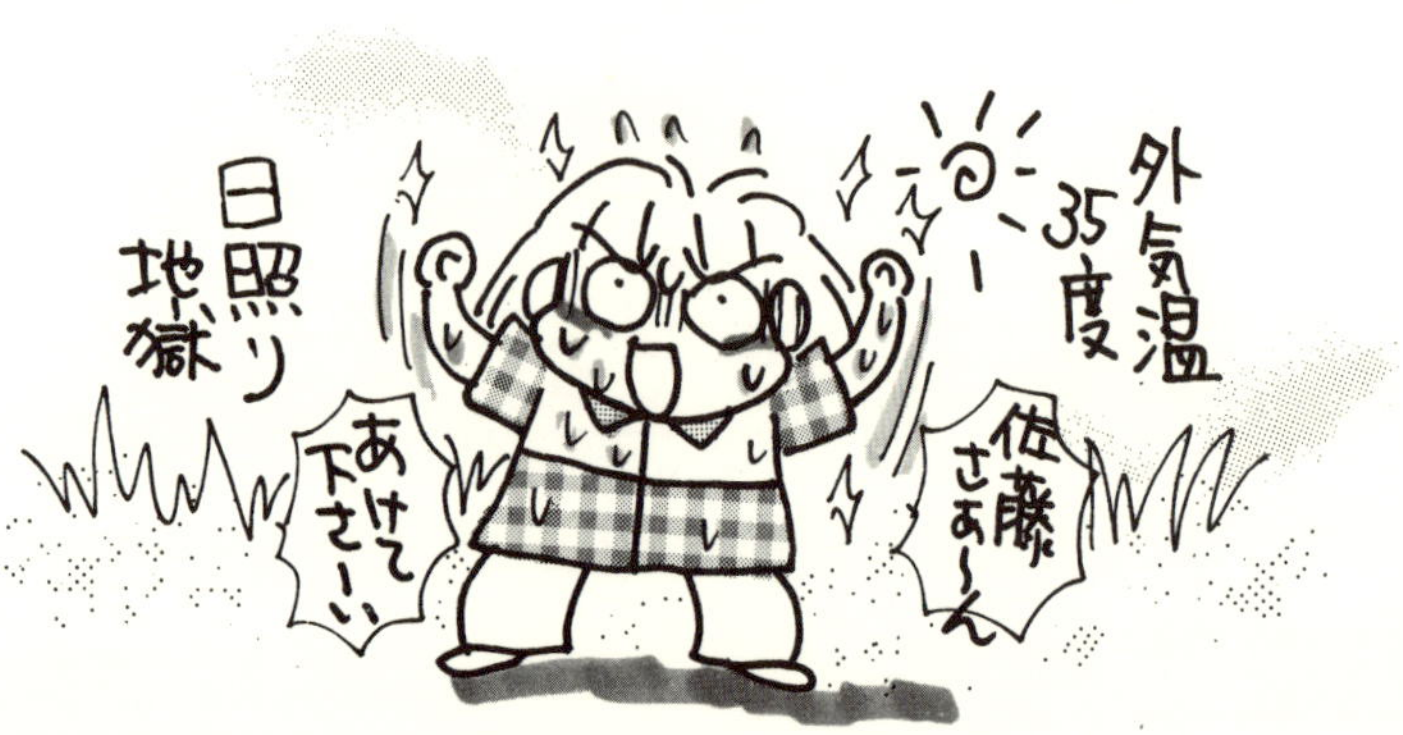
外気温
35度
日照り
地獄
佐藤
さぁ〜ん
あけて
下さ〜い

一日中寝ている佐藤さんには、曜日の感覚などない。

「まぁ、入れば?」

やっと炎天下のサウナ地獄から救われる。私は喜び勇んで佐藤さんの後を追って家へ。

(助かったあー)

ムア〜〜〜〜ッ。

(ス、スチーム・サウナ⁉)

そこは外と変わらぬ三十度⁉ しかも閉めきっているので湿気ムンムン。この暑いのに、クーラーオフ、扇風機すらついていない。

一気にふき出す汗、汗、汗。

「あっ暑くないですか⁉ まだ残暑きびしいですからね。脱水症状を起こしたら大変ですよ。クッ、クーラーつけましょう」

耳元で大声で早口にまくしたて、佐藤さんの健康をたてに、クーラーをつけようとする私に、

「大丈夫。暑くないから。それにクーラー嫌いなんだ」

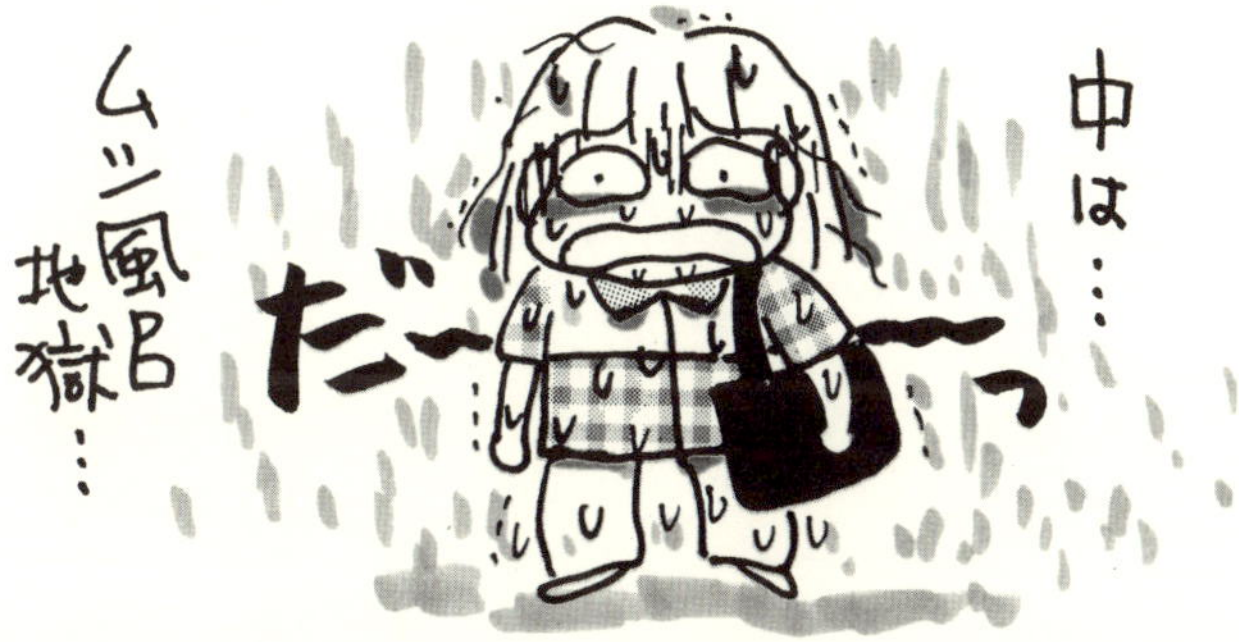

佐藤さんの絶対のひとこと。

「……ですか。じゃっ、じゃあ扇風機を」

羽がない。

「倒したら、こわれちゃって。でも暑くないから、もう夏も終わるし大丈夫だよ」

と、佐藤さん。私が大丈夫じゃないんです。

「じゃあ、窓を開けましょう。換気をして少しは部屋の空気を入れかえなきゃ……」

ムアッ。開けたとたん、外の熱気で暑さ倍増、今日は無風だった。それでも、

「やっぱ、換気は大事ですから、ネ」

開けてれば、風が吹くかも。なにより部屋にこもった湿気だけでも、なんとか……。

「アレ？　佐藤さん、お庭の木になんか黒い塊《かたまり》が……。アレ何ですかぁ？」

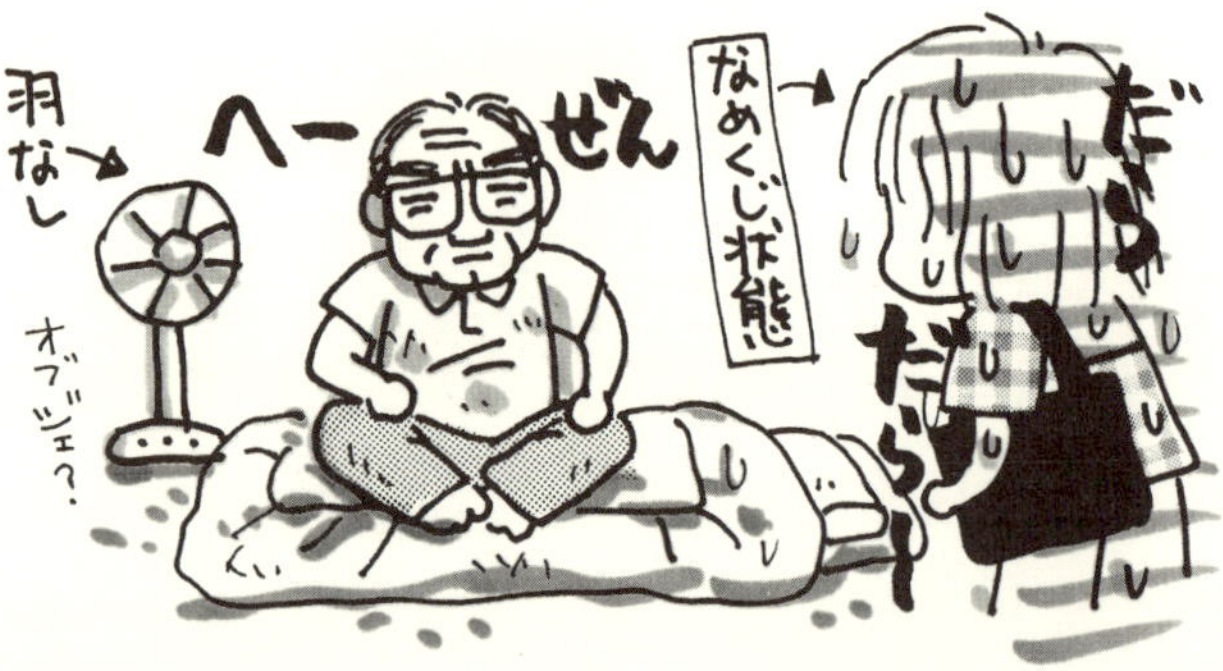

「スズメバチの巣」

バンッ。窓も開けられない。仕方なく仕事に戻る。

「……バイタルチェックします」

私の顔からは滝のような汗が。でもここは利用者様の家、私の都合でクーラーをつけてくれとはいえない。けれど、あきらめきれない私の必死のアピール。

「今日は暑いですねぇ」

「そうかなぁ?」

脈を測るため触れた手は、カサカサにかわいてる。汗ひとつかいていない。

「お、お熱計りましょうね」

もしかしたら本人が気が付かないだけで、熱中症とかになってるかも!?

熱が上がってたら、それを理由にクーラーを。

「36度3分」

平熱中の平熱だ。残念、熱中症の心配もなし。ならば、

「血圧計りましょう」

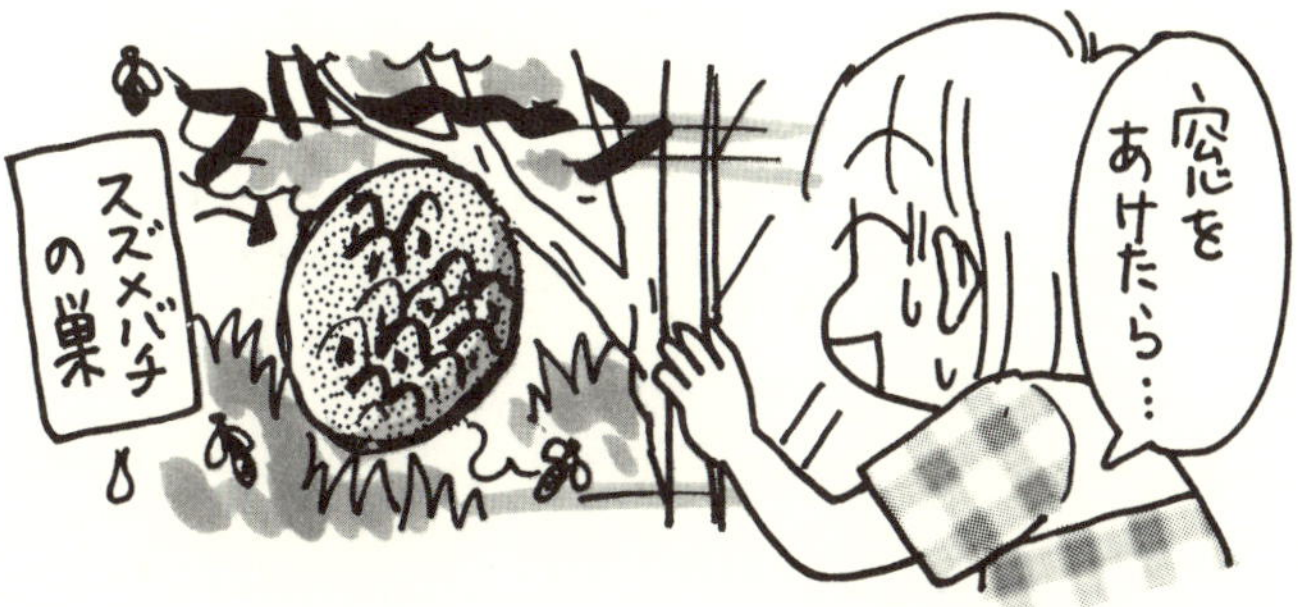

これだけ暑けりゃ、絶対、血圧も上がってるハズ、これでやっとクーラーが。

「……120―60」

正常中の正常。まるでお手本のよーな血圧は、健康そのもの。

(もはや、これまで……)

「暑くなくても、熱中症や脱水の危険がありますからね、くれぐれも水分だけはしっかりとって下さいよ」

スチーム・サウナの中で、健康・療養のための指導を行う。私こそ、今すぐ実践したいと思いつつ、しかし当の佐藤さんは、

「昔は運動部でも何でも、水を飲む奴は根性がないとか、怒鳴られたもんだよ。水なんか飲まなくても、根性があれば大丈夫だ」

と、いい放つ。そうか、根性……。

(あと十分)

根性のない私は、ただひたすらスチーム地獄を耐えるのみ。

(ここ出たら、コンビニ行って冷房あびて、冷たい水むさぼり飲んで

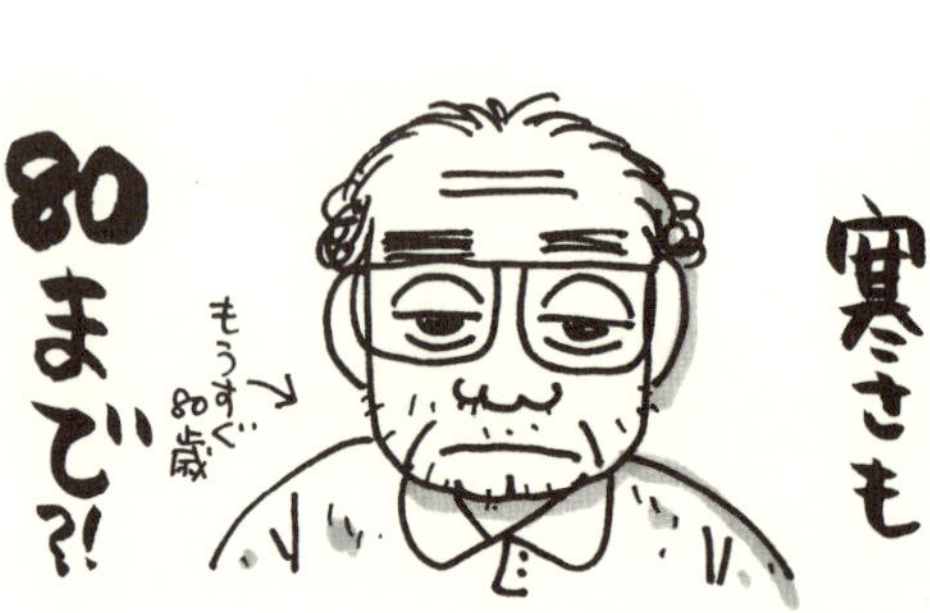

……）

訪問している間は、そのお宅のルールに従う。それが訪問看護師なのだ。


「おじゃましましたぁ」

スチーム地獄を出た後は、即ケアマネさんと娘さんに報告だ。特に娘さんには、

「熱中症や脱水の危険がありますので、注意して様子を見てあげて下さい。お水はいらないといわれても、必ず飲ませて、できれば庭のスズメバチの巣も駆除した方が安全ですね」

と、私のできなかった分の今後のフォローをお願いする。

看護師のいうことより、娘さんのいうことをよく聞く人なのだ。

（どうか、来週も元気に会えますように）

毎週このくりかえし、玄関で十五分待たされても、それで佐藤さんがOKなら仕方ない。来週まで、どうぞお元気で。

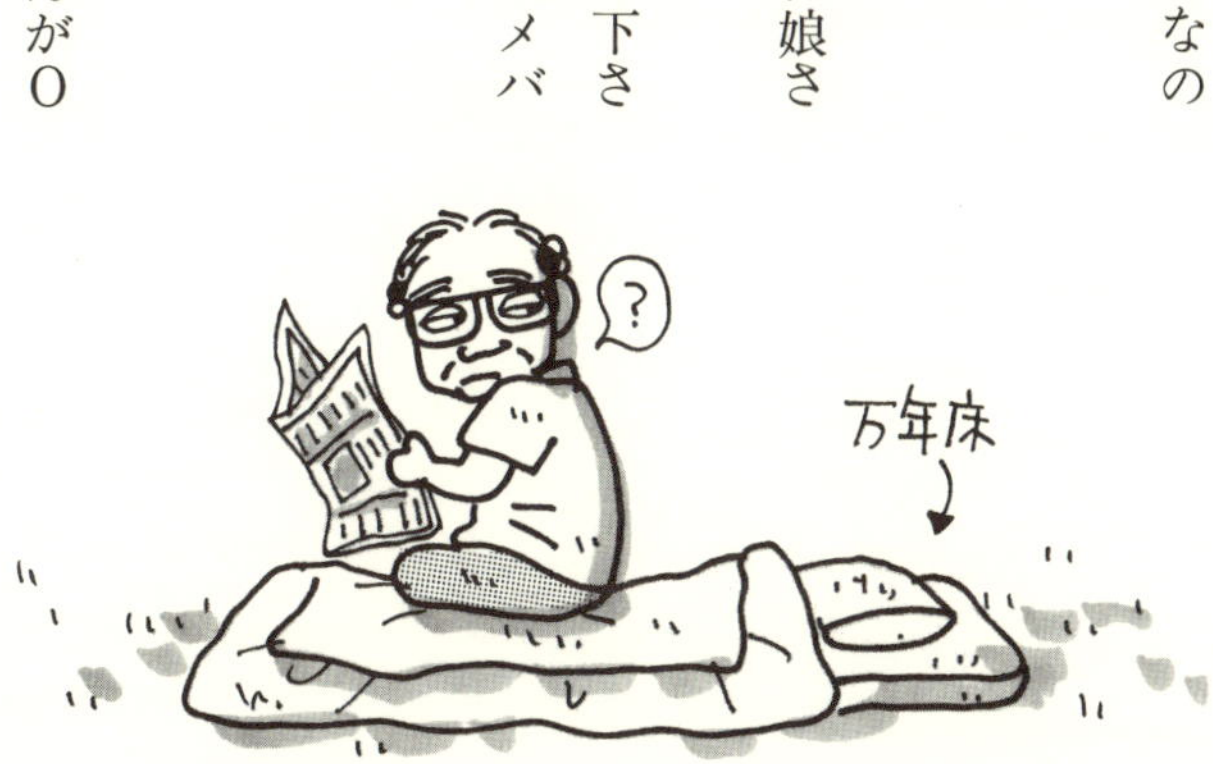

無情のライセンス

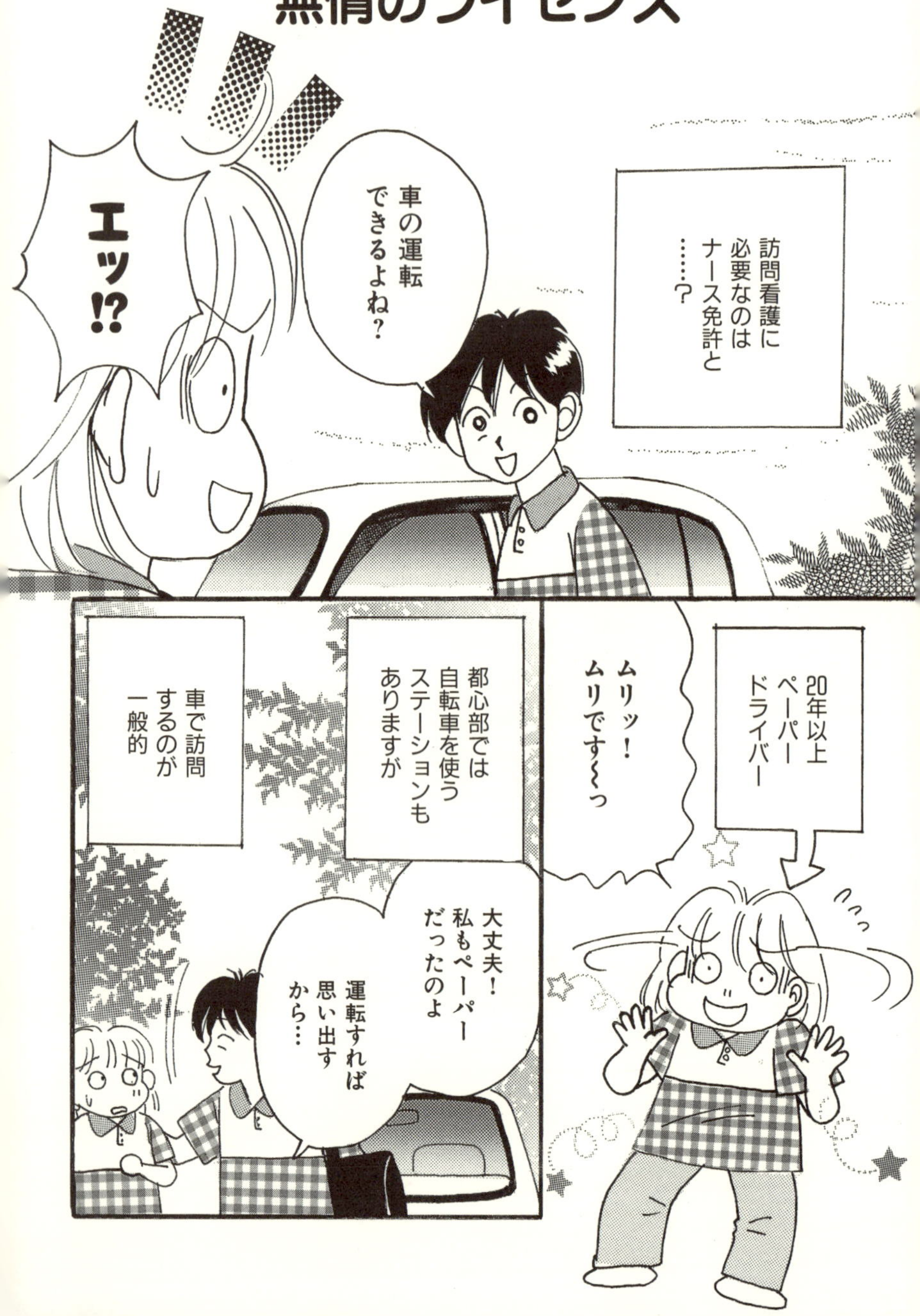
訪問看護に必要なのはナース免許と……？
車の運転できるよね？
エッ!?
20年以上ペーパードライバー
ムリッ！ムリです〜っ
都心部では自転車を使うステーションもありますが
車で訪問するのが一般的
大丈夫！私もペーパーだったのよ
運転すれば思い出すから…

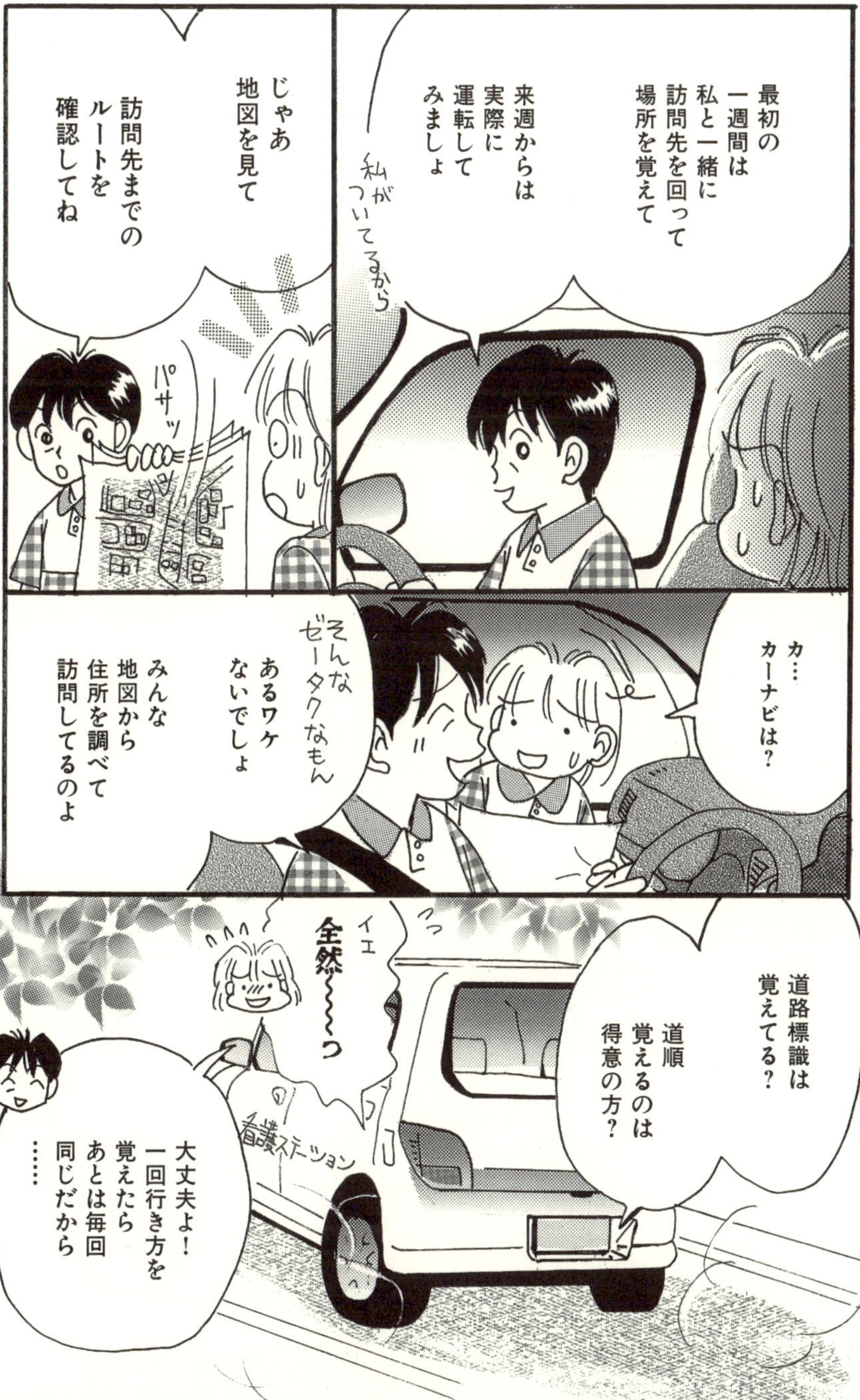

最初の一週間は私と一緒に訪問先を回って場所を覚えて
来週からは実際に運転してみましょ
私がついてるから
じゃあ地図を見て訪問先までのルートを確認してね
パサッ
カ…カーナビは？
そんなゼータクなもん
あるワケないでしょ
みんな地図から住所を調べて訪問してるのよ
道路標識は覚えてる？
道順覚えるのは得意の方？
イエ
全然〜〜〜っ
大丈夫よ！一回行き方を覚えたらあとは毎回同じだから
……
看護ステーション

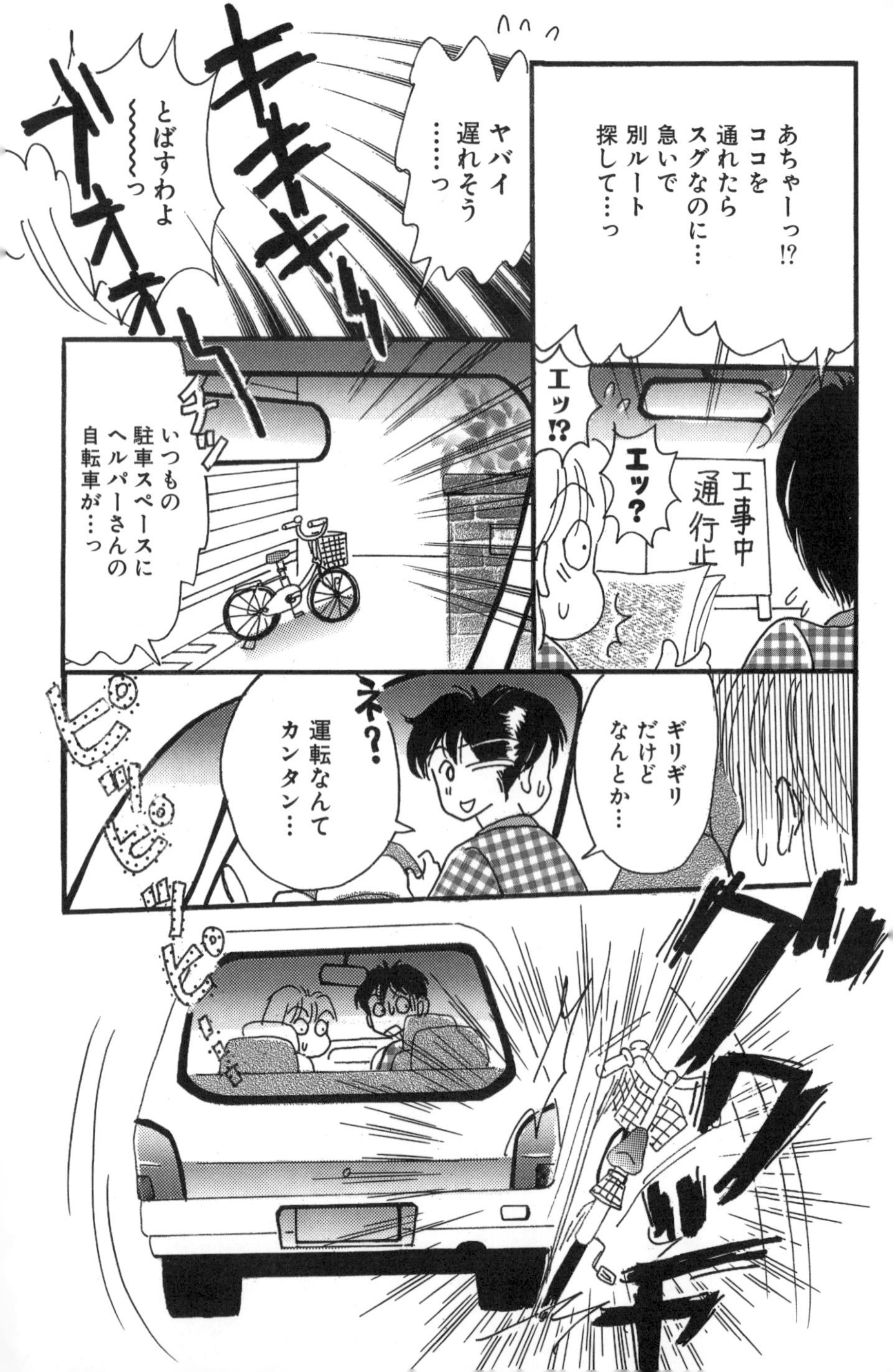
あちゃーっ!? ココを通れたらスグなのに…急いで別ルート探して…っ
ヤバイ 遅れそう……っ
とばすわよ〜〜〜〜っ
エッ!?
エッ?
工事中 通行止
いつもの駐車スペースにヘルパーさんの自転車が…っ
ギリギリだけどなんとか…
ネ? 運転なんてカンタン…

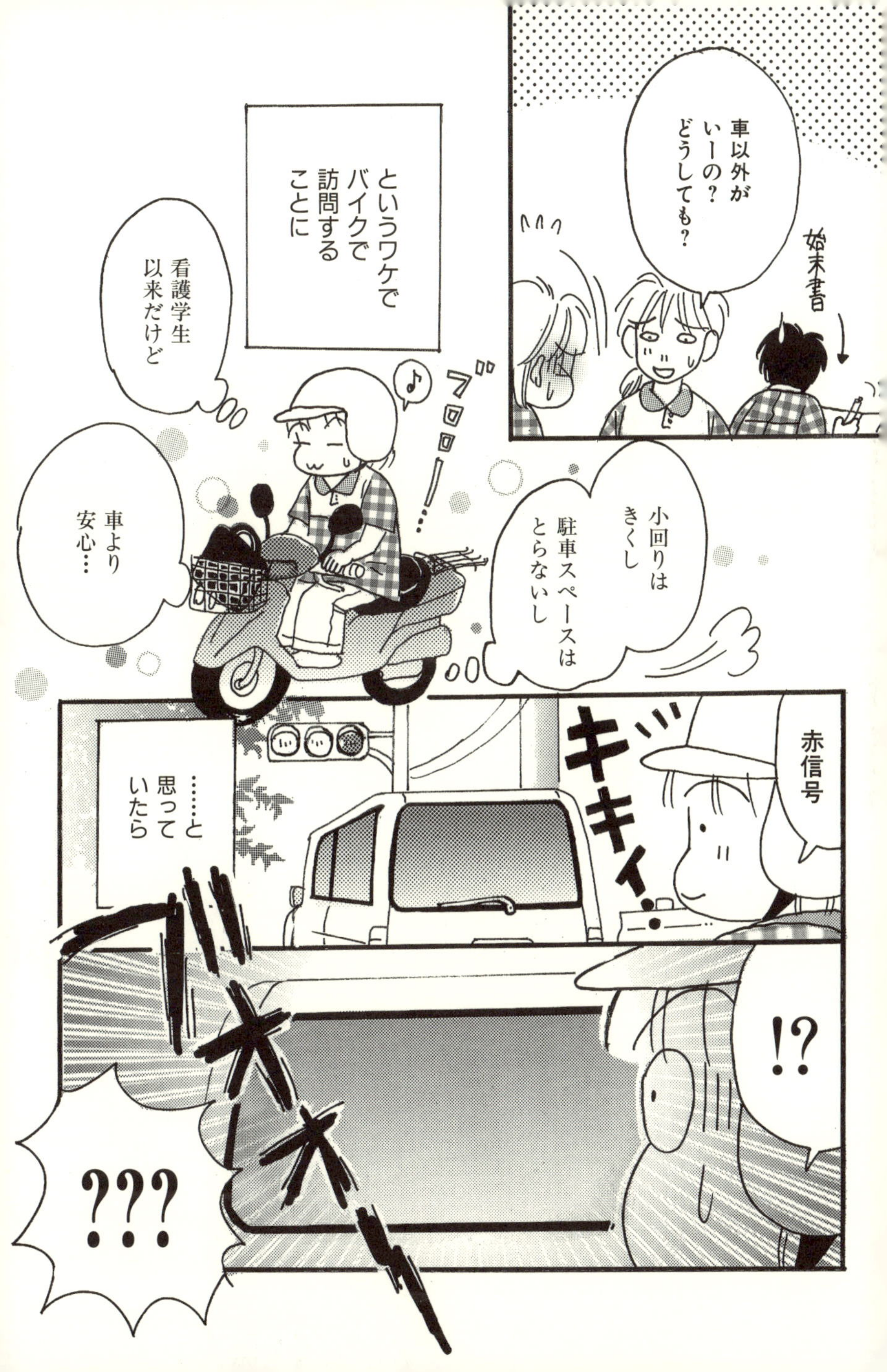
車以外がいーの？どうしても？
始末書
というワケでバイクで訪問することに
看護学生以来だけど
ブロロロー…！
小回りはきくし
駐車スペースはとらないいし
車より安心…
赤信号
キキィ
……と思っていたら
!?
???

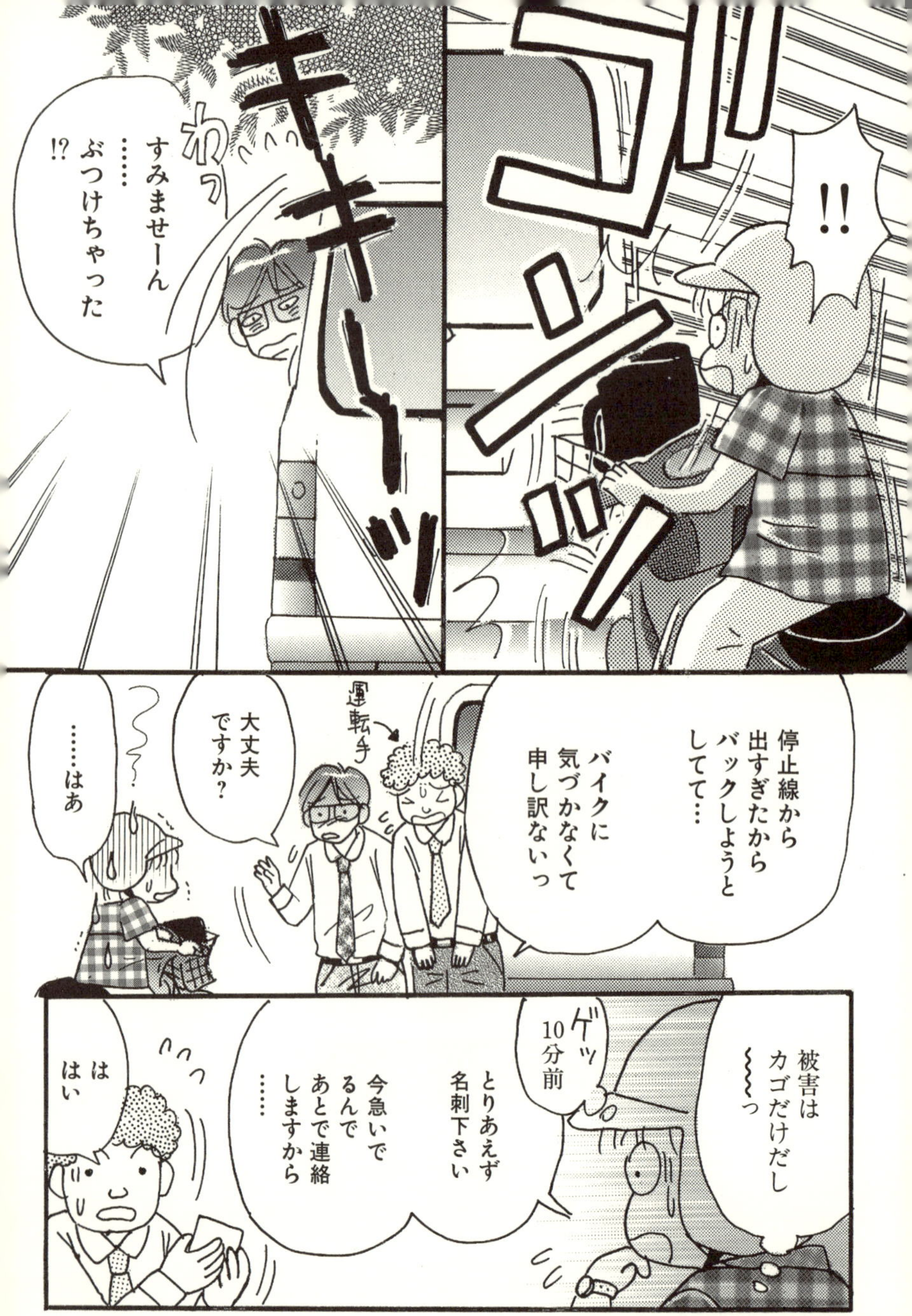
ゴロンッ
!!
キキーーッ
わっ
すみませーん……ぶつけちゃった!?
停止線から出すぎたからバックしようとしてて…
バイクに気づかなくて申し訳ないっ
運転手
大丈夫ですか?
……はあ
被害はカゴだけだし〜〜っ
ゲッ
10分前
とりあえず名刺下さい
今急いでるんであとで連絡しますから……
はは
はい

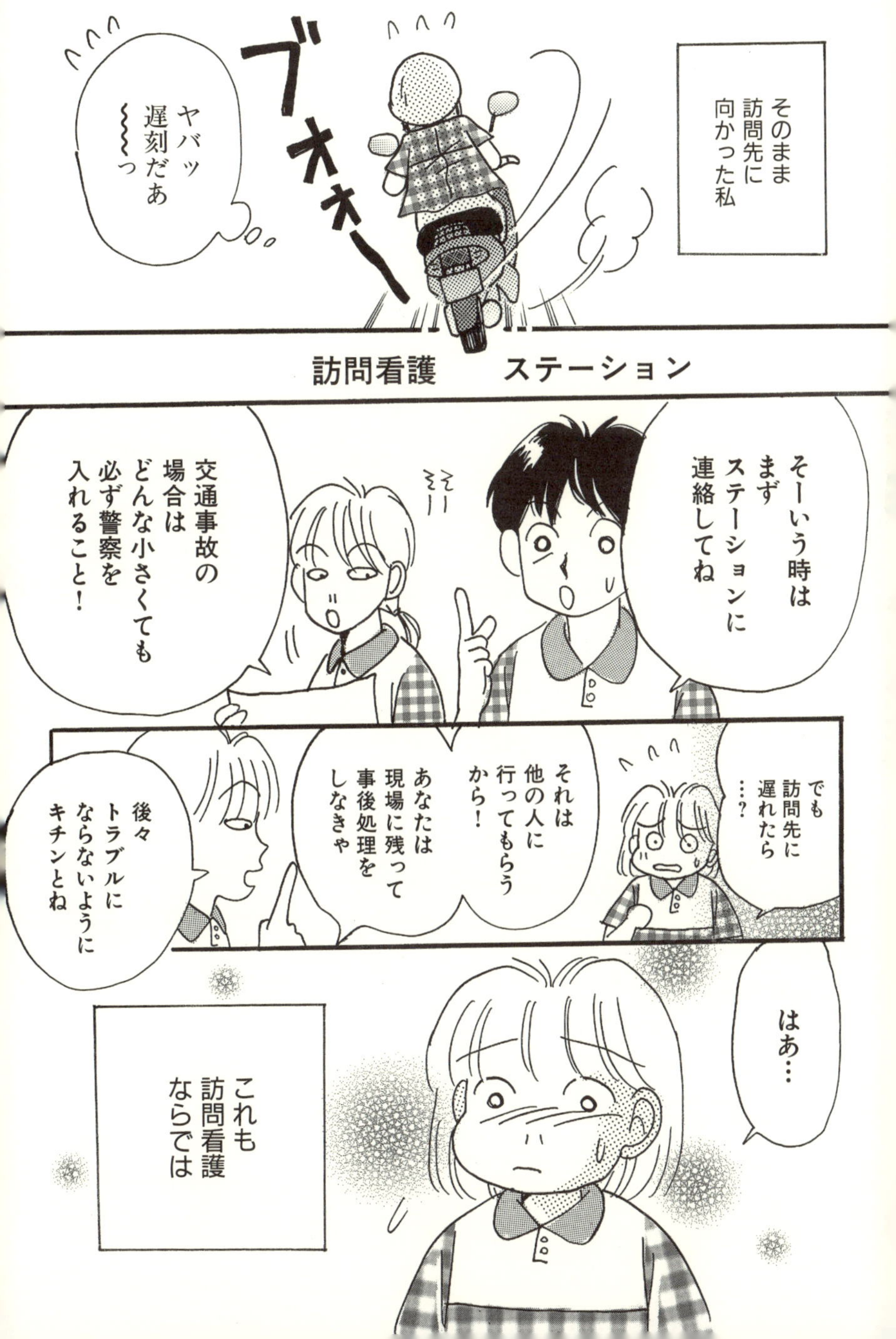
そのまま訪問先に向かった私
ブオォ〜
ヤバッ遅刻だあ〜〜っ
訪問看護 ステーション
そーいう時はまずステーションに連絡してね
交通事故の場合はどんな小さくても必ず警察を入れること！
でも訪問先に遅れたら…？
それは他の人に行ってもらうから！
あなたは現場に残って事後処理をしなきゃ
後々トラブルにならないようにキチンとね
はあ…
これも訪問看護ならでは

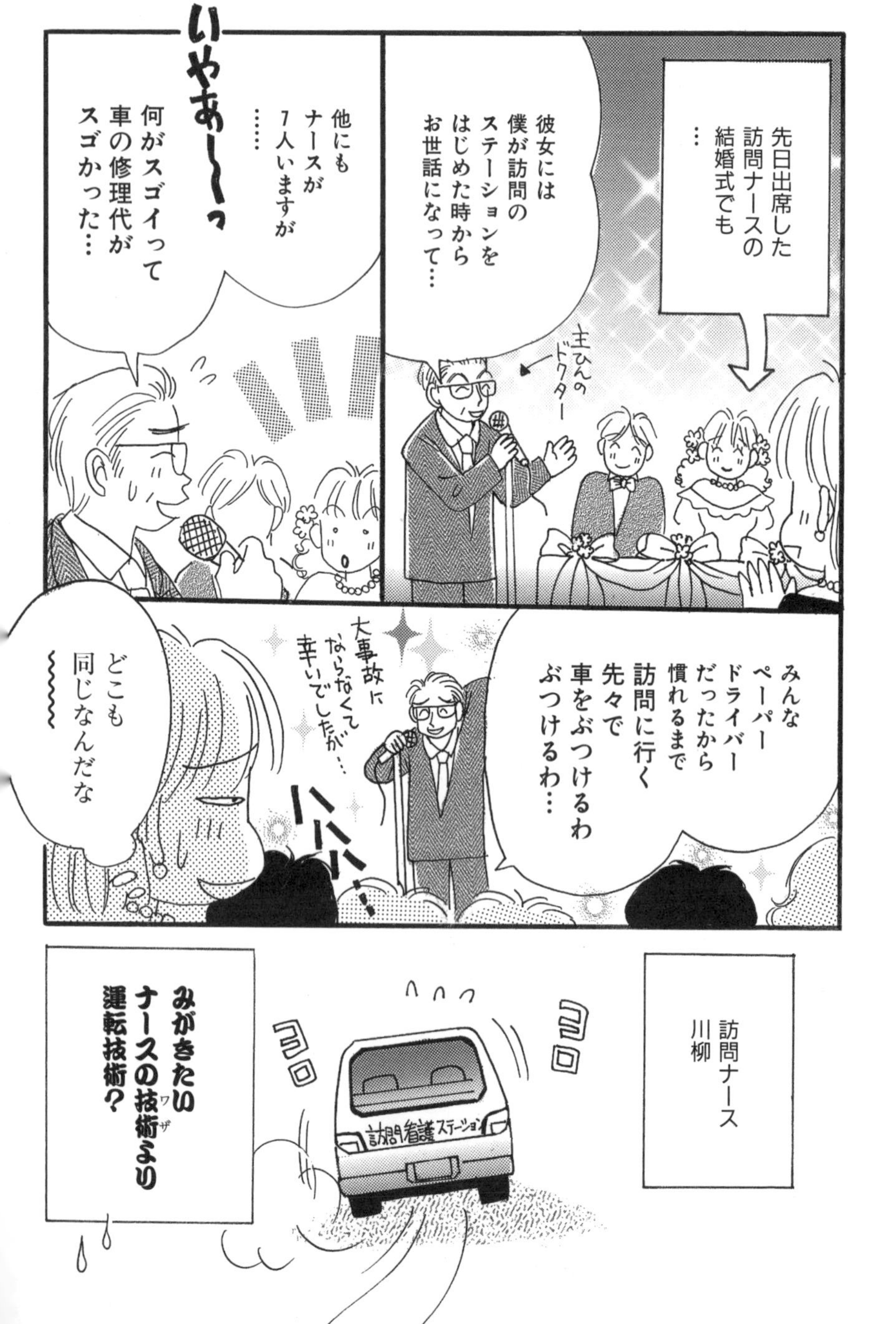

先日出席した訪問ナースの結婚式でも…
彼女には僕が訪問のステーションをはじめた時からお世話になって…
主ひんのドクター
他にもナースが7人いますが……
何がスゴイって車の修理代がスゴかった…
いやあ～～っ
みんなペーパードライバーだったから慣れるまで訪問に行く先々で車をぶつけるわぶつけるわ…
大事故にならなくて幸いでしたが…
ハハハ…
どこも同じなんだな～～～
訪問ナース川柳
みがきたいナースの技術《ワザ》より運転技術?
ヨロ
ヨロ
訪問看護ステーション

先生と呼ばないで

おバカタレントブームは続く……。

「なんか癒《いや》されるのよねぇ」

ものを知らないことが、かえって世間の人々をしあわせにしているという。そんな、知識ではなく無知を売る時代の中でも、バカでは許されない職業がある。弁護士、医師、教師、おもに師のつくお仕事で、「先生」と呼ばれる方々は、その専門分野において、知らないではすまされない。

で、看護師。一応師はつくものの、病院では相変わらず、「看護婦さーん」と呼ばれることも多く、先生と呼ばれることはまずない。専門分野とはいえ、患者さんに聞かれて答えられないことも、ままある（私だけ？）。

そんな時には、

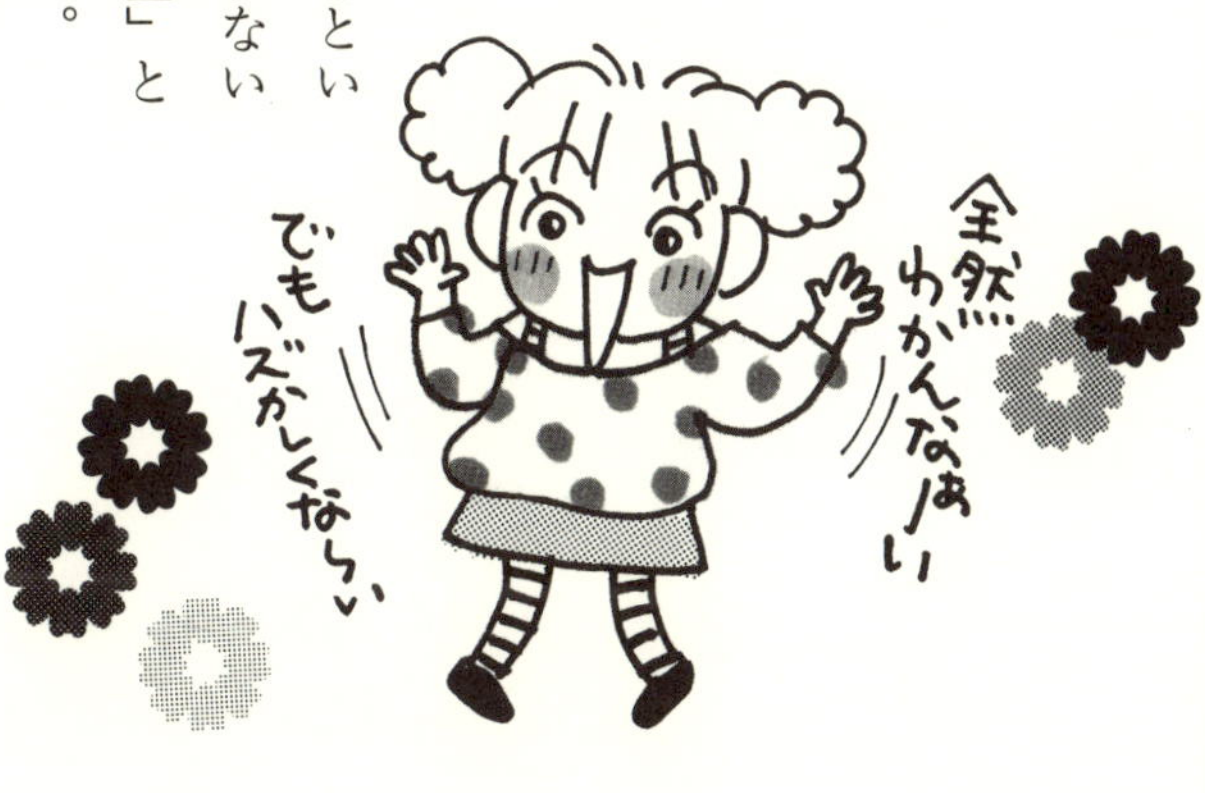

「くわしくは、先生に聞いて下さい」が、通る世界だった。病院には、先生がウジャウジャ（?）いるから、わざわざかけだし看護師があやしい説明をしなくてもよかったし、患者さんもそんな私を深追いしなかった。ですが、訪問看護師はそうはいかない。一歩、利用者様のお宅に入ると、

「先生〜、お待ちしてましたぁ」

で、迎えられる。先生とは他ならない、私のことらしい。

「あのう、私は看護師なんですけどぉ」

遠まわしに、医師《せんせい》じゃないことをアピールしてみたが、

「だから、看護の先生でしょ？　お世話になります」

と、利用者さん。彼女は満七十五歳、慢性疾患と、膝《ひざ》の関節痛による歩行困難があって、健康チェックとリハビリのため、週二回の訪問看護を受けている。

「本当にわざわざ往診していただいて、先生、ありがとうございます」

イエ、往診じゃなくて、訪問なんですけど？　お年寄り世代にとって、

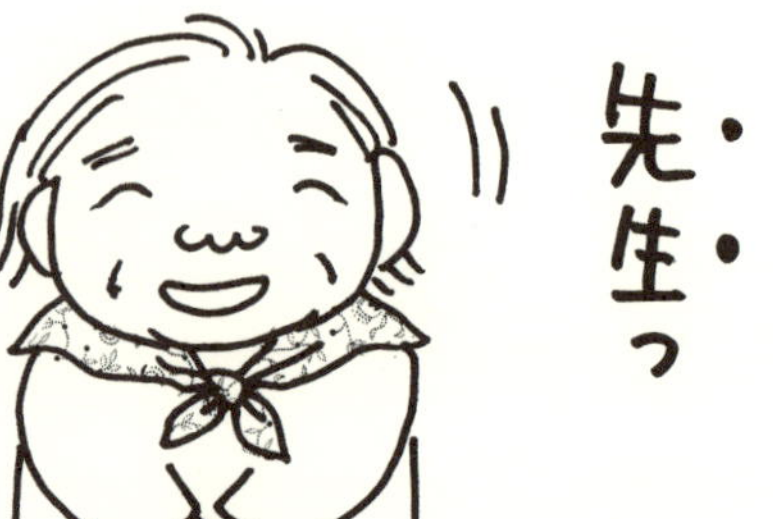

家に来る＝医師の往診というイメージなのか。その感覚で、看護師もつい先生と呼んでしまうのだろう。

「だから、私は訪問看護師で……」

「先生、来て下さってありがとう」

もういい。訪問時間は一時間だ。こんなことで時間を使うのはもったいないと、私は利用者さんの意識改革をあきらめ、先生と呼ばれても気にしないことにした。

「先生、血圧はどうですか？」

「126―58、大丈夫ですよ」

「先生、この膝良くなりますか？」

「そうですねェ。年をとるとこういう関節の軟骨がすりへって……」

まるで医師と患者の会話だ。先生と呼ばれると、不思議と偉くなった気がする。妙にテンションが上がった私は、膝関節についての説明を始めた。昔整形外科に勤めた経験もあり、この辺は得意分野だ。身を乗り出した私に、

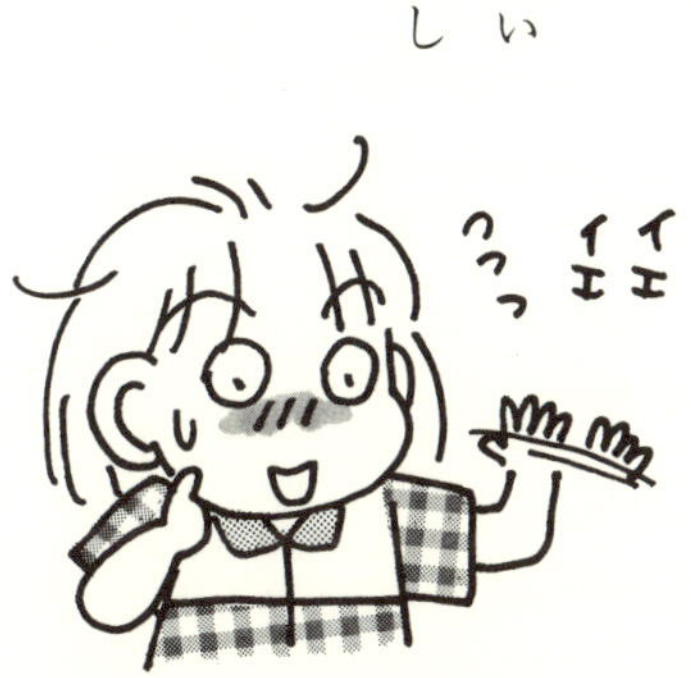

「ところで先生、心臓べんまく症って何ですか？」

思いがけない利用者さんの一言。まさに想定外の質問だ。

（心臓べんまく？　ベン、便!?　何だっけ？）

たしかに聞いたことはあるが、十五年以上前の乏しいナース経験の中で、受け持ったことはなかった病気だ。記憶もなければ、説明できるような知識もない。

（心臓の病気ってのはわかるけど、ああもう、狭心症や心筋梗塞《こうそく》なら何とかなるのに～。どうしてそっちを聞いてくれないの!?）

と、理不尽な怒りを覚えてしまう。

「先生に聞いて下さい」

病院なら使えた必殺技も、

「先生？　どうしました？」

先生と呼ばれている今の私は、使えない。

（昔はよかった……）

っていってる場合じゃないぞ。何とかしなきゃ、先生なら知ってて当

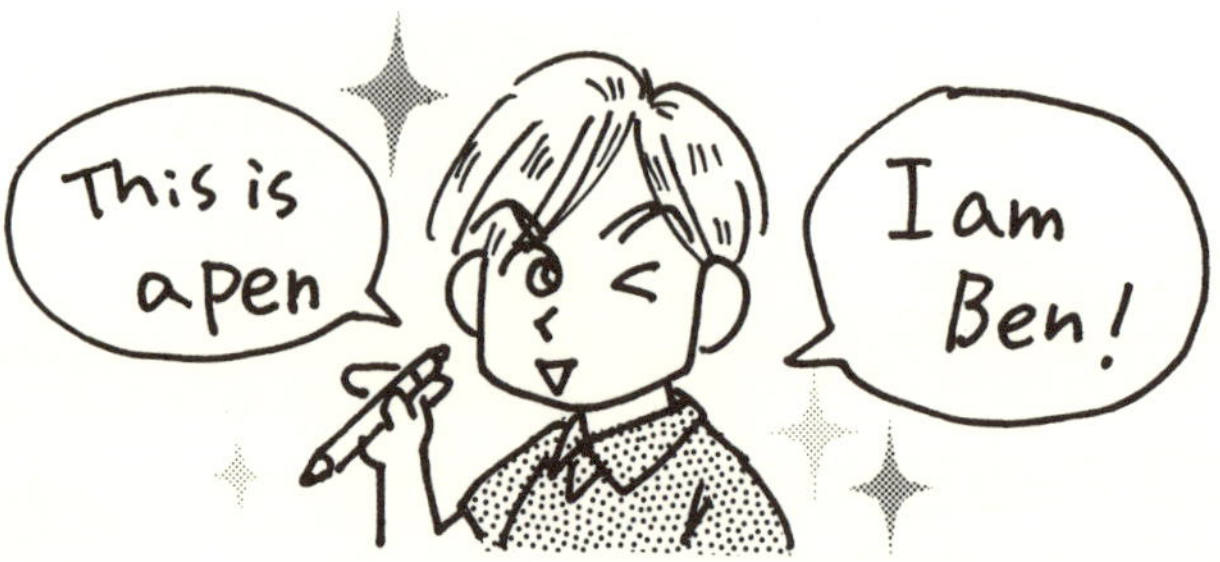

然、っていうか知らない看護師っていうのも問題ってレベルの、超常識疾患だ。ヤバイんですけど。

「先生？　心臓には弁《べん》っていうのがあるんでしょ？」

その時、利用者さんから絶妙なヒント。ヒントっていうのも、どうかと思うが、この言葉でやっと私の脳内に心臓の解剖図《かいぼう》が浮かんだ。

（ベンって、あの弁か!?）

「えっとー。心臓には四つの部屋があって、弁っていうのは、それを仕切ってる扉《とびら》のよーなものでーうんぬん……」

利用者さんの顔色をうかがいながら、途中質問のはさめる余地がないように一気にまくしたてる。

「とにかく、年をとると弁の働きが悪くなって血液が逆流したりして、心臓に負担がかかるんですねっ。ねっ？」

キーワードは年をとったゆえの体の衰え、ここに結びつければ、とりあえず間違ってはいないだろうと強引に話をまとめる。

「でもどうして急にそんな病気のことを、聞くんですか？」

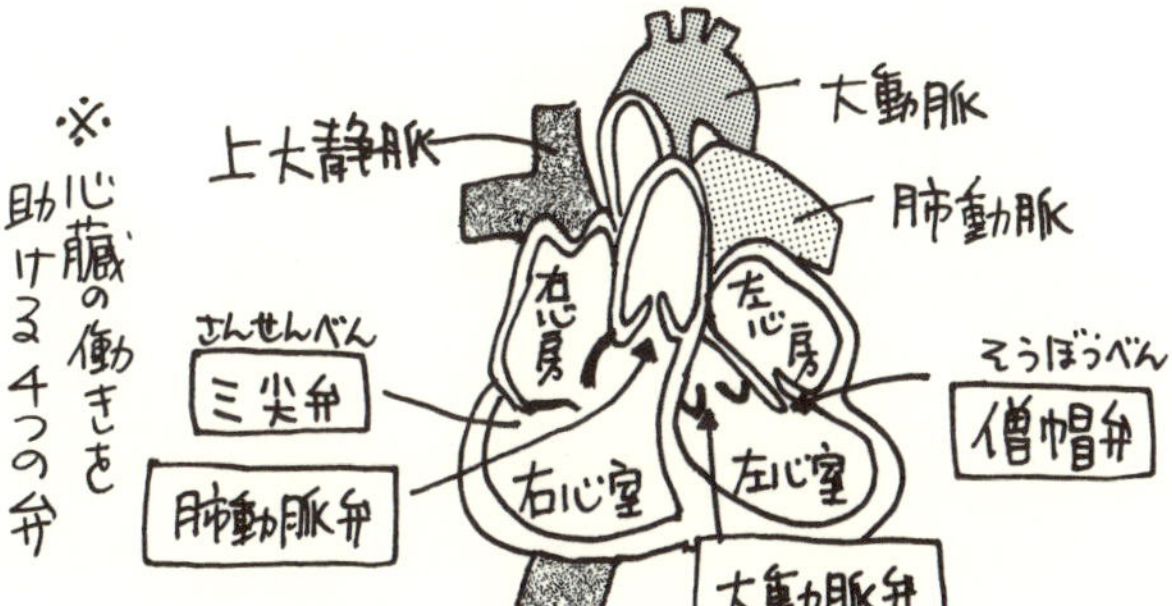

そして話を変える。私って、これでも看護師？　と思いつつ、とにかくこの場をとりつくろうのに必死だった。そんな私の内心を知らない善良な利用者さんは、即誘導に乗って答えてくれる。

「実はこの頃、突然動悸《どうき》が激しくなることがあって、心臓のせいかもしれないと思って、かかりつけの病院で検査したんです。結果は特に心配ないといわれたんですが、帰りぎわに先生が小声で『心臓弁膜症の気《ケ》があるのかな』といわれたのが、気になって……。でも次の患者さんがいたんで先生に聞きづらくて、そのまま帰ってきたんですけど、どうにも心配になって……。そしたら今日は先生が来られたので、やっと聞けました。よかったー」

　利用者さんは、信頼に満ちた目で私をみつめている。そして、

「病院の先生は忙しそうで、その場でなかなか聞けないけど、先生が来て下さるから、いろいろ聞けて安心だわー」

（お願い、利用者さん、わからないことはその場（病院）で先生に聞いてっ）

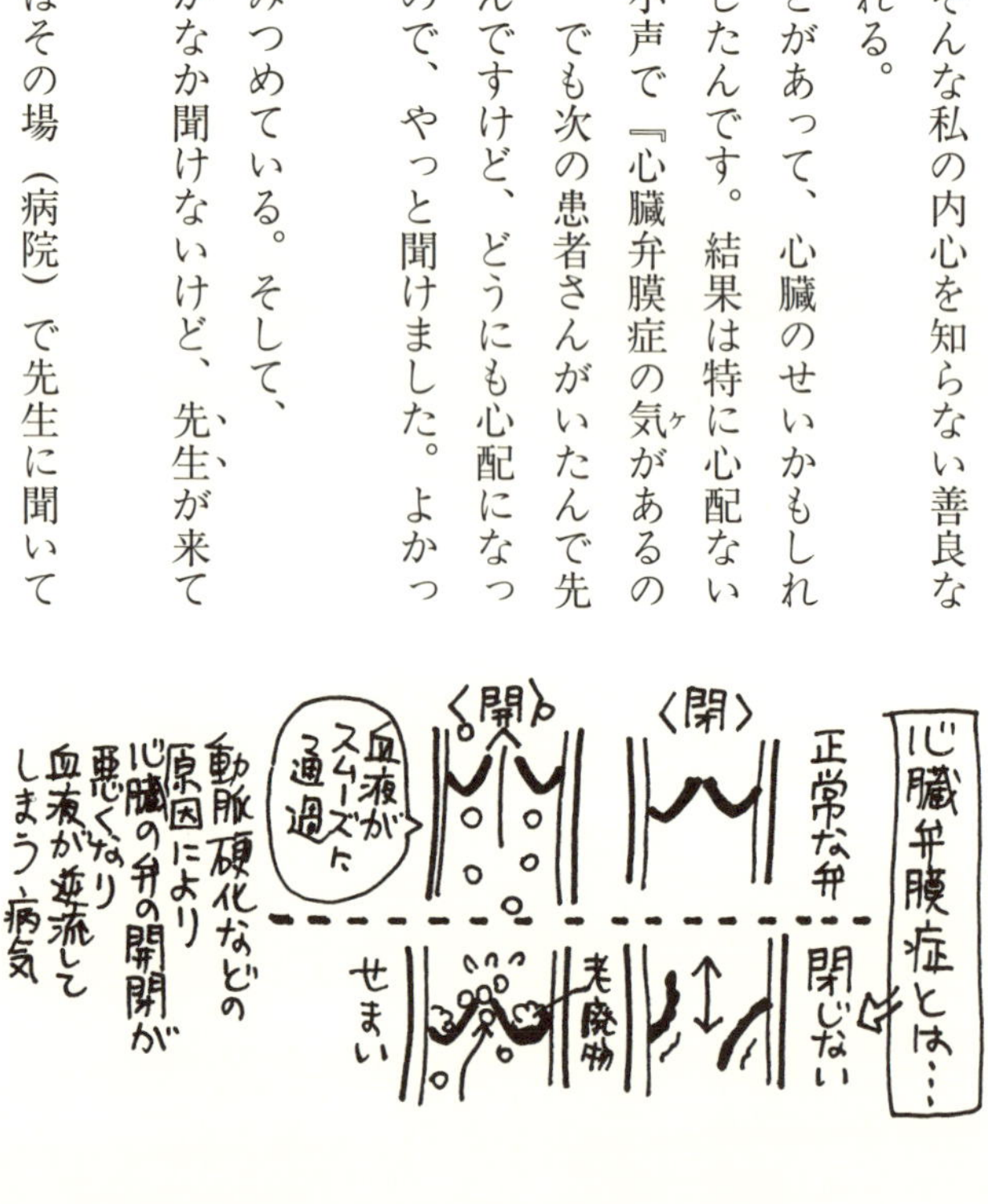

内心の叫びを、笑顔でかくし、

「それではまた来週」

ちょうど時間となりましたとばかりに、退室する。ボロが出る前に帰りたい、とばかりに早足になる。

「先生、ありがとうございましたぁ」

玄関先で、私の姿が見えなくなるまで手をふってくれる利用者さんの姿が痛い。

(帰ったら『心臓弁膜症』についてちゃんと調べて、来週はもっとちゃんと説明しなきゃ)

先生と呼んで信頼してくれる利用者さんをだましている自分が、恐い。

早く、『先生』に追いつかなきゃ。

でもそんな日は、来るのだろうか?

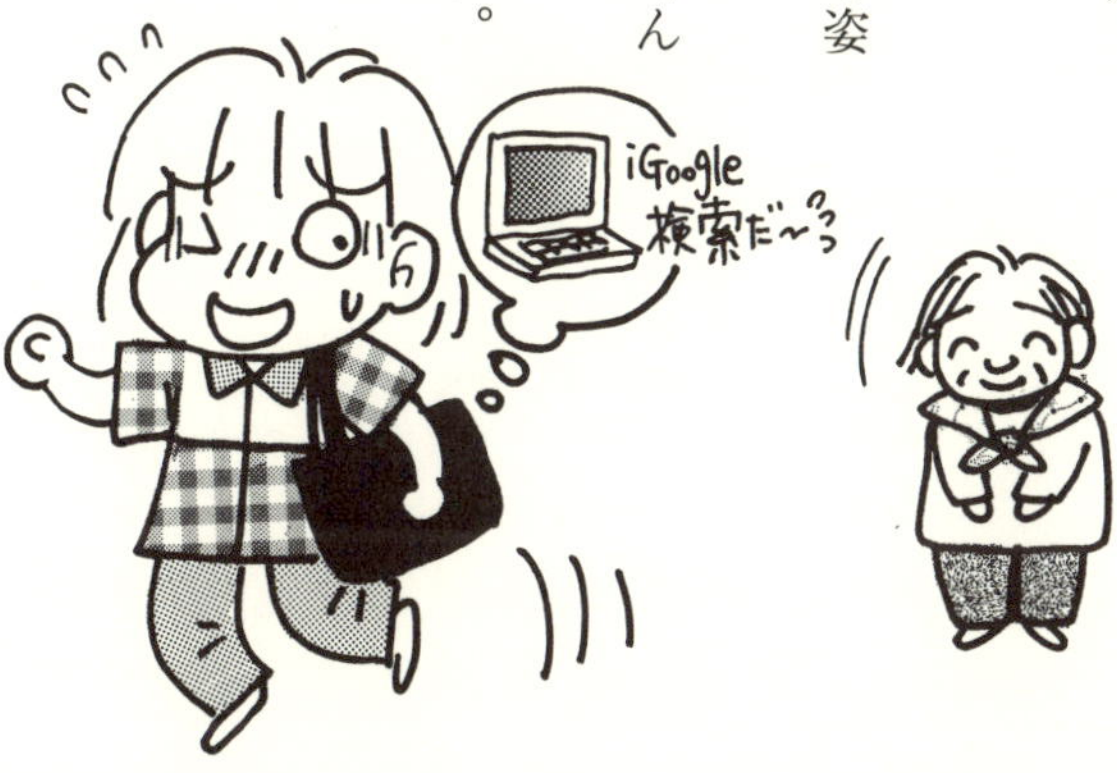

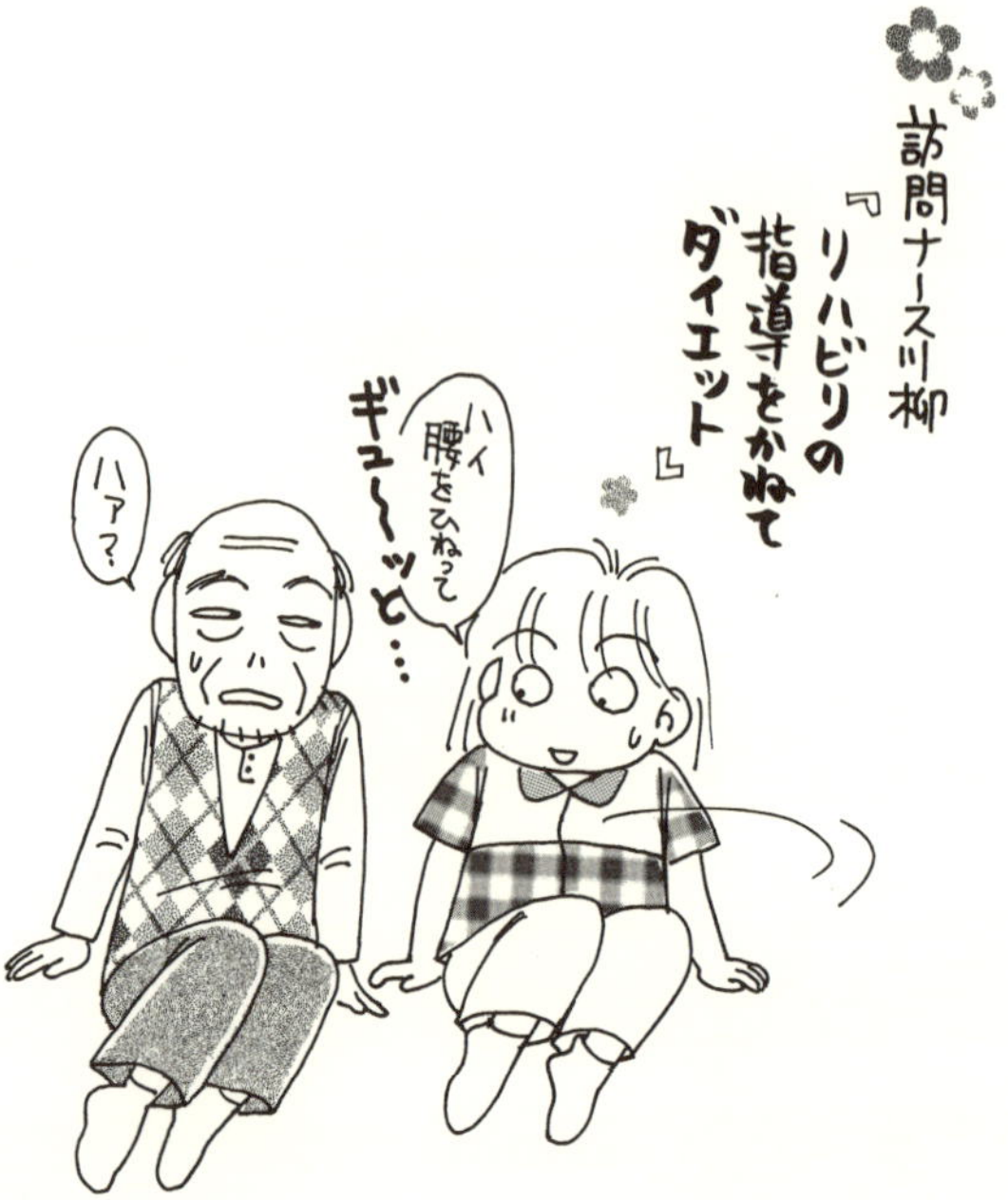
訪問ナース川柳
『リハビリの
指導をかねて
ダイエット』
ハイ 腰をひねって
ギュ〜ッと…
ハア?

第2章 チームで乗りきれ！

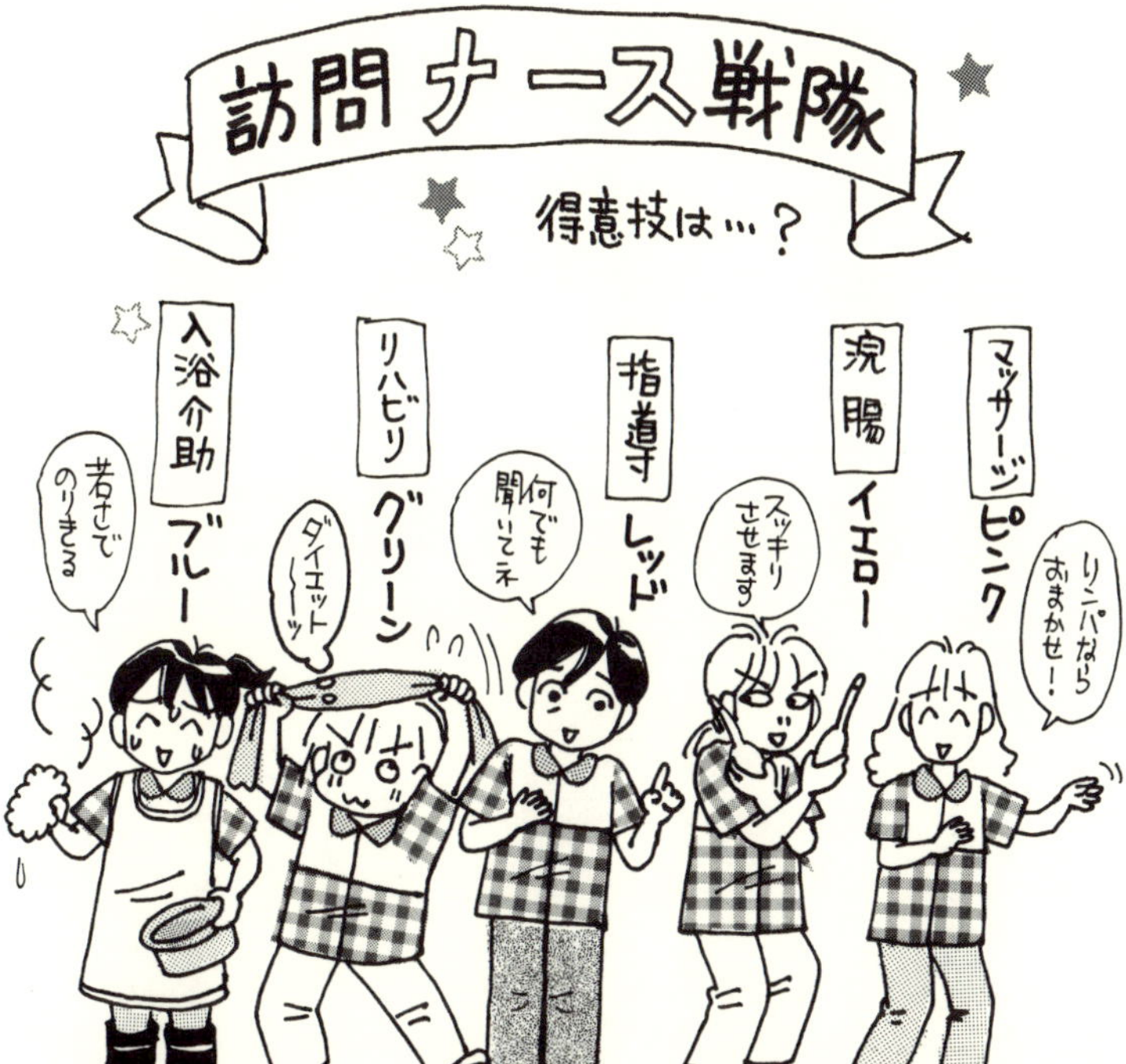

訪問ナース戦隊
得意技は…？
マッサージ
ピンク
リンパならおまかせ！
浣腸
イエロー
スッキリさせます
指導
レッド
何でも聞いてネ
リハビリ
グリーン
ダイエット〜ーッ
入浴介助
ブルー
若さでのりきる

不運な人

この世に不幸は数々あれど、一番の不幸はこれかもしれない。

『人が信じられなくなる』

そういう人は、どうしたらいいのか。どうにかしてあげたかったけど、どうにもできなかった、あまりに短かった訪問看護のお話です。


「新規の方の訪問看護をお願いします」

ケアマネージャーより依頼の電話が入り、FAXで情報が送られてきた。

「五十九歳、男性。十年以上人工透析をしてたけど、今年脳梗塞をおこして入院。左半身マヒをリハビリ中に、狭心症の発作で手術して、更に

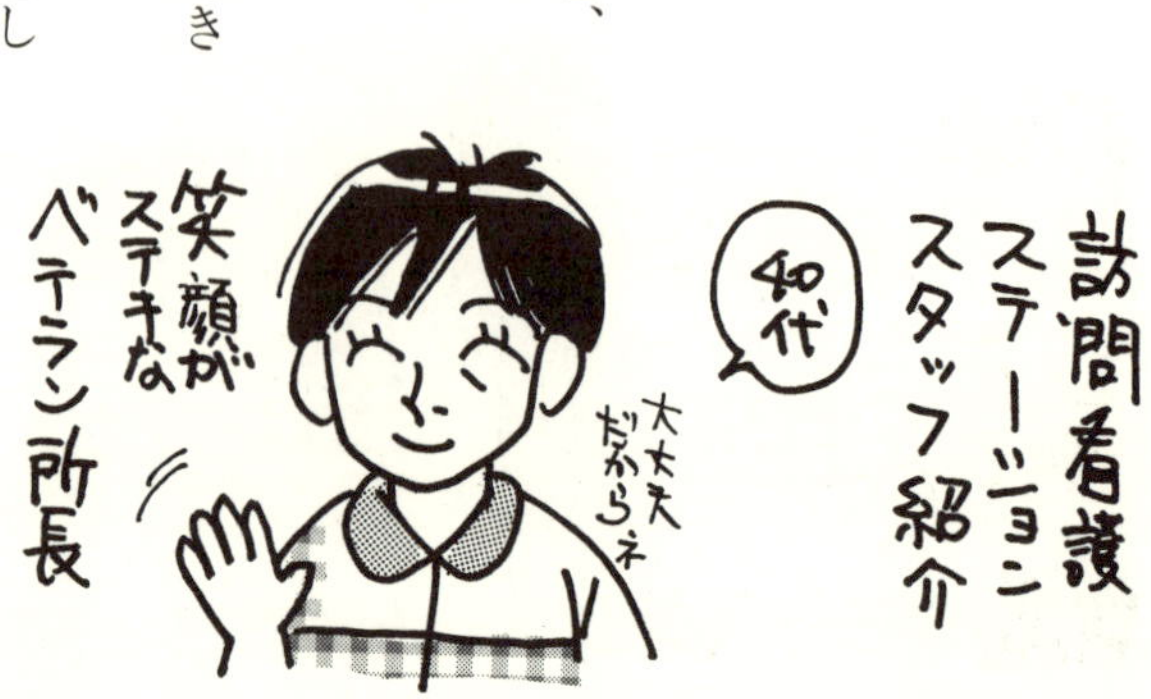
訪問看護ステーションスタッフ紹介
40代
大丈夫だからネ
笑顔がステキなベテラン所長

腸閉塞《イレウス》でまた手術？　退院はしたものの、ほとんど寝たきり状態だって……」

わずか半年の間に、次々と。これだけ続くとギャグのようだが、現実なのだ。笑えない。

「世の中には不運な人もいるんですねぇ」

「なに他人事《ひとごと》みたいにいってんの。岸さんに担当してもらうわよ」

と、ステーションの所長がいう。マジで自信ないんですけど。

「大丈夫。週二回の予定だから、もう一人ベテランの宮本さんもいっしょに受け持ってもらうから。岸さんにもいい経験になるわよ」

所長に背中を押され、宮本さんと二人、新しい利用者さんの家に向かう。初回訪問は、受け持ち看護師の顔見せと、契約、そしてこれまでの利用者さんの状況を聞きながら、これからの方針を決めるという重要なミッションだ。

（五十九歳の若さで腎臓、脳、心臓、腸を患《わずら》って寝たきり、ハードすぎる……）

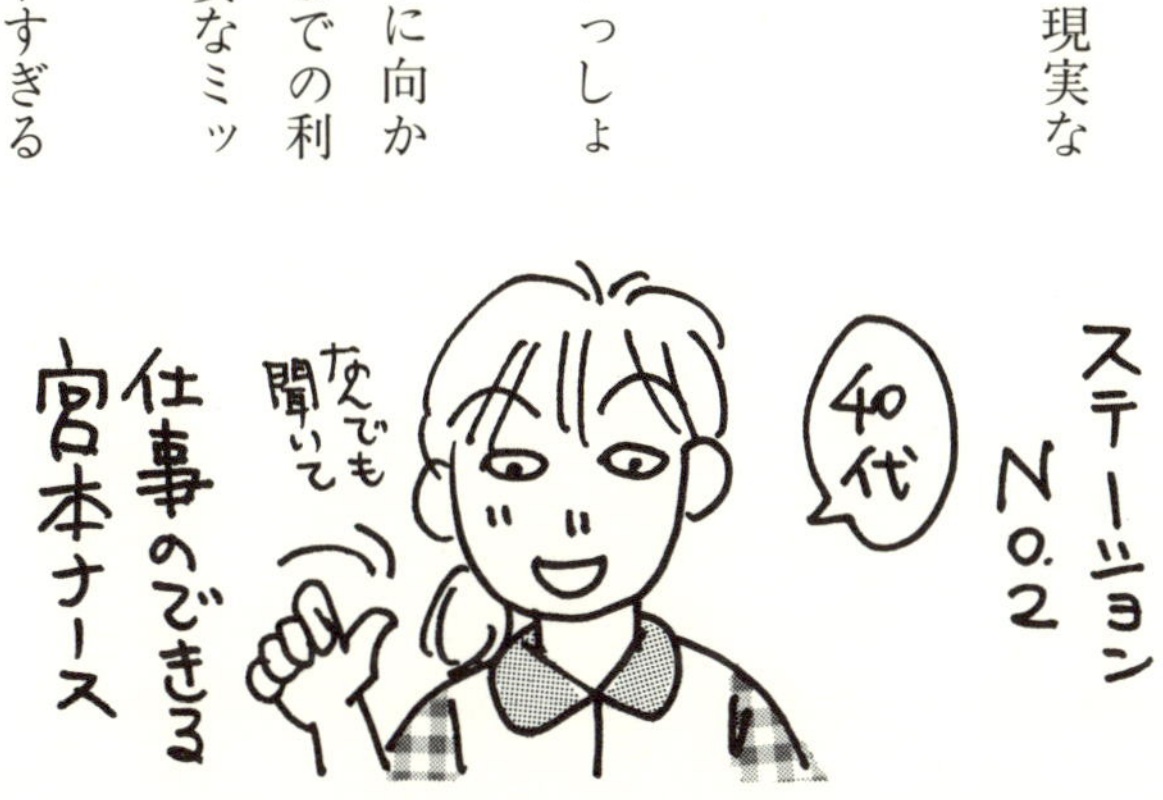
ステーションNo.2
40代
なんでも聞いて
仕事のできる宮本ナース

私の得意分野はあくまで天寿をまっとう間近なご老体、持病はあっても一つか、二つ。もしくは持病すら吹きとばす（問題にならない）ほどのバリバリ認知症なご老体なのに。

（今度の患者さんは若すぎる、そして病気がありすぎる……）

食べ物レポーターの彦磨呂《ひこまろ》がいうところの、

「味覚の宝石箱やあ」

ならぬ、

「病気の宝石箱やあ」

そんな宝石箱、もらっても困る。

「では、こちらが訪問看護を開始するにあたっての契約書です。一応いっしょに読みあわせして、納得していただけたら最後にサインを。ご主人の代理で、奥様ので大丈夫ですから」

あいさつの後、手順に従って説明をはじめるベテラン宮下さん。慣れたもので、テキパキと進めていく。

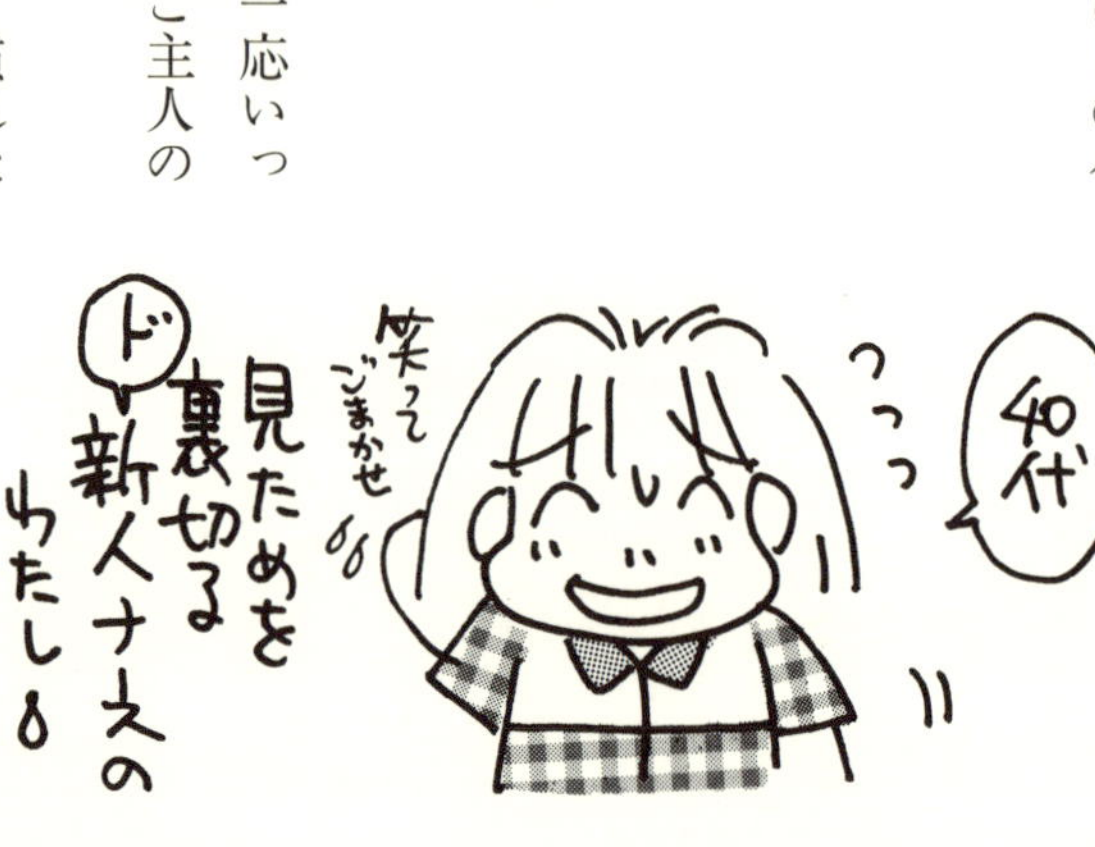

40代
笑ってごまかせ
見ためを裏切るド新人ナースのわたし。

（おまかせします……）

私は宮下さんの横で、ジャマにならないように注意しつつ、利用者さん宅の様子をうかがう。一番日当たりのいいリビングに、ベッドが持ち込まれ、そのそばには車イス、ご主人の目線の先にはテレビがある。

（一日中、これを見てるのかな……）

どうやら奥様と二人暮らしらしく、リビングの横の和室に片付けられたソファーセットや、たたんだだけで積まれているタオルや下着などが、退院後の混乱やあわただしさを伝えている。

（入院前は透析はしてたものの、普通に生活できてたのに、帰ってきたら寝たきりだもんなあ）

当のご主人は契約には興味ないのか、黙って今はついていないテレビの方向をじっと見ている。眉間《みけん》には深いシワだ。

（もしかして怒ってる？）

契約がすむまでは、と放ったらかしにしてたワケではないが、そう感じたならすみません。あわててベッドサイドにかけより、

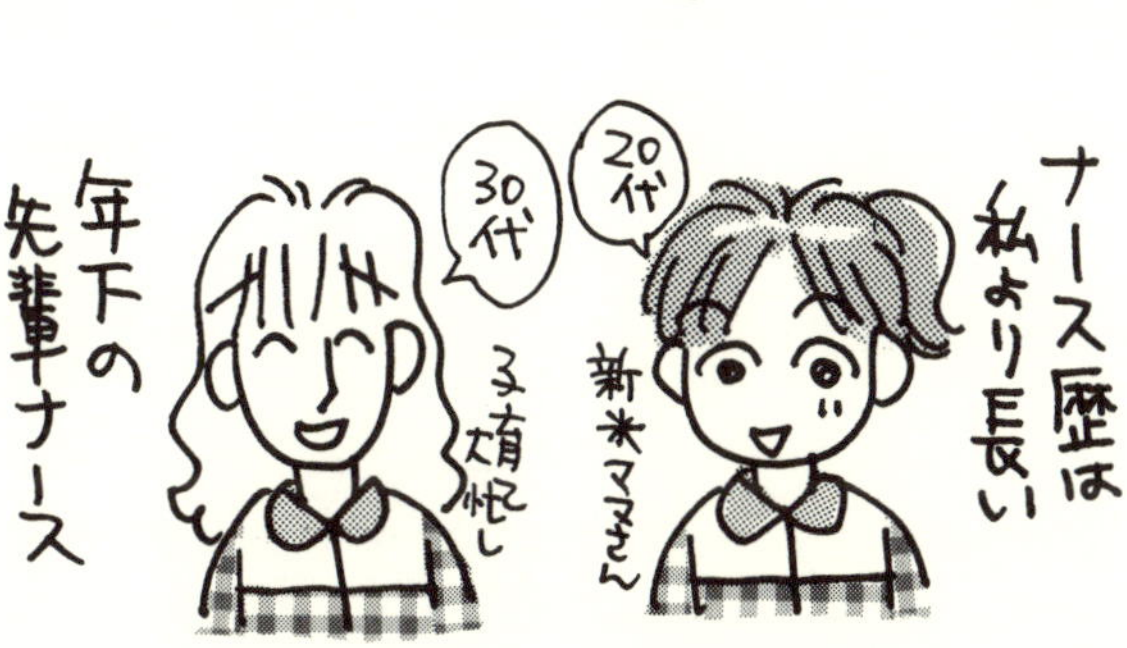
ナース歴は私より長い
20代
新米ママさん
30代
子育忙し
年下の先輩ナース

「風間さん、お熱と血圧計りましょうか？」

笑顔で体温計を渡す。その時、

「そんなに一度にいわれても、わからないわよっ」

テーブルをたたいて、奥様が立ち上がる。

「リハビリして少しなら歩けるようになってたのに、手術の後はこんな状態で、なのに病院は手術が成功したから退院ですって……。車イスに乗せるのだって大変なのに、着がえや、トイレだってこの人重いし、おフロだって入れないから、体を拭《ふ》くために週一回嫁《とつ》いだ娘が帰ってきて手伝ってくれるけど、とてもとても……」

せきを切ったように、突然しゃべりはじめた奥様は、声と体を震わせ、これまでの経過と現状を訴える。

「どうしたらいいのか相談したくて、これまで入院してた病棟の看護師さんに電話しても、退院した後は外来の方へ行って下さいっていわれるし、外来に電話したら予約して受診して下さいってだけで、どうすれば……？」

（相当ストレスたまってるなあ）

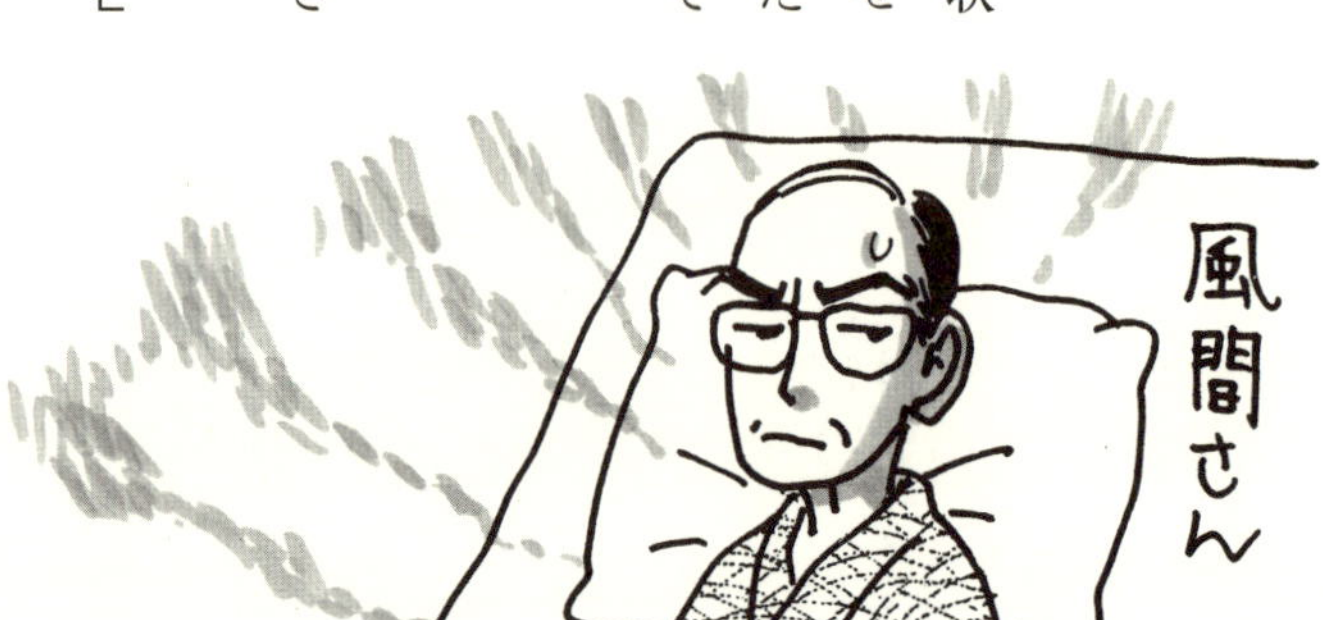

私と、宮下ナースは顔を見合わせる。昨今の医療報酬の見直し、保険制度の改定から、病院はあくまで治療をする場となり、療養は自宅でという流れになってきた。昔ながらの長期入院患者、いわゆる病棟のボスはいなくなり、患者さんはマニュアル通りにその疾患に対する入院期間が過ぎると、退院をせまられる。

「退院した後は、今まで通り透析していた病院の先生が主治医だからっていわれたけど、先生は透析はするけどその他は専門外だとおっしゃるし……。ケアマネさんから家に来てくれる看護師さんがいるって聞いて……」

ようやく話が近くまできた。

（なるほど、そういう経過でうちのステーションへ……）

「そういうことでしたら……」

「なのにっ何ですかっ。あなたたちは来る早々、契約とか何とか、そんなどーでもいいことを……っ」

宮下ナースの言葉に、奥様の言葉がかぶる。

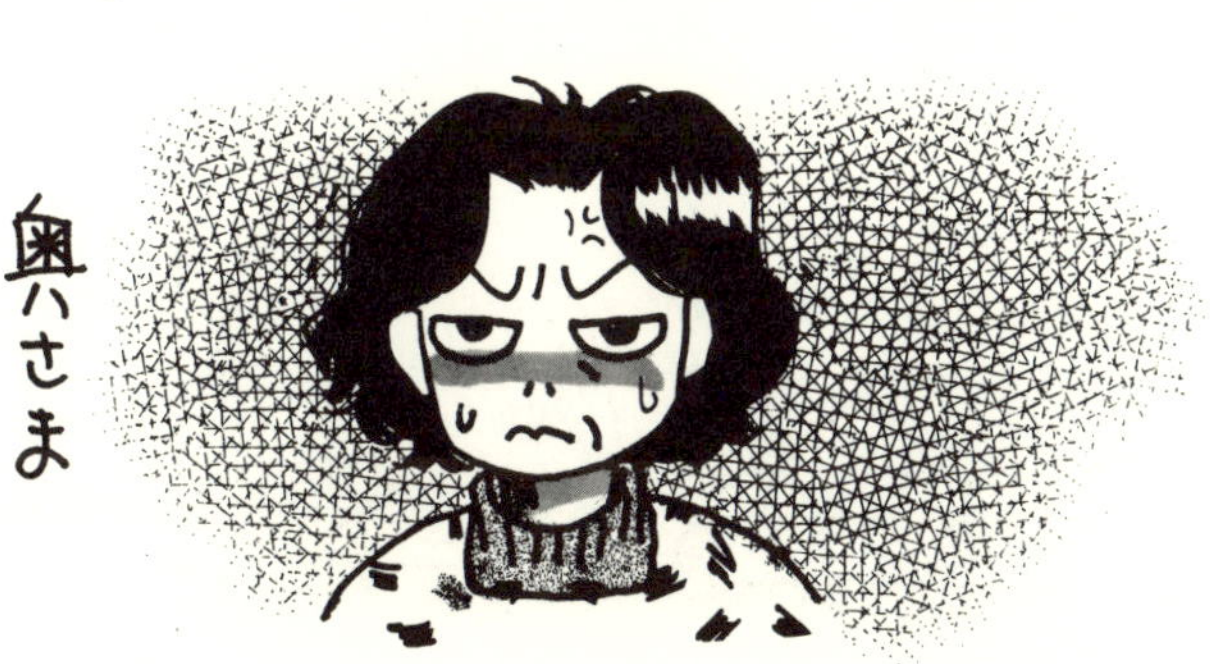

突然、非難の矛先《ほこさき》がこちらに向いた。

「ですが契約が終わらないと、看護は開始できないんですよ。でも私たちも限られた時間ですので、事務的なことはさっさと終わらせて、早く看護を始めさせていただこうと、急ぎすぎたのかもしれません。配慮が足らず、すみませんでした」

さすが、ベテランナースの宮下さん。冷静かつていねいな謝罪に、奥様もペンを持った。一見落ち着きをとり戻し、サイン完了。そのまま訪問看護開始となった。

「今まで入院してた病棟の師長さんは、いつ電話してもいないしっ」

「透析の先生は、リハビリは専門外だって知らんふりでっ」

奥様は怒っていた。とにかくこれまでかかってきた病院の先生や看護師への不満を爆発させた後は、

「とにかく大変で、おフロにも入れないから体を拭くのも娘と二人がかりで、リハビリしてた時はよくなってたのに、手術したせいで……」

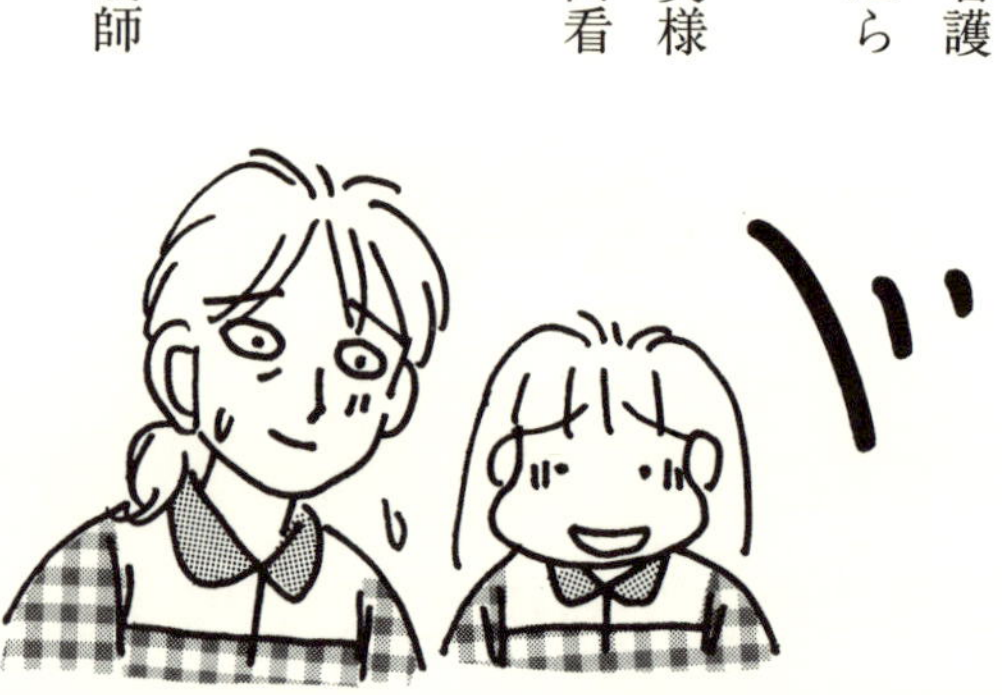

退院してからの大変さをアピールし、また病院への不満へ戻る。堂々めぐりだ。そんな奥様の大変さが身にしみているのか、ご主人は無言の行《ぎょう》。少しハゲているものの、髪の毛は黒々している。今回のことで会社は退職したとのことだが、彫りの深い顔立ちにガッチリした体つきで、できる男という雰囲気だ。

（きっと亭主関白だったんだろうなぁ）

そのご主人が今は、じっと耐えている。

奥様のお相手はベテランの宮下さんにおまかせして、私はご主人に向きあった。

（まずは、体の状態を知らなきゃ）

「失礼します。ちょっとお体見せて下さいね」

上かけをとり、全身を観察する。手術の後はほとんどリハビリできなかったのだろう。関節は固く、麻痺《まひ》のある左半身は固まったまま、曲がっている。

「足、痛かったら、いって下さいね」

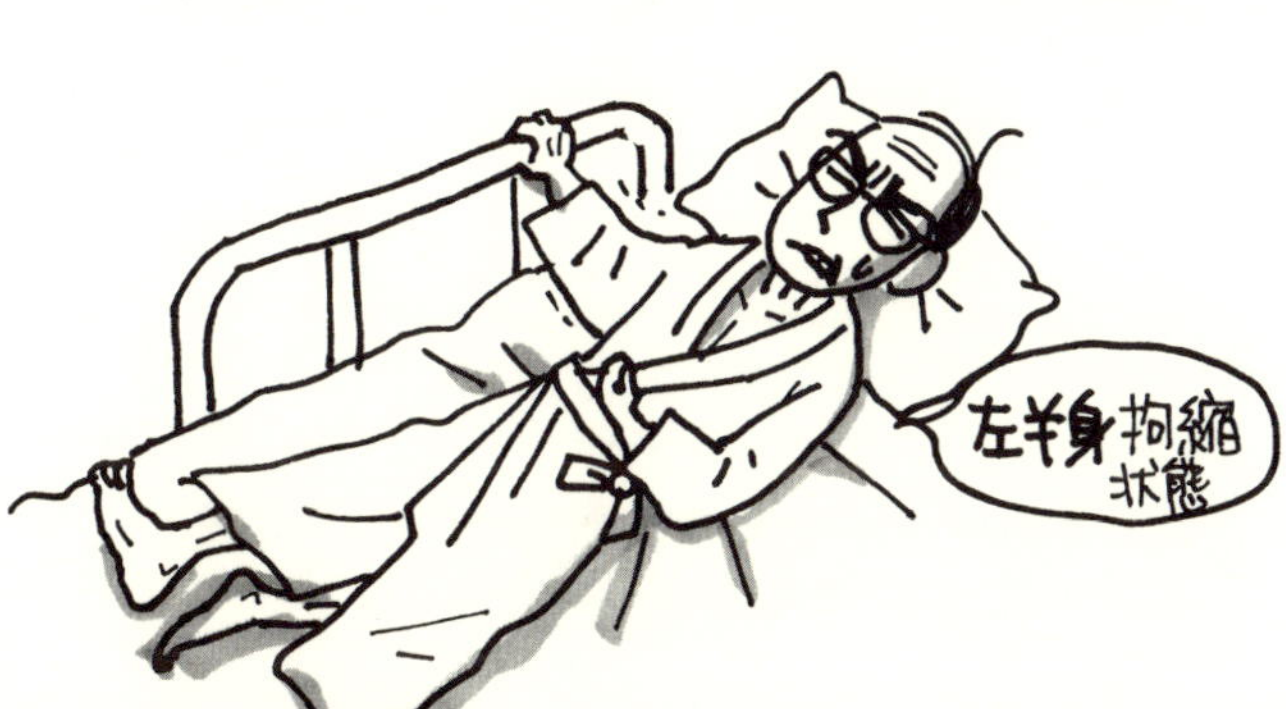

できる範囲までと動かすが、かなり固く、もともと長身なので、更に重い。

（これは確かに大変だなあ）

奥様の大変さもわかる。その時、

「奥様の、一番困ってることは何ですか？」

宮下ナースのタイムリーな一言に、

「おフロ……」

反射的に答える奥様。それに対して、

「訪問入浴ってご存じですか？」

と、すかさず提案するベテラン宮下さん。

「リビングまで、浴そうを持ち込んでここでベッドからスライドして、寝たままお風呂に入れるサービスがあるんですよ」

と、説明する。

「そんなものがあるんですか？」

奥様といっしょにリピートする私。さすが、ベテランの看護師さんといると、勉強になるなあ。

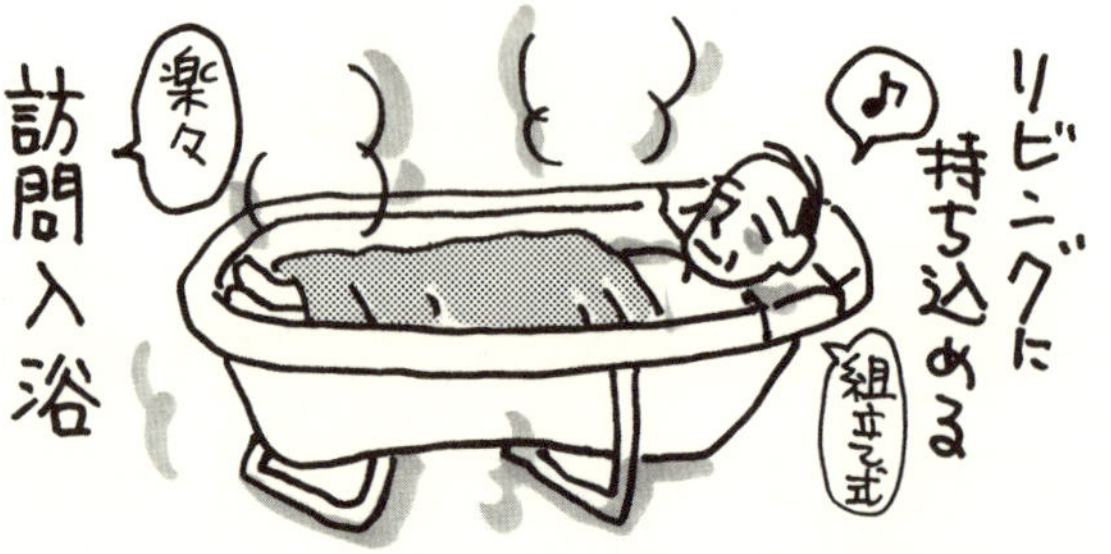

「これだと体への負担もかからないし、体を拭くよりキレイになってご主人も気持ち良く……」

うんうん、宮下さんの説明を聞きながら、いつか私も利用者さんにすすめてみようと、心でメモをとる。ところが、

「私も娘も主人の体を拭くのは苦になりませんからっ。いつもキレイにしてるしっ」

突然奥様が反論した。そして、

「それよりりっ、リハビリをして下さい。看護師さんには、主人が手術する前に病院でやっていたようなリハビリをお願いしますっ」

と、以前歩けてた頃のリハビリ内容をプリントしたものを差し出す。

(平行棒につかまり歩行!? 左右の腕上げ二十回!?)

今の風間さんには不可能な内容だ。

「まずは、ベッドから車イスに座る、それを目標に始めませんか？　車イスに座る時間を少しずつ増やして、立ち上がれるように。奥様にも、楽に介助できるやり方をお教えしますから……」

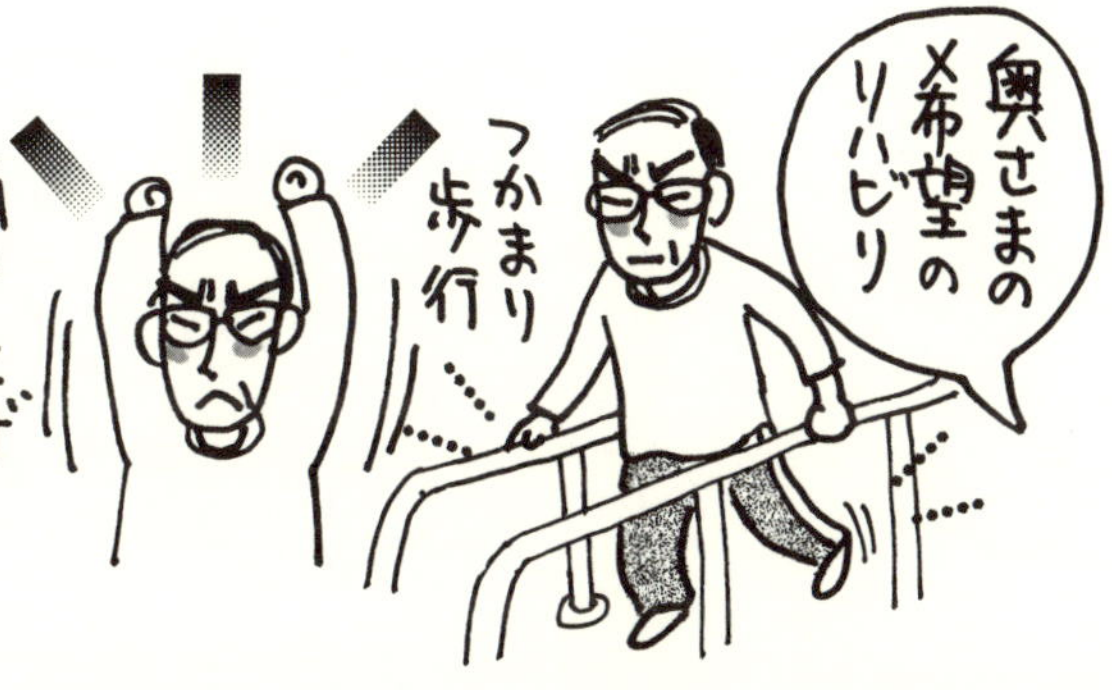

宮下さんのもっともなアドバイスに、

（エッ、楽に介助できる方法!? 宮下さん、まず私に教えて下さい。奥様の前に）

と思う、情けない私。

けれど奥様は、

「病院と同じようにして下さい」

の一点張りだ。病院でのリハビリで回復の兆しが見えた、その感覚が忘れられないのだろう。

「看護師のリハビリは病院とは違います。私たちはご自宅で生活されるのを助ける形で、PT（理学療法士）のリハビリと同じようにはできませんが……」

宮下さんは看護師としてのリハビリを説明しようとしたが、

「リハビリはできないですって!? なら、何しに来るのよっ」

奥様はそっぽを向いてしまう。その先を説明しようにも、キッチンの方へと引き上げて出てこない。

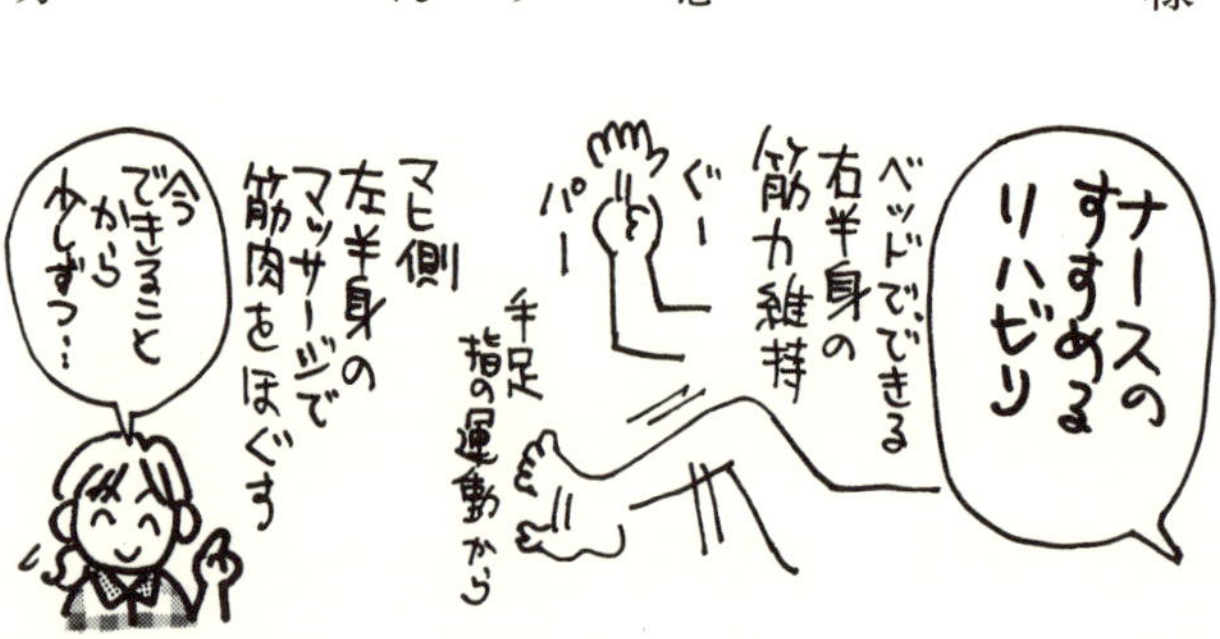

「もう時間だけど、風間さんの情報収集終わった？」

奥様との話をあきらめ、宮下さんも風間さんの前に座り、会釈する。

「できる範囲でリハビリさせてもらいますね」

宮下さんの言葉に、少し空気がなごむ。

「お通じは？　二、三日に一度ですね」

帰り仕度をしながら最後に、カルテにある型通りの質問をする私。いつも通り、

「じゃあ、おしっこの回数は？」

その言葉に、風間さんは沈黙する。

「……私は透析してるから、尿は出ませんけど？」

瞬間、固まる私。

（透析してたら尿って出ないの!?）

そうなんです。透析のしくみや、やり方はおぼろげにわかるんだけど、これまで透析患者さんに深く接したことのない私は、そんなことも知らなかったのだ。

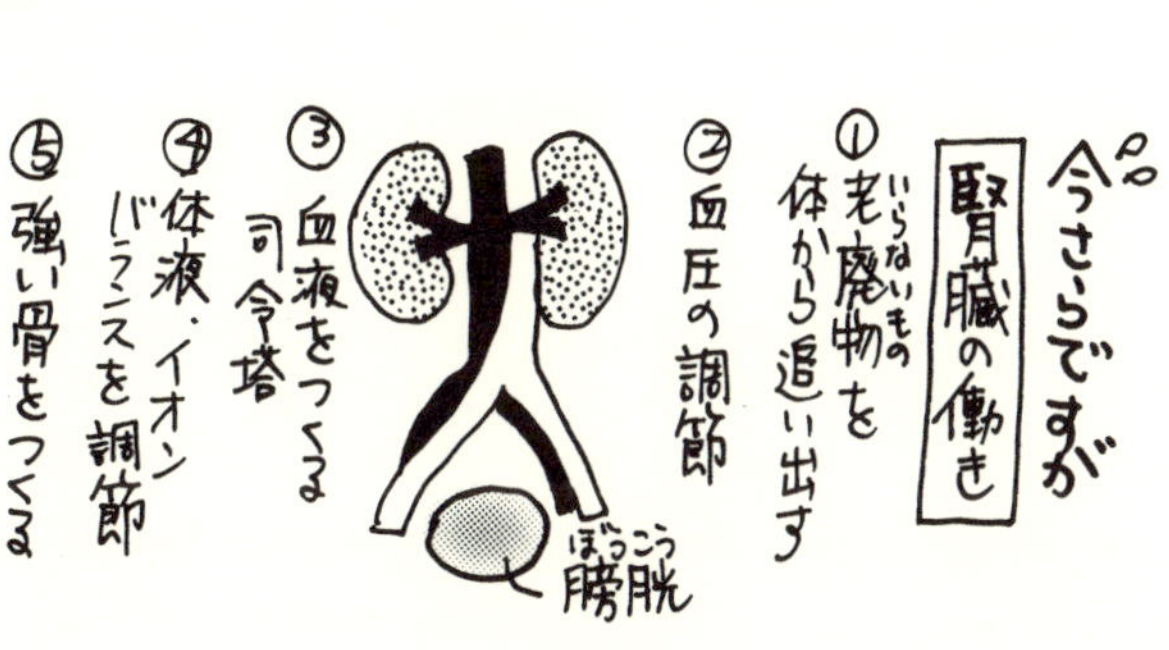
今さらですが
腎臓の働き
①老廃物《いらないもの》を体から追い出す
②血圧の調節
③血液をつくる司令塔
④体液・イオンバランスを調節
⑤強い骨をつくる
膀胱《ぼうこう》

「岸さん、マニュアル通りに質問しちゃダメよ。すみません。カルテに書いてあるからって、そのまま聞いてしまって」

と、すかさずフォローしてくれる宮下さん。

先輩ナースのやさしさと、自分のふがいなさが身にしみる。

「じゃあ、来週また来ますので、よろしくお願いします」

奥様の見送りなく、私たちは風間家を後にした。

その帰り道、

「奥さんスゴかったですねー」

「ありゃあ、相当ストレスたまってるわね」

「訪問入浴いれたら楽になるのに……」

「あれは、言い方がマズかったかもね。入浴の方がキレイになるっていわれて、自分たちが体を拭いてきたことが否定されたと思っちゃったのかも……。ああいう場合は、まずこれまでの介護を讃《たた》えてあげなきゃいけなかったよねー。マズったー」

「奥様、よくがんばってきましたねー。とか？」

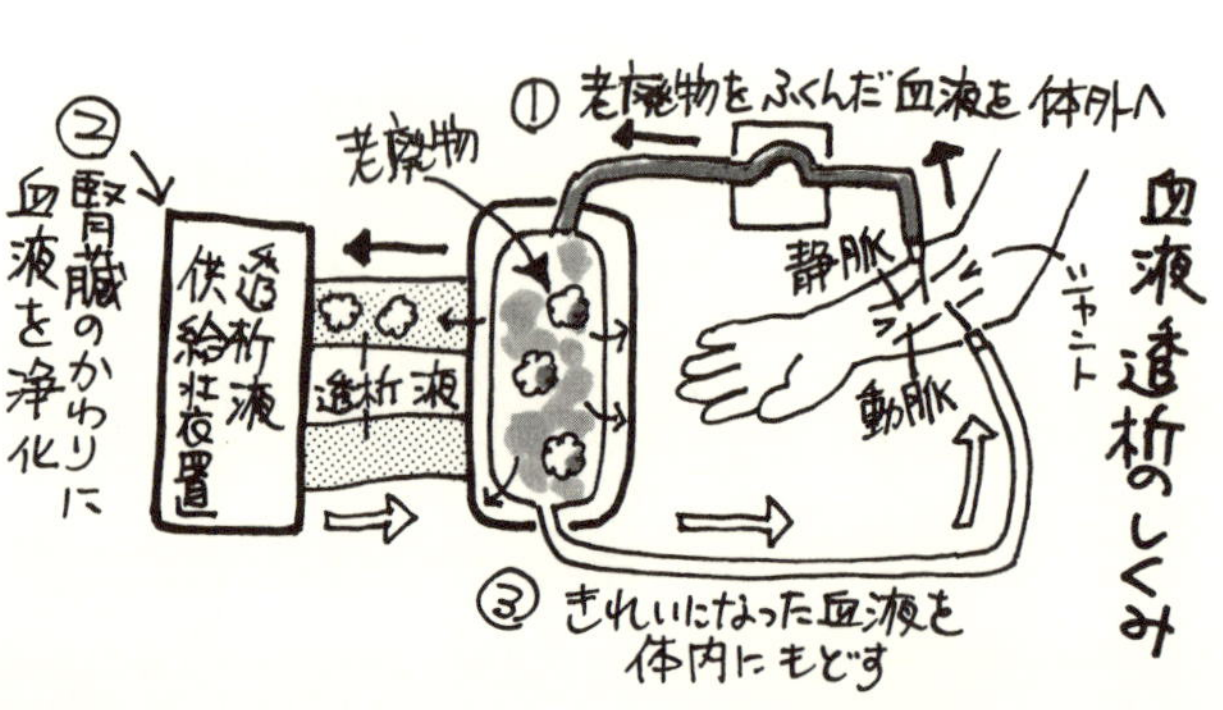

「そー。そー。その言葉が足らなかった。来週からは、いっぱいいってあげよう」

「ハイッ」

「それから岸さんは、透析のこと勉強しておいてよ。利用者さんより知らないなんて、ナースの恥だからね？」

「……はい」

宮下さんと話しながら、私は思った。

（私はともかく、宮下さんは頼りになるし、訪問看護が入ったことでこれから奥さんは楽になれる……。よかったなぁ）


「訪問看護、中止になりました」

訪問直後のステーションにケアマネさんより連絡が入り、私たちは二度と風間家に行くことはなかった。

「私のせい？」

去りぎわの失態を思い出す私に、

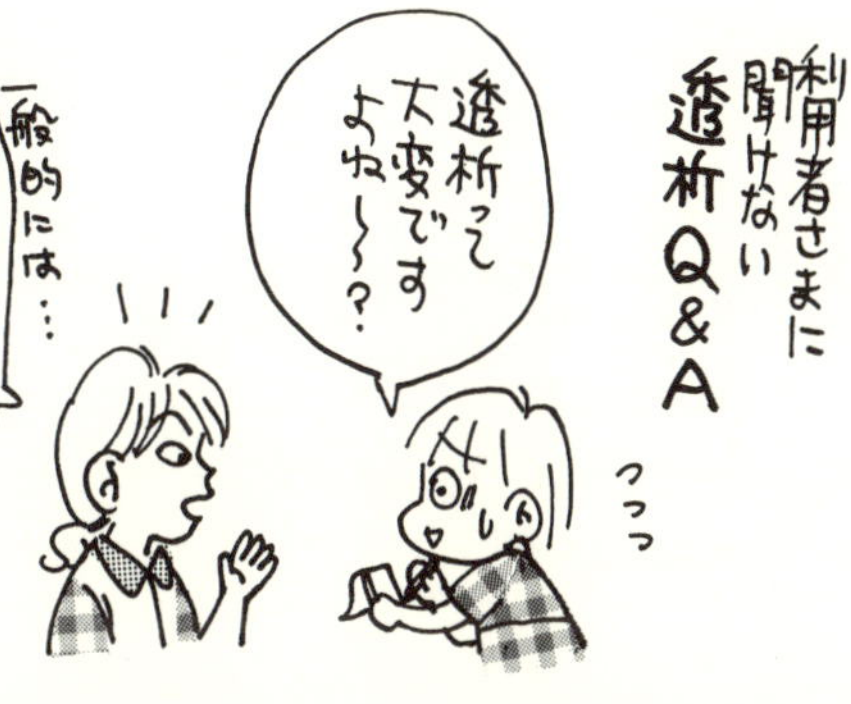
利用者さまに聞けない
透析Q&A
透析って大変ですよねー～？
一般的には…
週3回通院して3～5時間かかるからねー
つつつ

「リハビリのできない看護師はいらないっていわれちゃった」

と、所長。

「そんな。リハビリできないなんていってないしっ」

いきどおる私に、

「でも、そうとられちゃったんだよねー」

と、宮下さん。

「こういうこともあるわよ」

できたての風間さんのカルテは、たった一枚で終わった。

けれど、それだけでは終わらなかった。


「えっ⁉　また⁉」

ここ数日、所長は電話の対応に追われて仕事にならない。

「この前は区役所で、今度は消費者センターですか？」

たった一回で訪問終了になった風間さんの奥様が手当たり次第に各方面に、うちのステーションの看護師への苦情を訴え出たため、その真偽を確

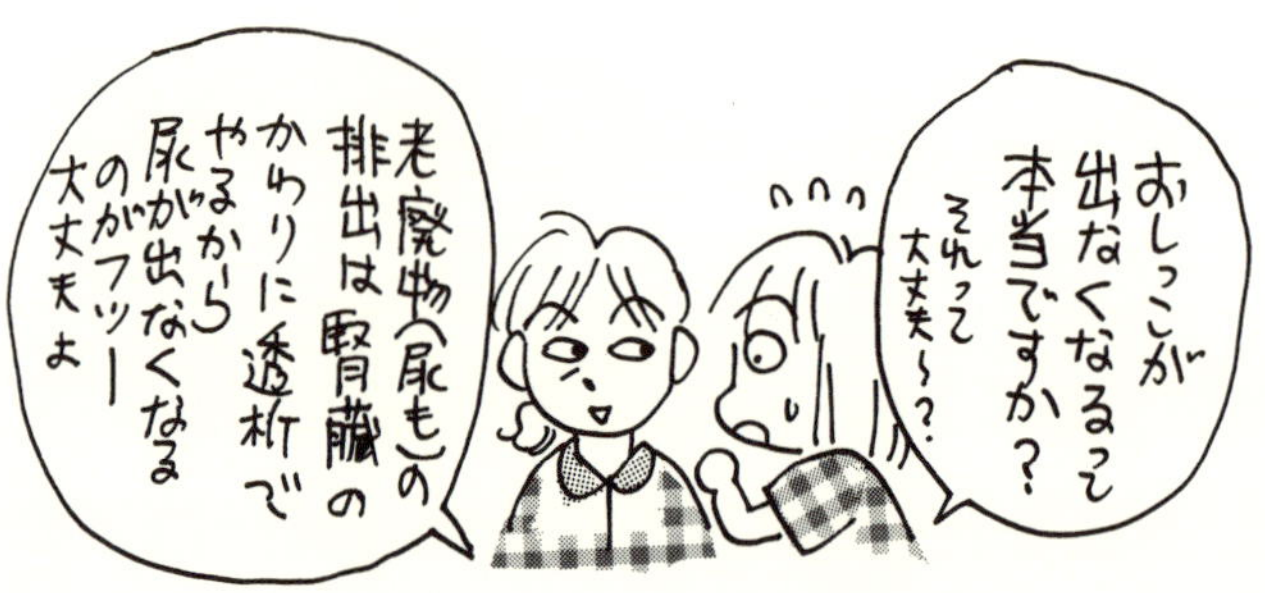
おしっこが出なくなるって本当ですか？
それって大丈夫～？
老廃物(尿も)の排出は腎臓のかわりに透析でやるから尿が出なくなるのがフツー大丈夫よ

かめる電話がひっきりなしなのだ。

「だから、リハビリはできないといったワケではなくて……」

その内容は、ベテランナース宮下さんに対する抗議だった。

「ありえなーいっ」

私のさけびに、

「あるんだなー。コレが」

と、宮下さん。

「そもそも、最初にたまりにたまってた奥様のストレスを発散させてあげず、事務的に契約を進めたのがマズかったのよ。あそこから不信感がはじまってたのよね……」

悟ったような言葉に、これまでの経験が見えかくれする。これまでにも誠意が通じなくて、くやしい思いをしたことがあったのだろう。

「今の奥様には、はけ口が必要だから、ある意味役に立ったのかもよ？ただ、ご主人の今後のためには、他のステーションが入ってうまくやってくれるといいけど……」

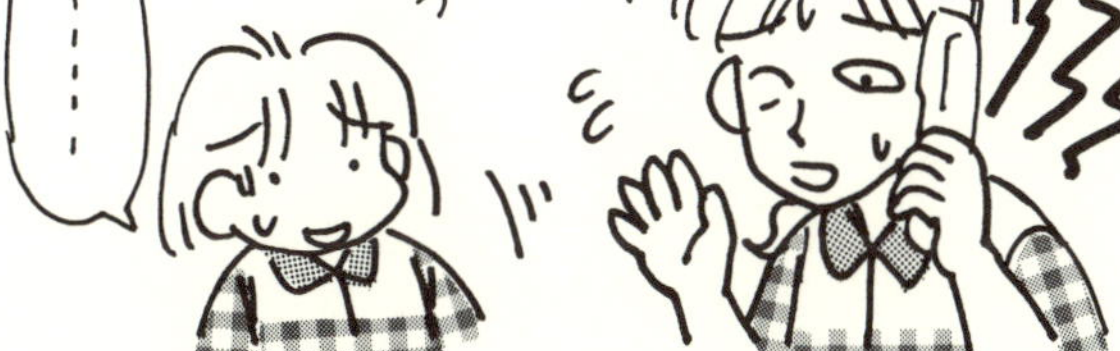

「宮下さん、大人ですね……」

　私の発言に、

「何いってんの、同い年でしょ?」

　と、宮下さん。年は同じでも、ブランクのある私と、ずっと勤めつづけてきた宮下さん。ナースの経験値は、まさに大人と子供ほど違う。

(いい先輩がいてよかったな)

　再就職をして以来、私の周りには頼りになる先輩ナースがいっぱいいる。いい看護師さんに出会う度に、訪問看護が楽しくなる。

　一人で利用者さんのところへ行く不安や緊張も、ステーションに帰ると仲間がいる、と思うと気持ちが楽になる。そして、またがんばろうと思えるのだ。

(奥さんにも、楽になってほしいなあ)

　いつかは。

　リビングでテレビをにらんでいた風間さんを思うと、そう願わずにはいられない。

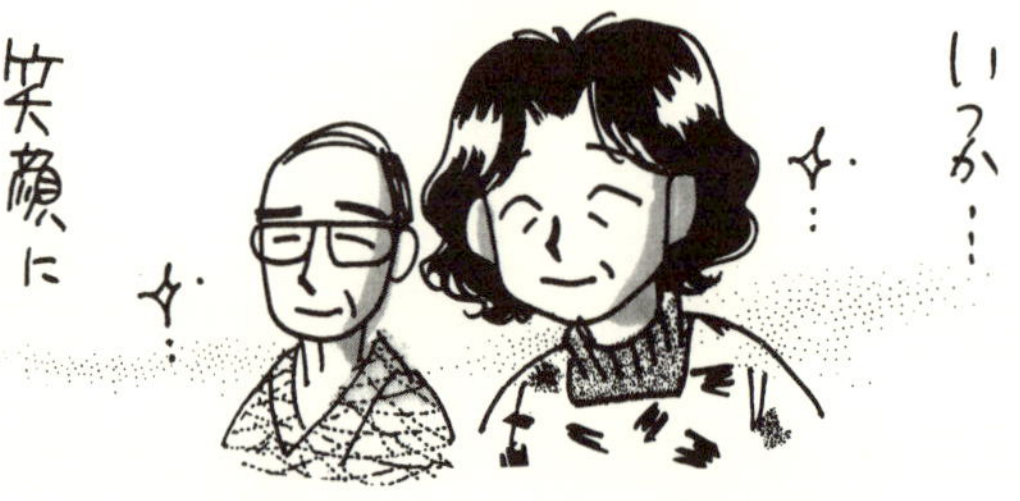

携帯さまさま

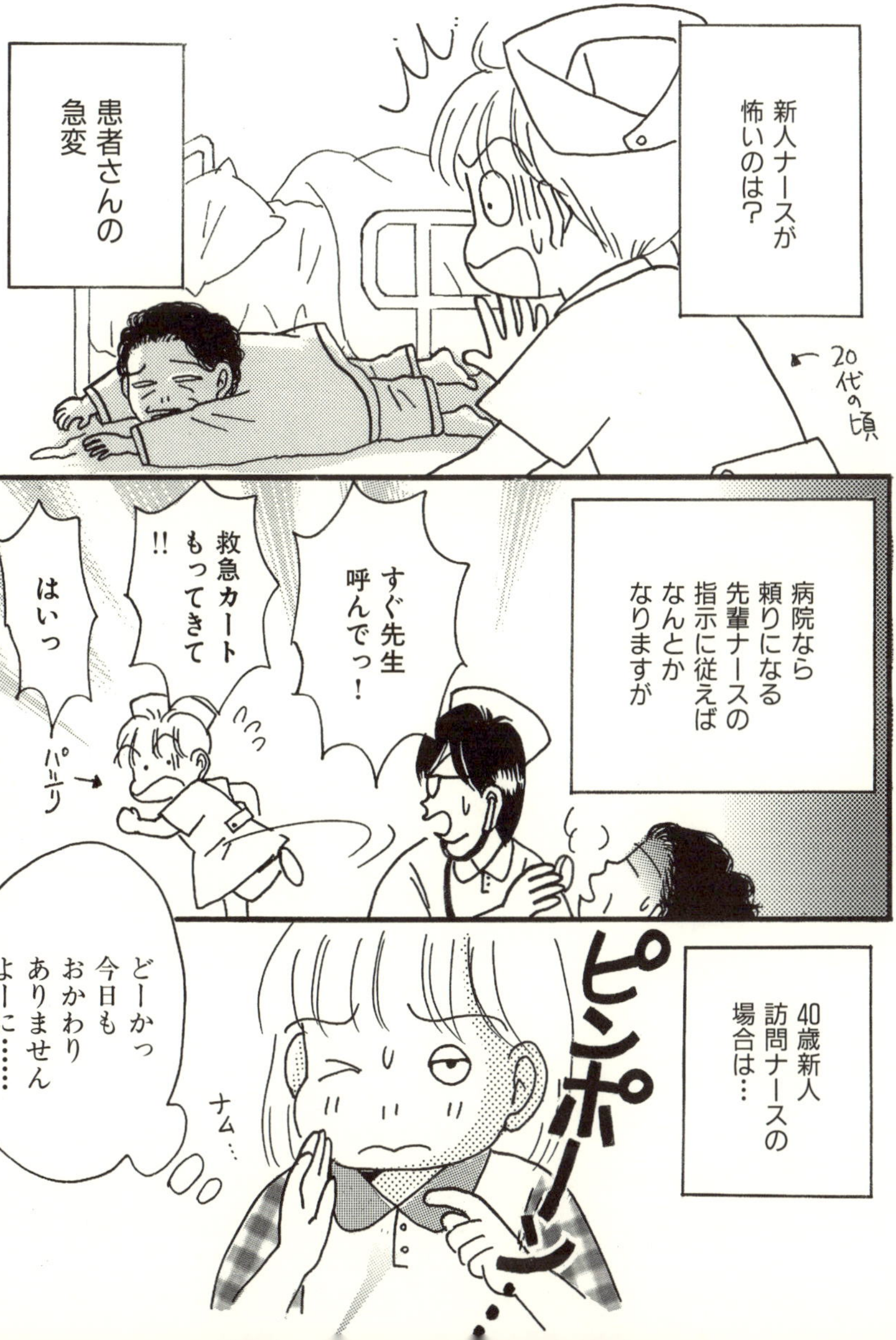

新人ナースが怖いのは？
患者さんの急変
20代の頃
病院なら頼りになる先輩ナースの指示に従えばなんとかなりますが
すぐ先生呼んでっ！
救急カートもってきて
!!
はいっ
パッリ
40歳新人訪問ナースの場合は…
ピンポーン
どーかっ今日もおかわりありませんよーに……
ナム…

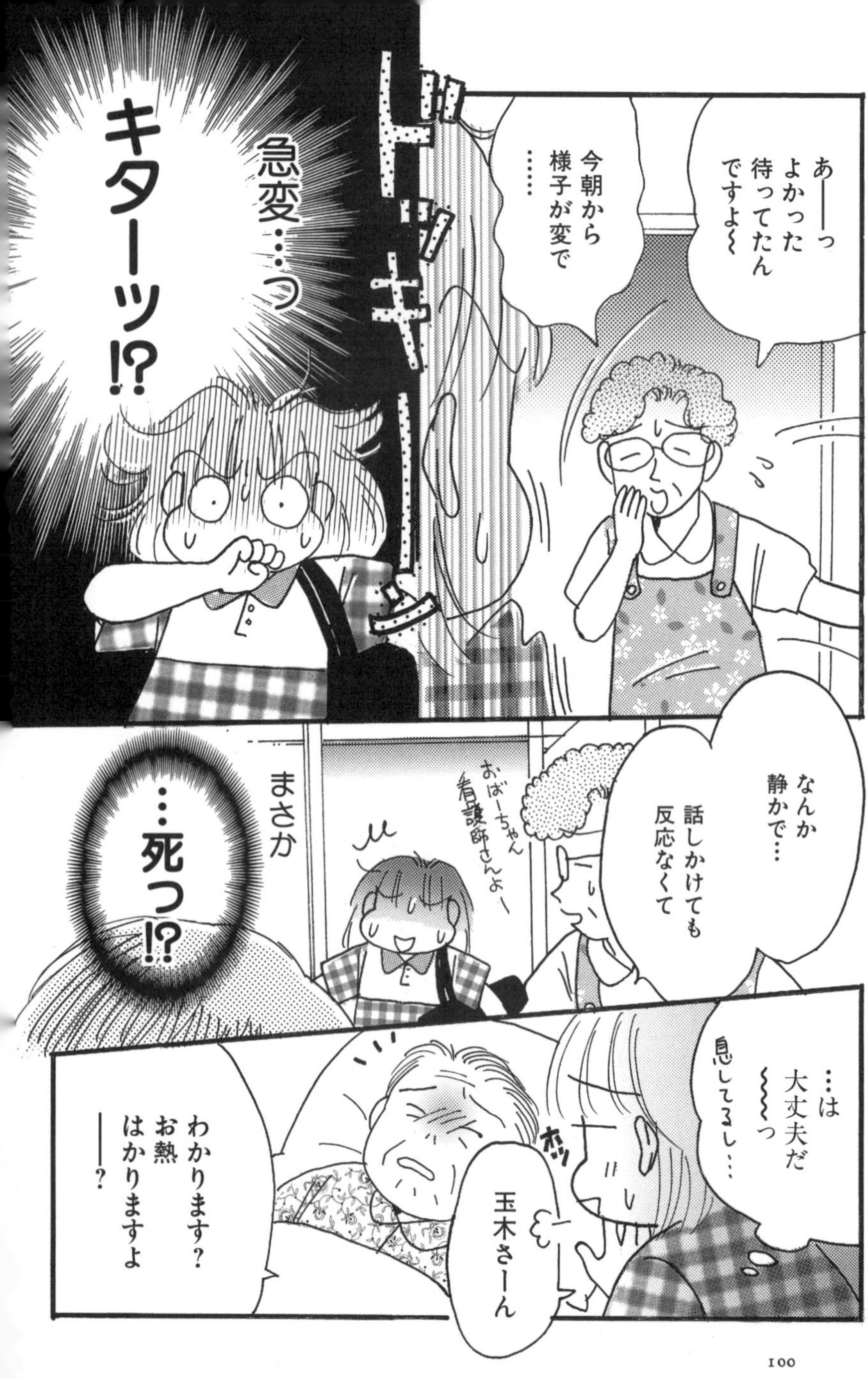
あーーっ
よかった
待ってたん
ですよ〜
今朝から
様子が変で
……
ドッキーン
急変…っ
キターッ!?
なんか
静かで…
話しかけても
反応なくて
おばーちゃん
看護師さんよ〜
まさか
…死っ!?
…は
大丈夫だ
〜〜っ
息してるし…
ホッ
玉木さーん
わかります?
お熱
はかりますよ
――?

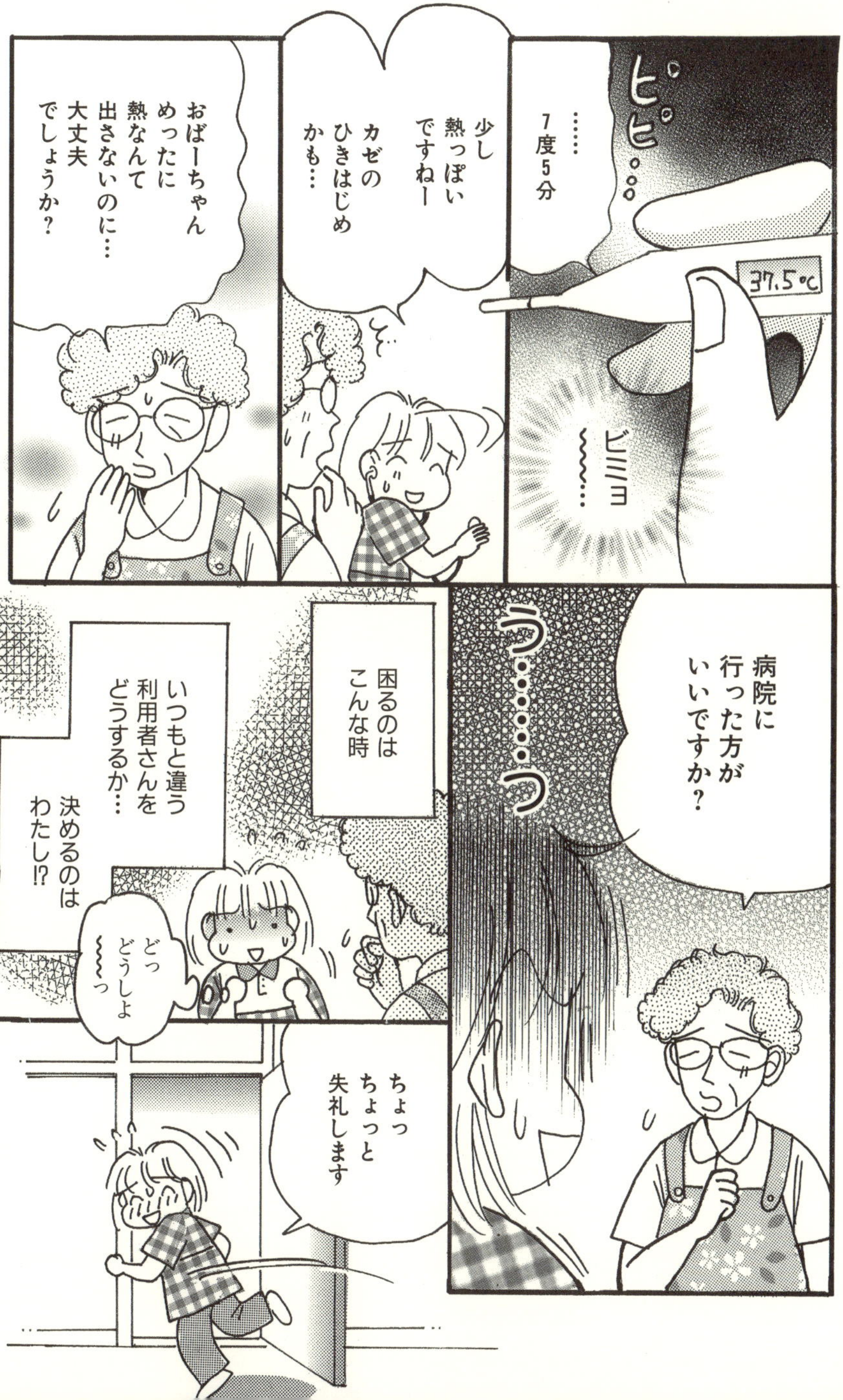
ピピ…。
37.5℃
……7度5分
ビミョ〜〜〜……
少し熱っぽいですねー
カゼのひきはじめかも…
おばーちゃんめったに熱なんて出さないのに…大丈夫でしょうか？
病院に行った方がいいですか？
う……っ
困るのはこんな時
いつもと違う利用者さんをどうするか…
決めるのはわたし!?
どっどうしょ〜〜っ
ちょっちょっと失礼します

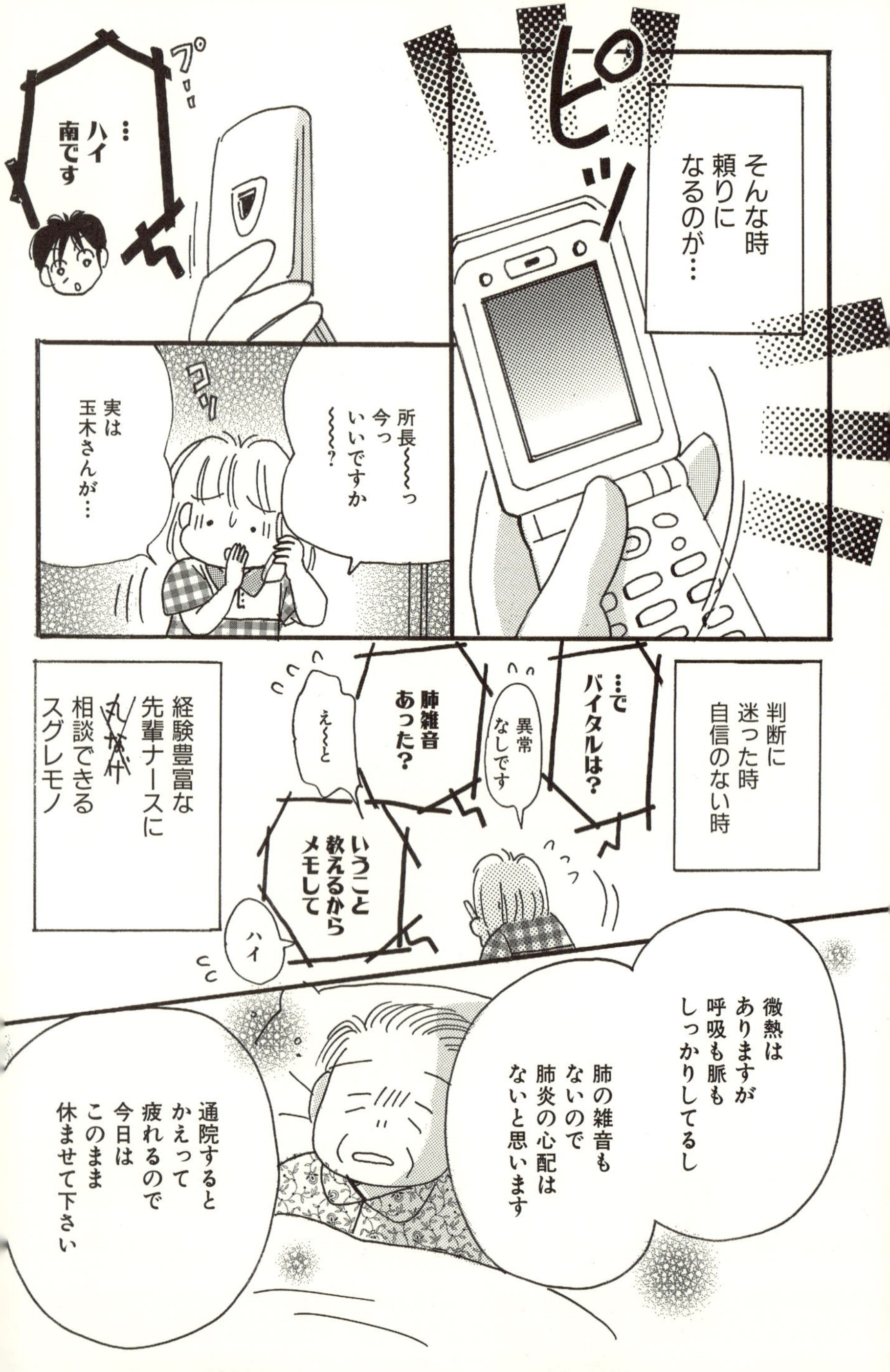
ピッ
そんな時 頼りに なるのが…
プッ
…ハイ 南です
所長〜〜〜っ 今っ いいですか〜〜〜?
実は 玉木さんが…
判断に 迷った時 自信のない時
…で バイタルは?
異常 なしです
肺雑音 あった?
え〜〜と
いうこと 教えるから メモして
ハイ
経験豊富な 先輩ナースに 丸なげ 相談できる スグレモノ
微熱は ありますが 呼吸も脈も しっかりしてるし
肺の雑音も ないので 肺炎の心配は ないと思います
通院すると かえって 疲れるので 今日は このまま 休ませて下さい

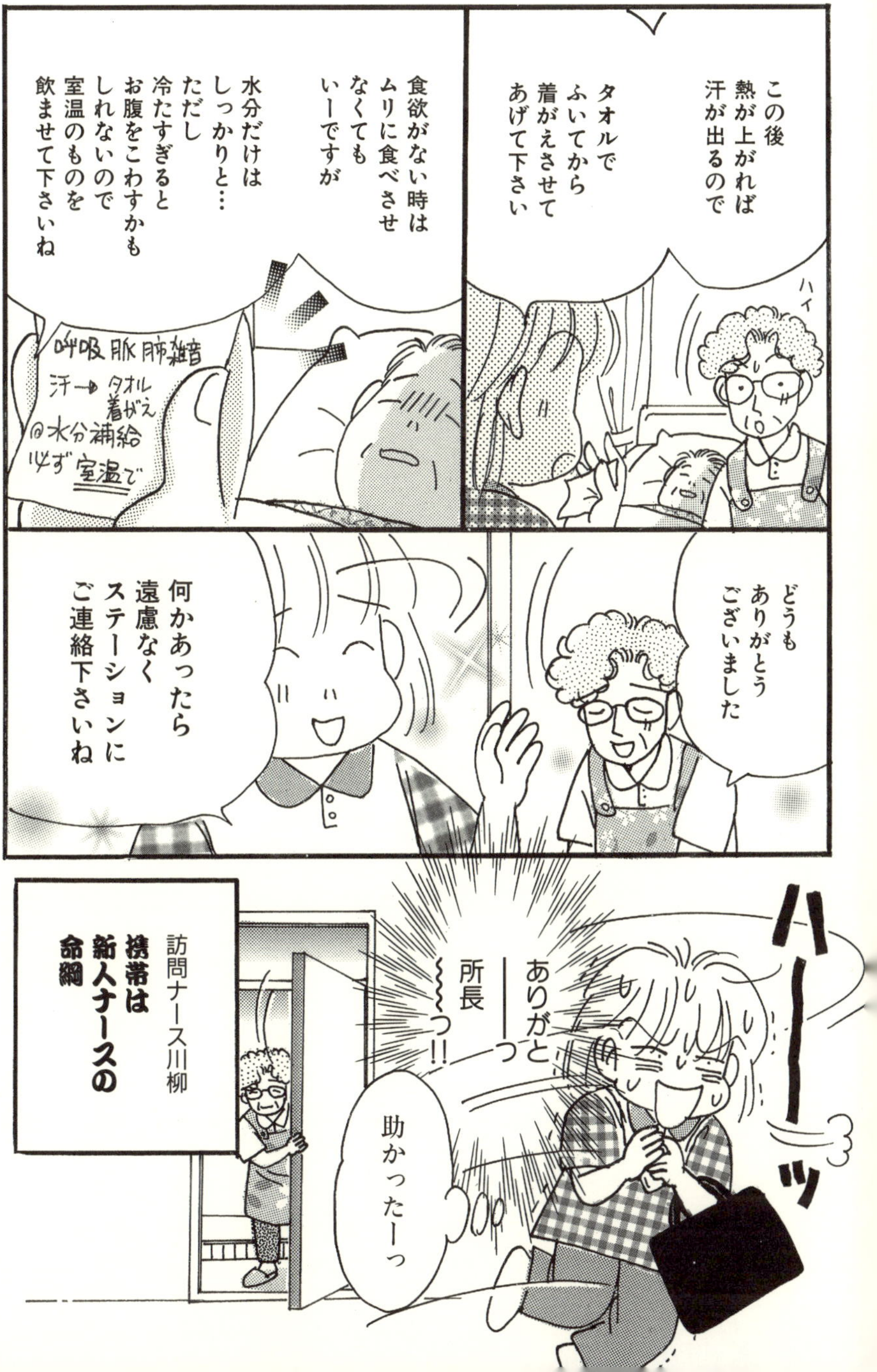
この後
熱が上がれば
汗が出るので
タオルで
ふいてから
着がえさせて
あげて下さい
ハイ
食欲がない時は
ムリに食べさせ
なくても
いーですが
水分だけは
しっかりと…
ただし
冷たすぎると
お腹をこわすかも
しれないので
室温のものを
飲ませて下さいね
呼吸 脈 肺雑音
汗→タオル 着がえ
◎水分補給
必ず室温で
どうも
ありがとう
ございました
何かあったら
遠慮なく
ステーションに
ご連絡下さいね
ハーーーッ
ありがとーっ
所長〜〜っ!!
助かったーっ
訪問ナース川柳
携帯は
新人ナースの
命綱

エステをお願い

まるで、病気のデパート。

昔、「技のデパート」と評された人気力士（なつかしの舞の海）がいて、多種多様な相撲の技で、ファンを楽しませたが、今度の利用者さんは、その病気版だ。

「若い頃に喘息《ぜんそく》、胃潰瘍《かいよう》、その後子宮ガン、現在は心不全、糖尿病、肝炎、つい最近肺炎で入院して、現在自宅で酸素をつけて療養中……」

読み上げられる新規の利用者さんの輝かしい病歴《プロフィール》にステーションがどよめく。こりゃあ担当ナースは大変だ。

「担当は、ベテランの三村さんと……勉強だと思って岸さんも一緒に受け持ってくれる？」

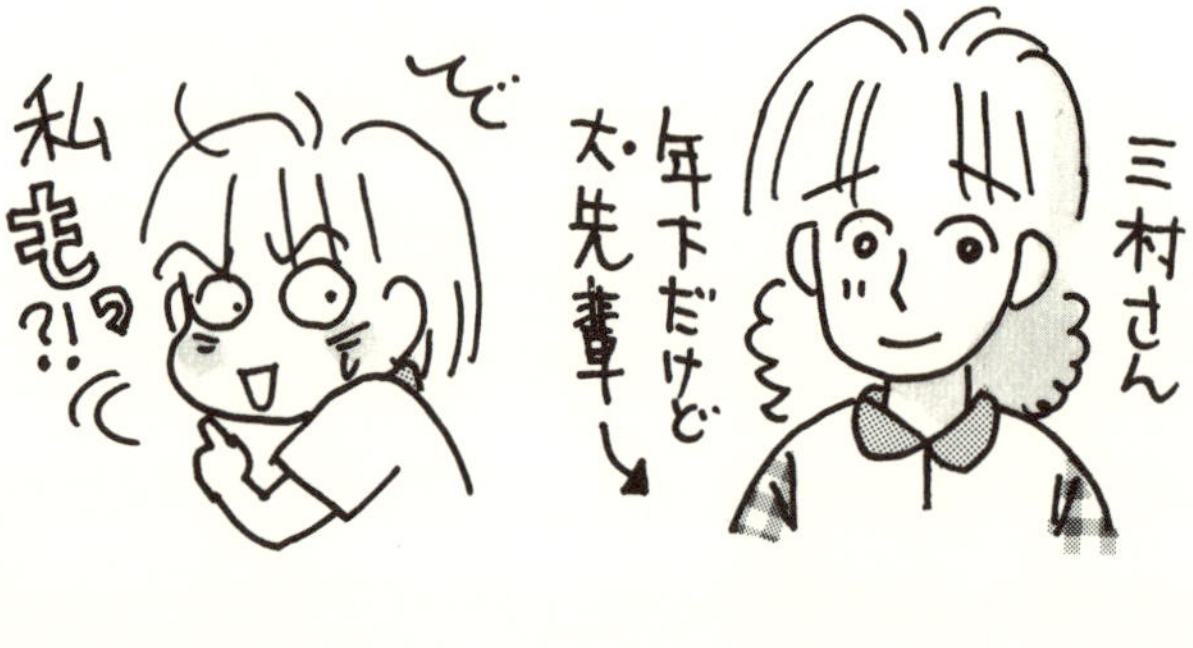

ゲッ。まさかの人選。他人事《ひとごと》じゃなく、私事《わたしごと》になってしまった。あわてる私を尻目に、話はつづく。

「利用者さんは、美波虹子《みなみにじこ》さん。七十八歳。元デザイナーで、十年前体調くずして引退するまでは、銀座でブティックとか、デザインスクールの校長もやってたんだって。

そういう人だから相当ガンコで、家族も困ってるみたい。今回の依頼は同居してる娘さんからなんだけど、彼女も訪問看護を頼むの初めてで、何をどうお願いしていいかわかんないらしいの」

はあ？　何とアバウトな……。

「だから、三村さんたちで一度お宅に訪問して、状況を見てきてほしいのよ。何が必要か。何ができるか。しっかり見きわめてきてちょうだい」

と、所長の丸投げ発言。いやいや、三村さんを信頼してればこその丸投げ、とはいえ（たちの立場でも）責任重大だ。

「岸さん、行くわよ」

「ハッハイ」

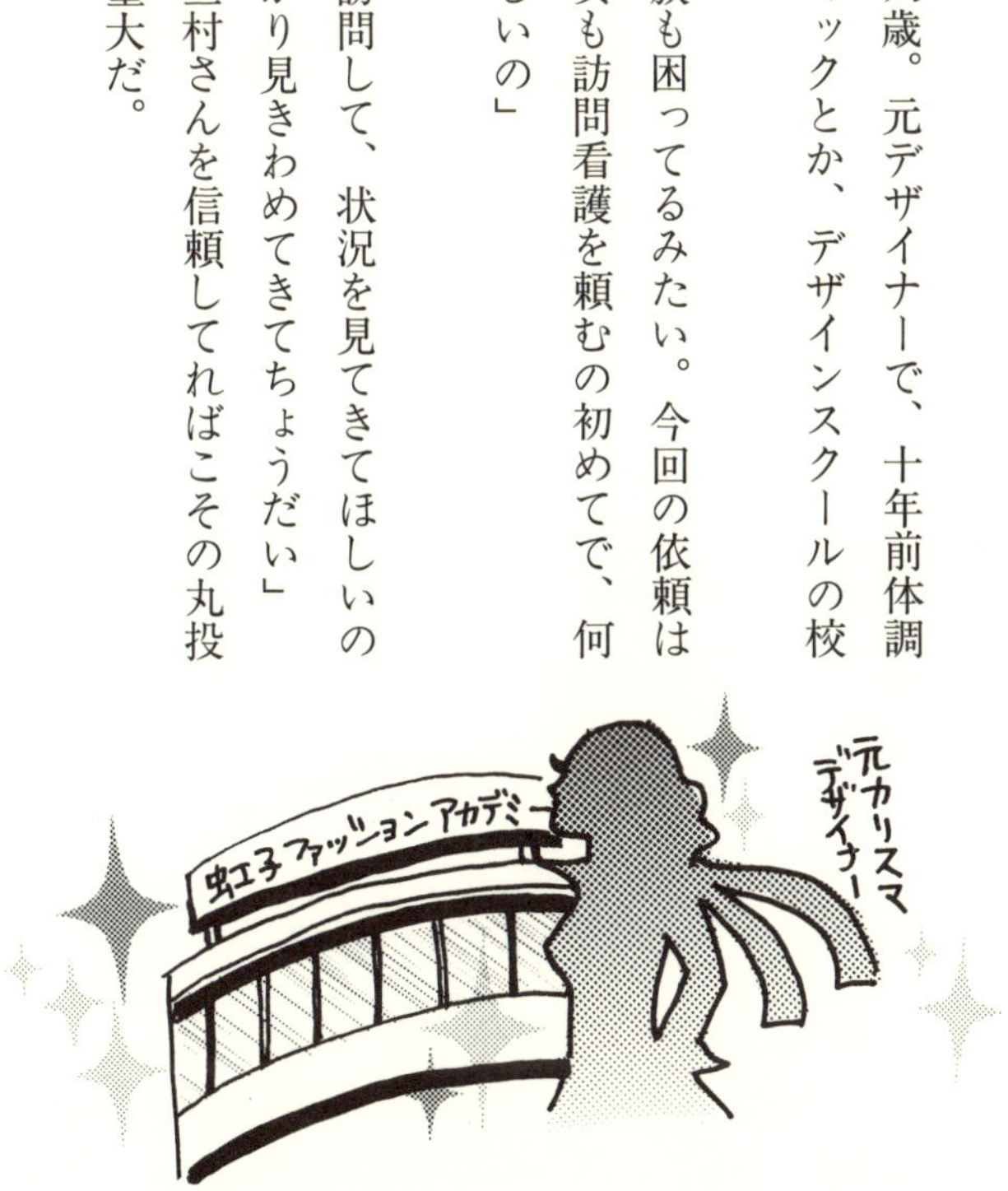

とりあえず、三村さんについて行こう。

「けっこうです」

はじめまして、の前に拒絶の言葉。

「お母さん、そんな、わざわざ来て下さったんだから」

と、とりなす娘さんにも、

「わざわざ来ようと、はるばる来ようと、いらないものは、いりませんからっ」

私たち、訪問販売じゃなくて、看護なんですけど……。部屋に入るなり、追い出そうとする虹子さんは、ベッドサイドに仁王立ち。声を荒げたせいか、呼吸が早い。明らかに血圧上昇してる様子に、すかさず三村さんがバイタルチェックに駆けよる。

「落ちついて、深呼吸して下さい。いきなり押しかけてすみませんでした。私たち、美波さんの主治医の先生からたのまれて、うかがった看護師なんですよ。退院されてから元気にされてるか、お顔を見に来ただけです

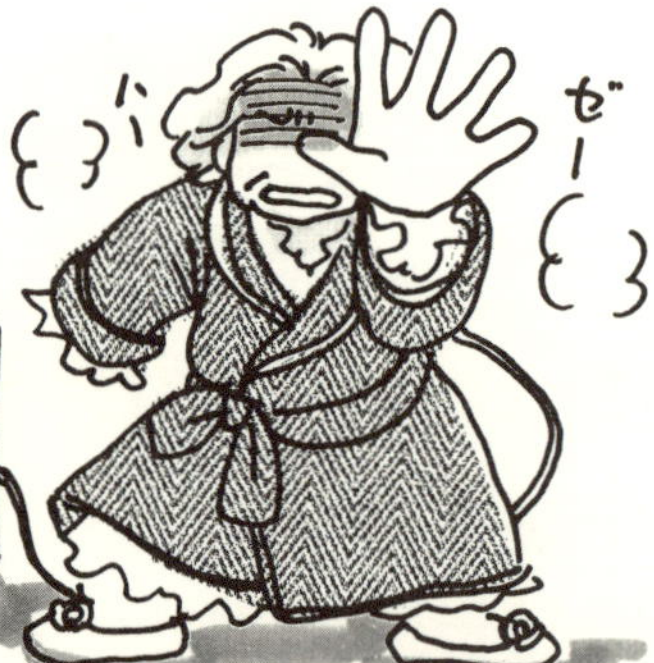

から」

と、落ちついた笑顔で話す三村さん。

「あ、あら。そう先生の……」

主治医にたのまれたが効いたのか、見る見る警戒心を解く虹子さん。三村さんにうながされるまま、ベッドに腰をかけ体の力を抜いた。さすが。

「今、二十四時間酸素の管《チューブ》をつけられてるんですね。つけたままトイレやリビングにも行けるように長くなってますけど、ジャマじゃない？　つまずいて転びそうになったことは？」

さりげなく状況を見ながら、問題点を探る三村さん。ベテラン刑事の訊《じん》問《もん》みたい。この会話術、まんまパクリたい。メモれ。メモれ。

と思いつつ、メモ用紙につい虹子さんの似顔絵を描いてしまう私。ほりの深い顔立ち、細いマユ。服《ファッション》は人を現わすというけどいかにもなレースの部屋着、ビロードのガウンは引きずるほど長く、おしゃれに対するこだわりが感じられるが、歩きにくそう。

ベッドはヨーロッパの貴族風でゴテゴテに飾られ、テーブルはガラス、

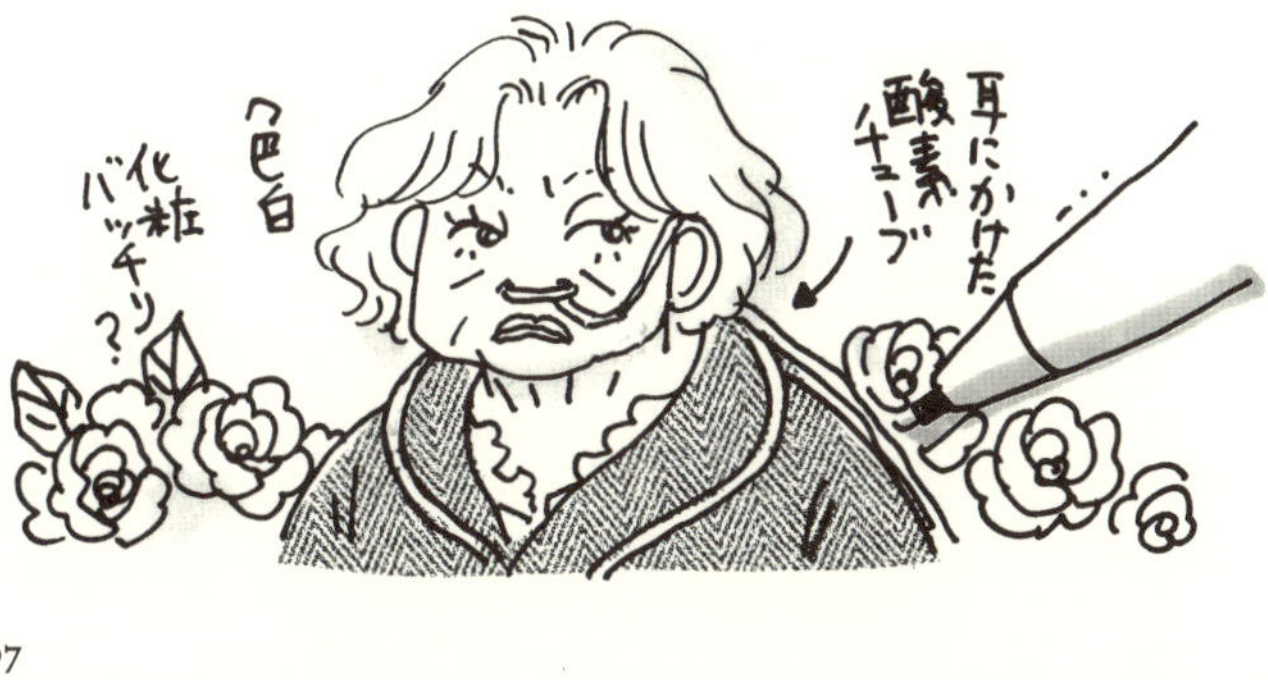

その上にはカサブランカ級のドでかい花々が飾られた大きな花びん。花の香りにむせかえりそうだが、閉めきった部屋にぶ厚いカーテンは遮光《しゃこう》？（寝てる時も、ＵＶカットに気をつけてるとか？）

確かに、八十近いとは思えないほどの白い美肌、シワもたるみ具合も、六十代そこそこに見える。

ふと、部屋着から出ている手足の太さが気になった。心疾患のある人特有の、むくみ、循環が悪いせいだ。

「今、お話しした感じだと週一回、三十分から一時間、訪問させていただいて、健康面のチェックや、酸素吸入器の管理を含めた療養相談、筋力維持のリハビリなどを……」

私が似顔絵を描いている間に、三村さんの看護プランができたみたいだ。うなずきながら聞いている娘さんをさえぎるように、

「たまにならいいけど、週一回？　そんな大げさよ。病人じゃないんだから」

鼻に二十四時間酸素吸入のチューブをつけ、ゼーハーしながら、

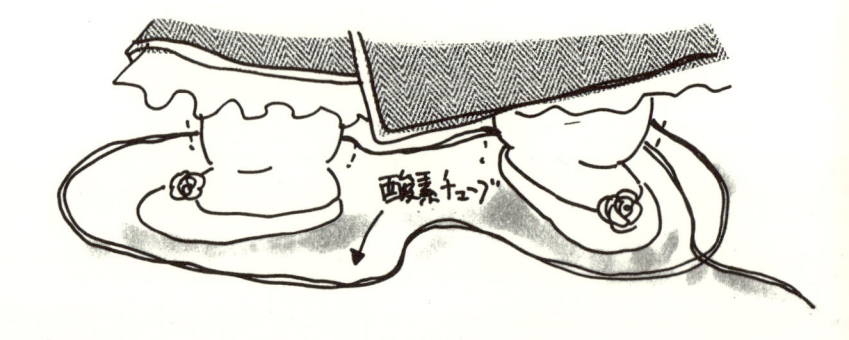

虹子さんがいい放つ。

これだけ持病の多い、しかも病み上がりの人とも思えぬポジティブ発言。

「でもお母さん、私も酸素の機械の使い方とかよくわからないし、看護師さんが来てくれたら心強いし……」

と、娘さん。

ドキッ。酸素の機械の取り扱い、三村さん、後で私にも教えて下さい。

「訪問させていただければ、療養についていて娘さんの相談にものれますし、何より美波さんのお体が心配だから。今も見てると、少し動いただけでも息切れされてるし、足の運びも悪いですから、転んで骨折して歩けなくなるような事態をさけるためにも、リハビリは必要ですよ？」

三村さんの説得にも、いまいちのり気じゃない虹子さん。

「でもねえ、リハビリ……」

もともとインドアの人なのか、体を動かすのが苦手なのかもしれない。

「だったら、マッサージはどうでしょう？」

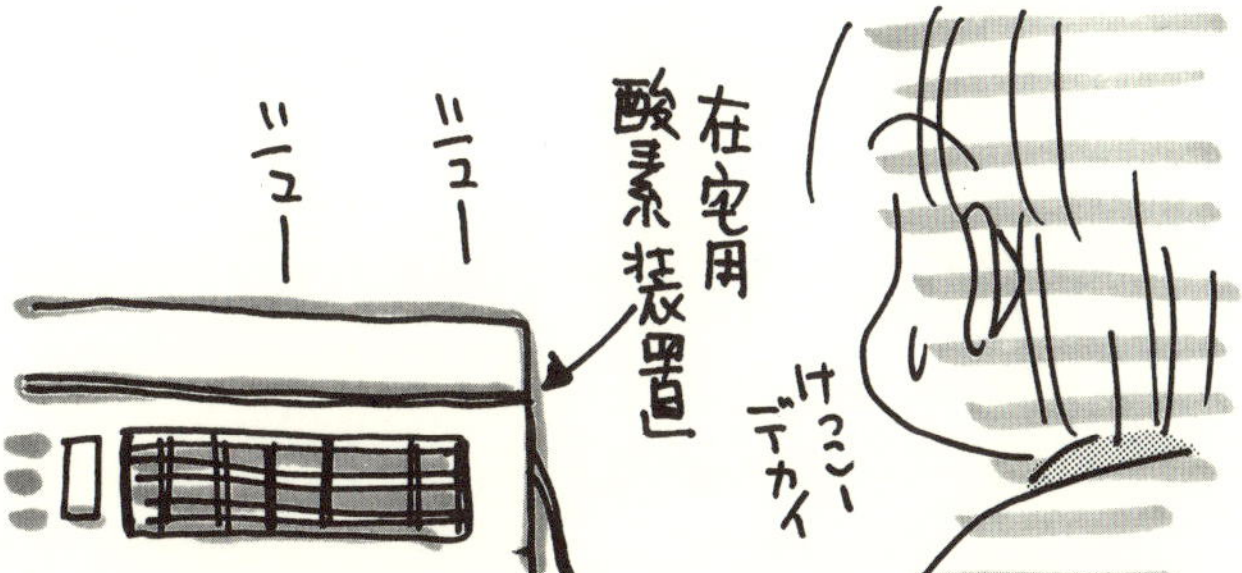

私の思いつきに、

「マッサージ？」

とたんに、目を輝かせる虹子さん。

「はい。心臓の働きが弱ってるせいで、手足先のむくみがありますね。リハビリの前にまず、そのむくみをとるマッサージや足浴などを……」

「それっどうやるの？」

くいぎみに身をのりだす虹子さん。圧がスゴイ。

「リラックス効果と、リンパの流れをよくするアロマオイルを使って……」

ためしにと、他の利用者さん用に持っていた、アロマオイルを出して見せる。それを手の平につけ、ニオイをかぎ、うっとりとする虹子さん。

「週一回、来てちょーだいっ」

さんざんゴネたのがウソのように、虹子さん宅の訪問が決まった。

「岸さん、お手柄よ」

三村さんにほめられ、私も少しは役に立ったと喜んだ。

――が、それがとんだ勘違いだった。

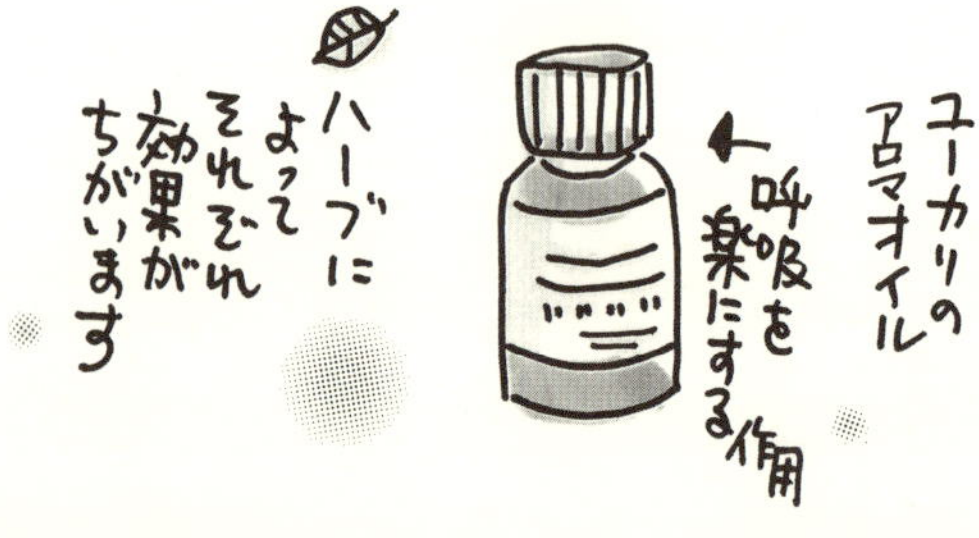
ユーカリのアロマオイル
呼吸を楽にする作用
ハーブによってそれぞれ効果がちがいます

「待ってたのよぉ」

訪問看護初日、虹子さんは上機嫌だった。なぜかヘアバンドでおでこを全開にし、大きなソファーに体を預け、リラックスした様子で、にっこりと微笑《ほほえ》む。

「じゃあ、バイタルチェックから……」

とりあえず、段取り通りに進めようと近づくと、

「そんなのあとでいいからっ。まずはスチームバス？　超音波？　アロマオイルは好きな香りを選べるの？」

ん？　なんか話が見えないんですけど？

「じゃあ、マッサージの前に足を温めますか？　おフロ場の洗面器をお借りして……」

とりあえず足浴の準備と、立ち上がる私に、

「足？　足なんかいーわよ。一時間しかないんだから、顔だけやって。ああ、エステなんて久しぶり、昨夜からワクワクして待ってたんだからぁ」

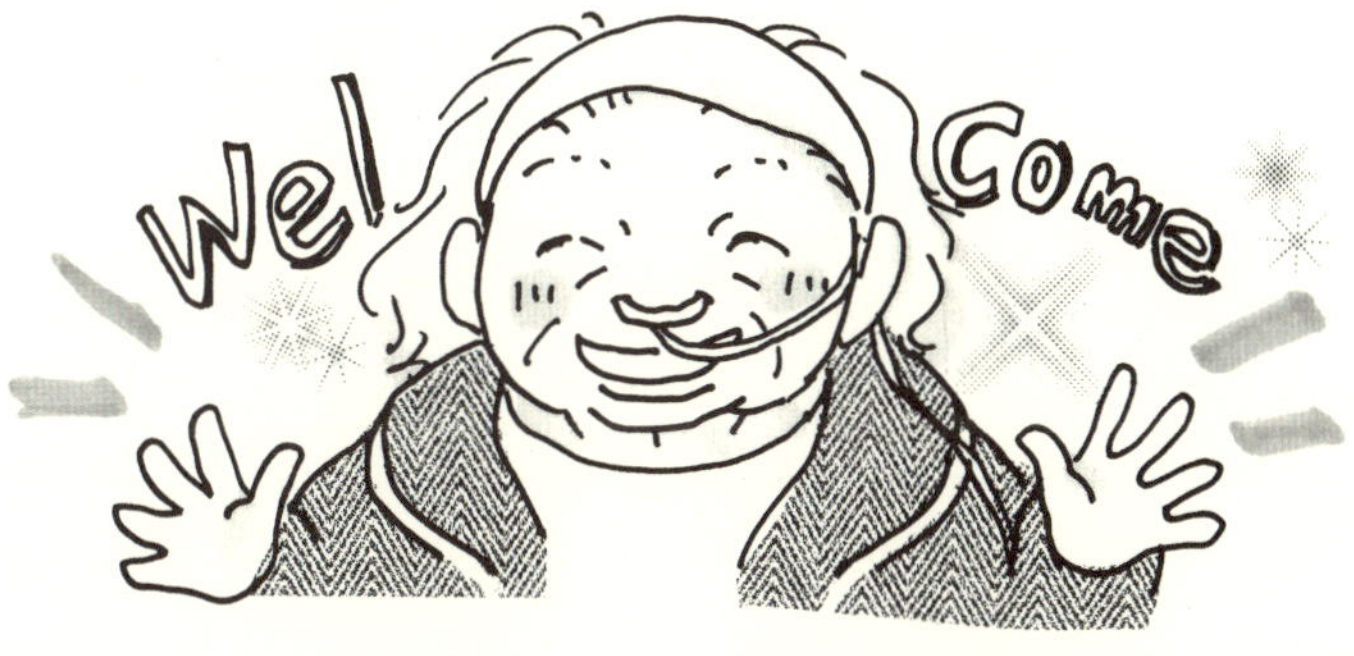

と、虹子さん。

ここに来て、ようやく話が見えてきた。

もしかして、勝手にエステと思い込んでる？

「あのお〜、私は看護師で、マッサージはお顔じゃなくて、足なんですけど」

誤解をとこうと説明する私に、

「足っ!? エステじゃないの!? なら、いらないわ」

いらないって、それはむしろエステの方で、今の虹子さんにはエステシャンより、ナースの方が必要だと思うんですけど〜〜〜っ!?

「美波さん宅、行ってきまーす」

ステーションから、三村さんが出ていく。あれから二転三転して、結局週一回、三十分の訪問看護が継続になった。

「ったく、あの人の病識のなさにはあきれるわ……」

と、出ていく間ぎわの捨てゼリフ。

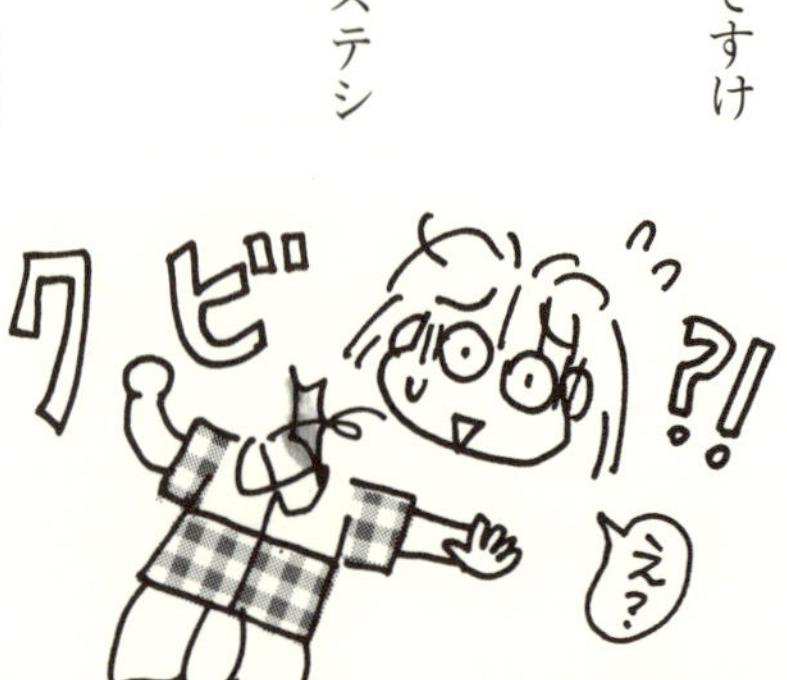

あの人とは、もちろん虹子さんのことだ。

訪問初日、マッサージをエステと勘違いしていた虹子さんは、さっそくステーションに訪問看護中止を申し出た。

が、ちょうど届いた病院からの退院時の血液検査の結果が、それを許さなかった。

「カリウム値が7.3!?」

通常3.5～5.0以下が正常とされているカリウム値、7.0以上になるといつ心停止してもおかしくないという、デンジャラスゾーンにどっぷり入ってる。

「エステとかいってる場合ですかっ!?　命にかかわる状況なんですよ。美波さんにはカリウムを抑える食事指導が絶対必要です。どうか訪問させて下さい」

三村さんの真剣な説得に、しぶしぶナースを受け入れた美波さんだが、

「週一回、三十分、看護師さんは一人でいいから！」

という希望（?）で、当然私より経験豊富な三村さんが担当になった。

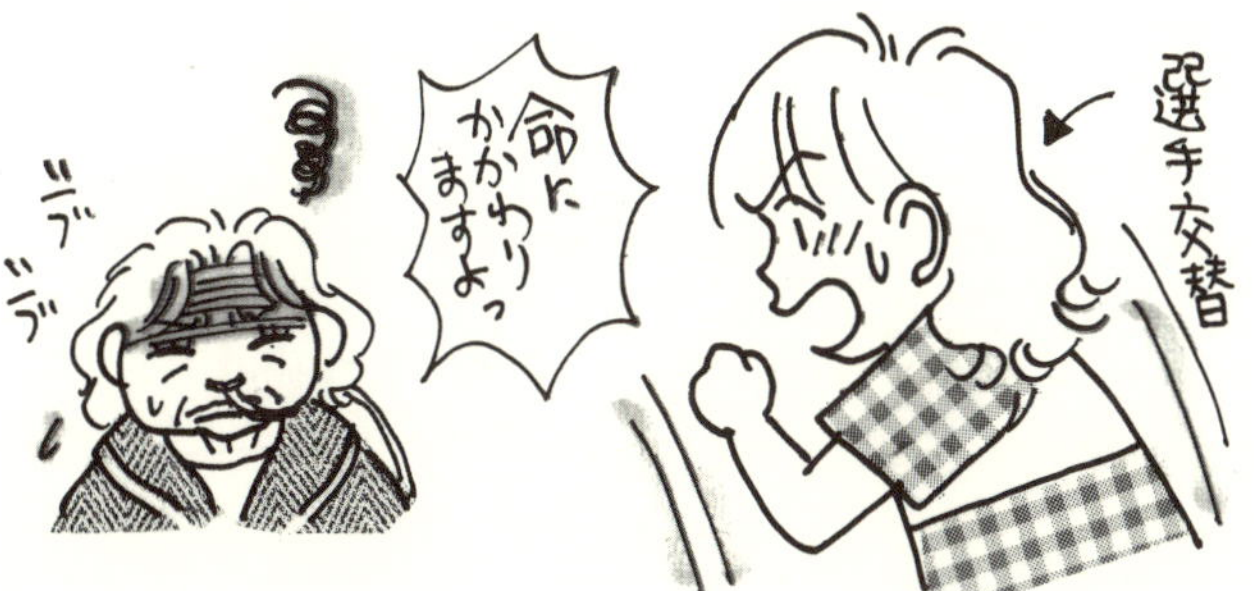

とはいえ、美波さんを知ってる同志（？）として、三村さんからは訪問の度、苦労話を聞かされた。

「はあぁ。もうやだぁ……」

と、三村さん。美波さん宅から帰った後は、いつもこんな感じで始まる。

「先週から娘さんもまじえてカリウムの多い食品と、調理法を説明したんだけど、今朝の朝食を見たら、『バナナ、生野菜のサラダ、あんパンとコーヒー』なのよぉ。あれほど果物はNG、野菜はゆでて、豆の加工品（あんこ）やコーヒーもダメだっていったのに……」

よりにもよって、カリウム値の高いものばかり、注意したら次の週からは娘さんがいなくなったそうだ。

「看護師さんが来てる時間は、外出しますから、母のことよろしくお願いしまーす」

と、止める間もなく出かけてしまう。面倒なことはナースにおまかせ、といわんばかりだ。仕方なく美波さんに単独で食事指導するが、

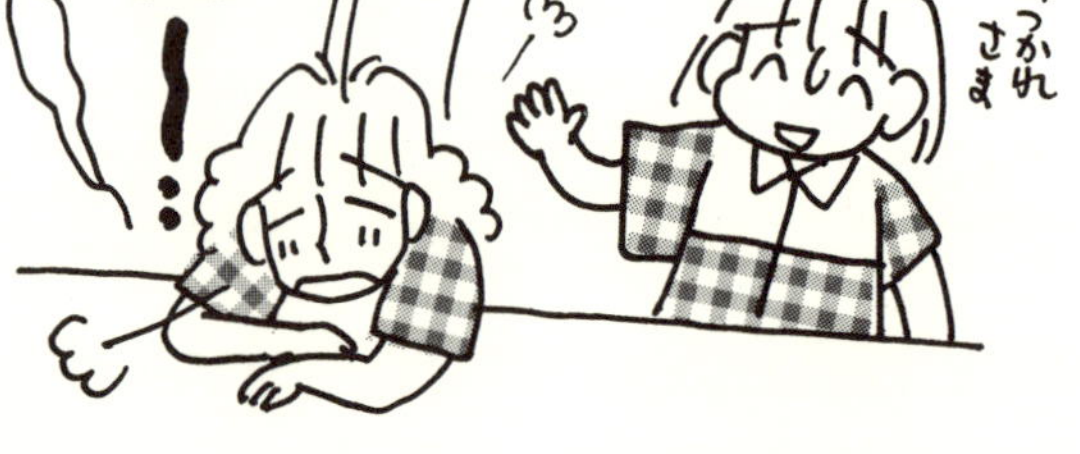

「そんなんじゃあ、食べる物がなくなっちゃう」

と、聞く耳をもたない。

今週は、アボカドを食べていたそうだ。

「生野菜はダメだけど、アボカドは畑のお肉っていうじゃない？」

誰がいった？　そもそもアボカドって、キング・オブ・カリウムなんですけど。厳重注意すると、次の週には、

「今日はレンジでチンした、ほうれん草のおひたしよ」

美波さん、レンジでチンしただけじゃ、カリウム消えないから。ゆでてこそ、とけて流れるカリウムなのだ。それも毎週、説明してますけど？

と、声を荒げたいのをガマンして、三村さんは今日も肩を落として帰ってきた。

「とにかく、何度いっても、全然っ入ってないのよねー。毎週へーきな顔でカリウムたっぷりの朝食とってるし。娘さんも、『看護師さんにおまかせします』って、逃げてるし、このままじゃいつ死んでも知らんぞっ！

っていってやりたいわ」

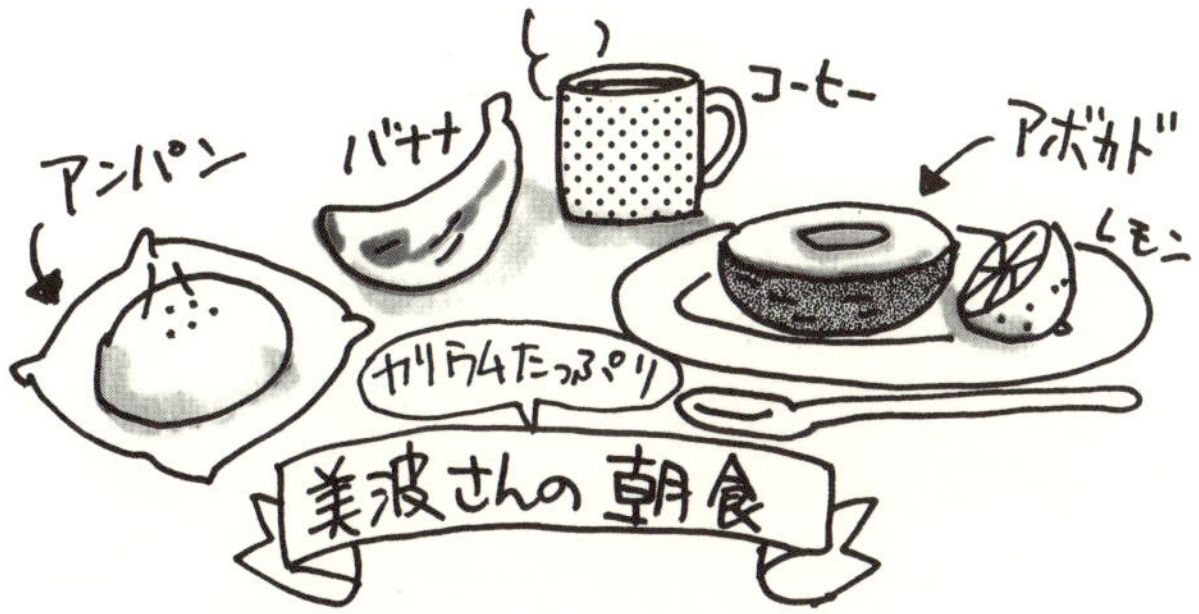

三村さん、相当タマっているらしい。

危機感ゼロの美波さんに、ふりまわされるベテランナース。

そして、事態は思ったまんまの方向へ。


三村さんの予言的中。

「美波さん、心停止して救急車で運ばれたんだって!?」

ステーションに、娘さんより知らせがあった。

「だからいわんこっちゃない」

三村さんが胸を張る。上限ギリギリまで上がったカリウム値をみれば、心停止にもうなずける。

「看護師さんのいわれた通りでした。これからは私も一緒に受けますので、どうかっもう一度、母の食事指導をおねがいします」

ここにきて、ようやく身にしみたのか、やっと三村さんのいうことを聞く気になったらしい。

「そういうことなら……」

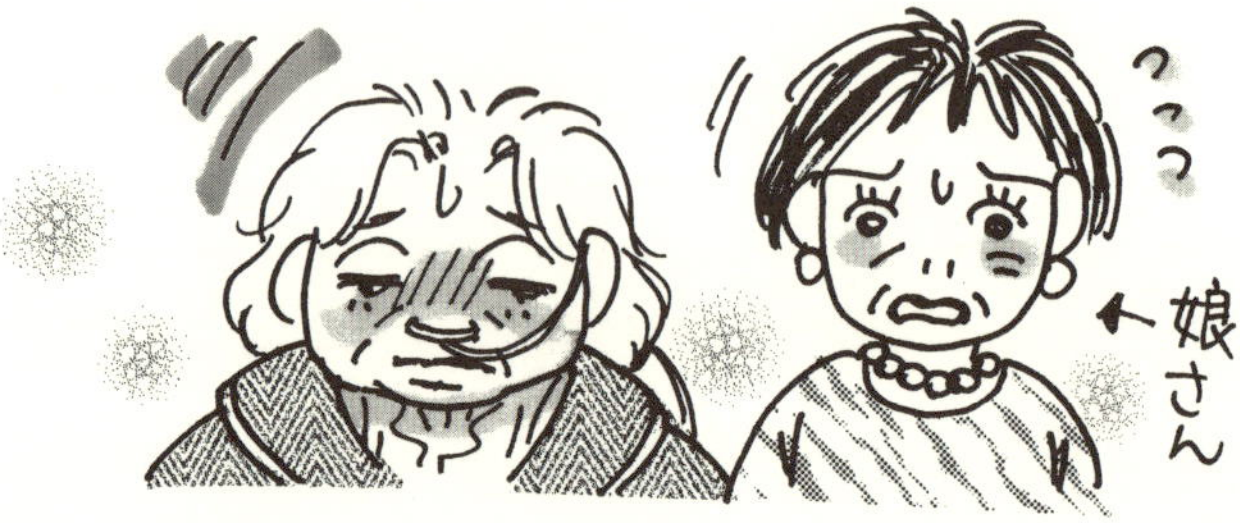

三村さん、シブシブながら担当を続けることになった。

「今日は、ちゃんと野菜をゆでて温野菜のサラダにしましたよ」

週一回、美波さんの訪問看護は朝食のチェックから始まる。

今朝の朝食は娘さんの自信作らしい。

「こっちのスープは？」

「ああ。その野菜のゆで汁を使ったスープですけど」

と、娘さん。

それを聞いて、ガックリ肩を落とす三村さん。

「……野菜のゆで汁には、カリウムが流れ出てるからっ捨ててくださいって、ずっと……」

「あら、そうだっけ？　でももったいないじゃない？　野菜の栄養たっぷりだし」

と、娘さんは悪びれない。

「栄養もたっぷりだけど、カリウムもたっぷりなんですっ」

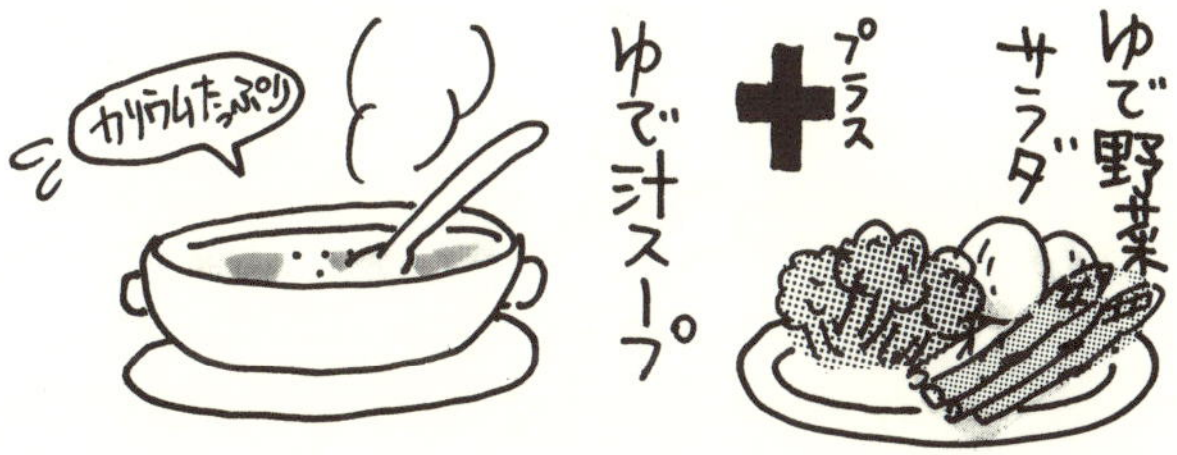

と、三村さん。

こんなやりとりが、毎週あきずにくりかえされる。のど元過ぎれば……で、美波さんも娘さんも、食事指導が身に入らない。

右から左へ、うけ流し〜〜〜♪（かってのムーディ勝山の一発歌謡）

「病院だったら、三食計算された制限食が出せるんだけど、ご自宅じゃあ利用者さんの気持ち次第っていうか……。こういうのを、訪問看護の限界っていうのかなあ」

打っても、打っても響かない、美波さんへの食事指導に、さすがの三村さんもお疲れなようだ。

「美波さんの訪問看護を断わろうか？」

と、所長。

入院と違い、訪問看護は、利用者さんとステーションの個人契約だ。双方の価値観や条件が合わなければ関係を白紙に戻せる、シビアな世界でもある。

「それだけ熱心に指導しても、通じない相手じゃあ、むなしいだけでし

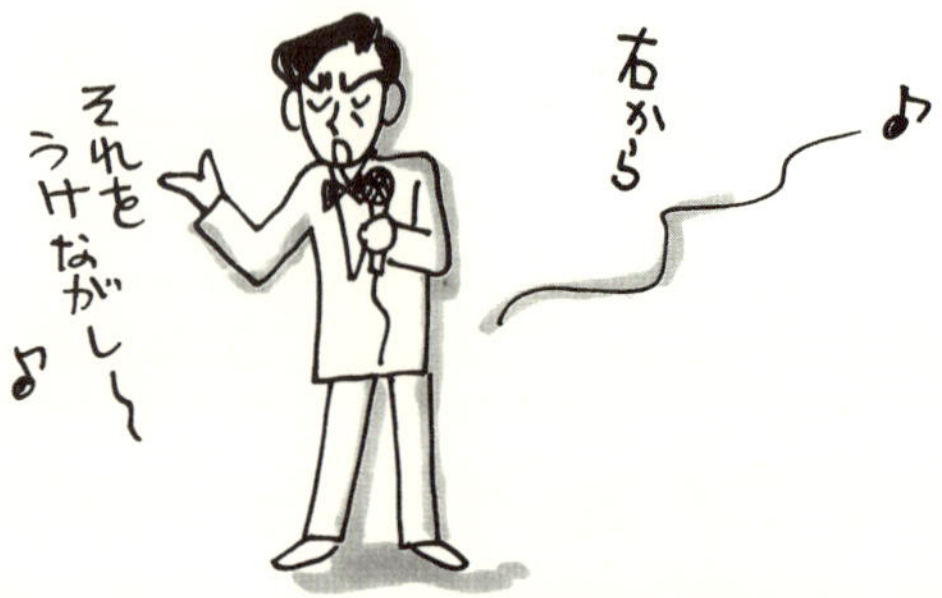

よ？」

所長の言葉に、

「……………」

少し考えて、三村さんは、

「もうちょっと、つきあってみる」

と、笑顔になった。

「じゃあ、ボチボチやって」

と、所長。

ボチボチ……。

訪問看護は、担当制。かかわりが深くなる分、ついつい入れ込んでしまいがちだ。熱心になるあまり、成果を出すのを急ぎすぎてしまう。

いくら命にかかわる状況だからといっても、自覚のない美波さんのような人には、あせるだけムダということか。

「たまには、マッサージもいいんじゃない？」

と、所長。

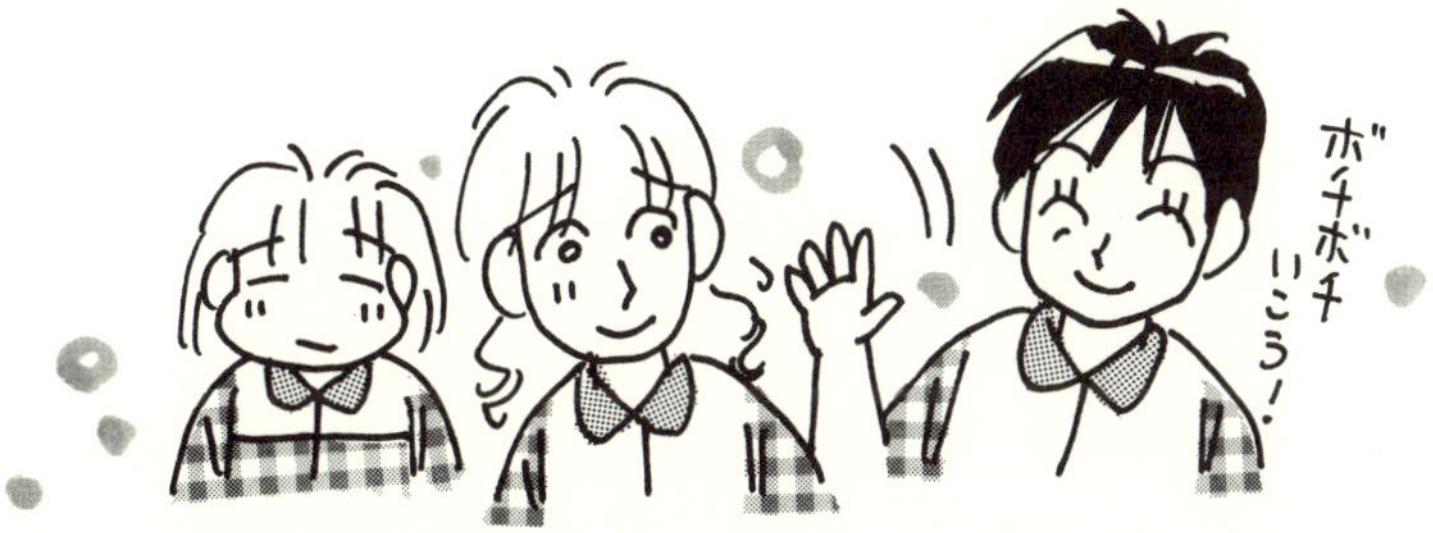

「食事指導とかいうと、ヘンにかまえちゃうから、今度岸さんと一緒に行って、マッサージしながら、世間話みたいに、『朝ごはん、何食べたー？』とか、話すのもいいんじゃない？」

と、つづけた。

それ、いいかも。

「マッサージじゃなくて、エステやってって、いわれたりして？」

三村さんものっかる。

「そうね、そういうカンジがいいのかも……」

三村さんの肩から力が抜けた。

そして、

「ボチボチ、行ってきまーす」

美波さんの家へ向かう三村さんの足取りは、少し軽くなった。

「いつか、岸さんもエステシャンとして同行してね？」

なんて、冗談をいいながら。

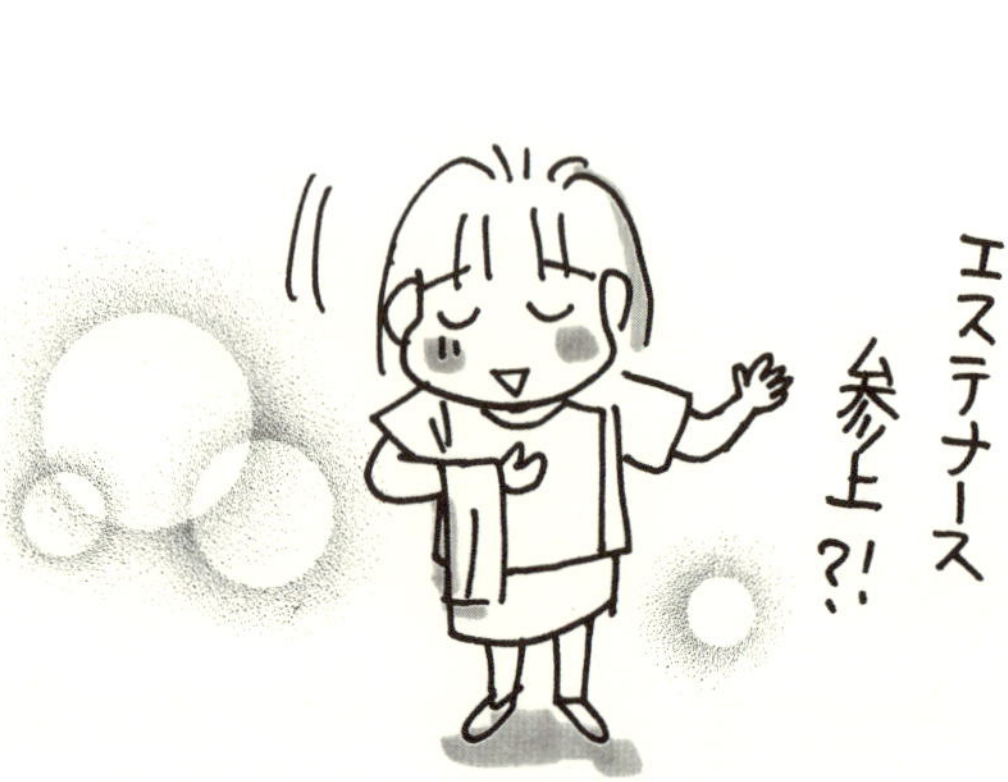

聞くだけナース

「一度目の主人は女をつくって、こともあろうに家の離れに住まわせたのでございます」

ハンカチで鼻をすすりつつ、東《あずま》さんの身の上話は続く。

「耐えきれず家を出たわたくしのことを、子供たちは皆、うらんでましてねェ……。それというのも別れた主人が、自分のことは棚《たな》に上げて、私が家を出たのは他に男をつくって駆け落ちしたからだと子供たちに嘘《うそ》を申しまして……」

まるで昼メロさながらのドロドロの愛憎劇は、ここから第二部に入る。

「泣く泣く上京して、今度こそと思って再婚しました東は、暴力が激しくてねェ。私って男運がなくて、本当つらいばかりの人生でしたわ……」

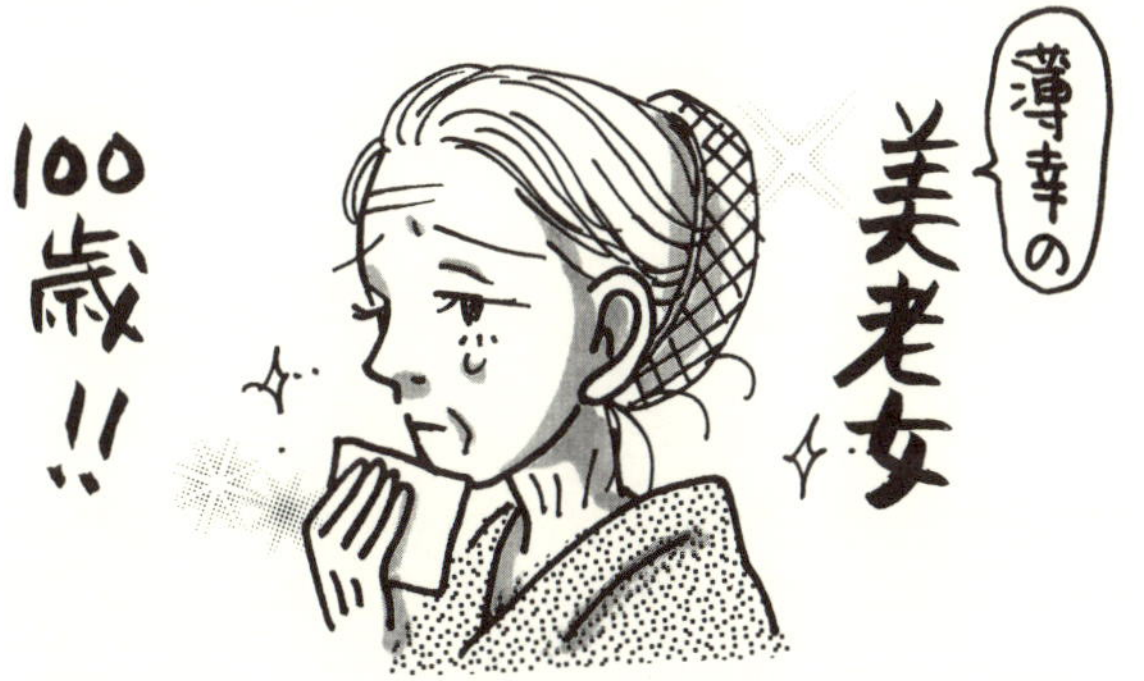

と、毎回訪問するたびにダイジェストで不運な我が人生を振りかえる東さんは今年百歳。男運はないが、健康運には超恵まれ、今飲んでるのは高血圧の薬と胃薬のみ。姿勢も正しく、杖《つえ》もつかず歩き、見た目も肌の色つやも良く、色白でシワもほとんどない美人顔で、とても百歳とは思えない。

「ほんとにねェ。主人より後に一人残りたくなくて、十も年下の東と再婚しましたのに。なんの因果か、私の方が長生きしまして、ほんとに情けないですぅ」

長寿の幸運も、何が何でも不運に変えて、東さんの不幸は続くよ。どこまでも。

「東との間には子供がおりませんでしたから、亡くなった後それまで住んでいた都心の家をどうしようかと思っていたら、最初の主人との間にできた息子が訪ねてきましてねェ」

ここから話は、現在に近づく。第三部、新たな展開に突入だ。東さんは、ぐっとハンカチを握りしめ、目頭を押さえる。

「それが、間違いのもとでした。ご近所に友達もおりましたし、確かに一

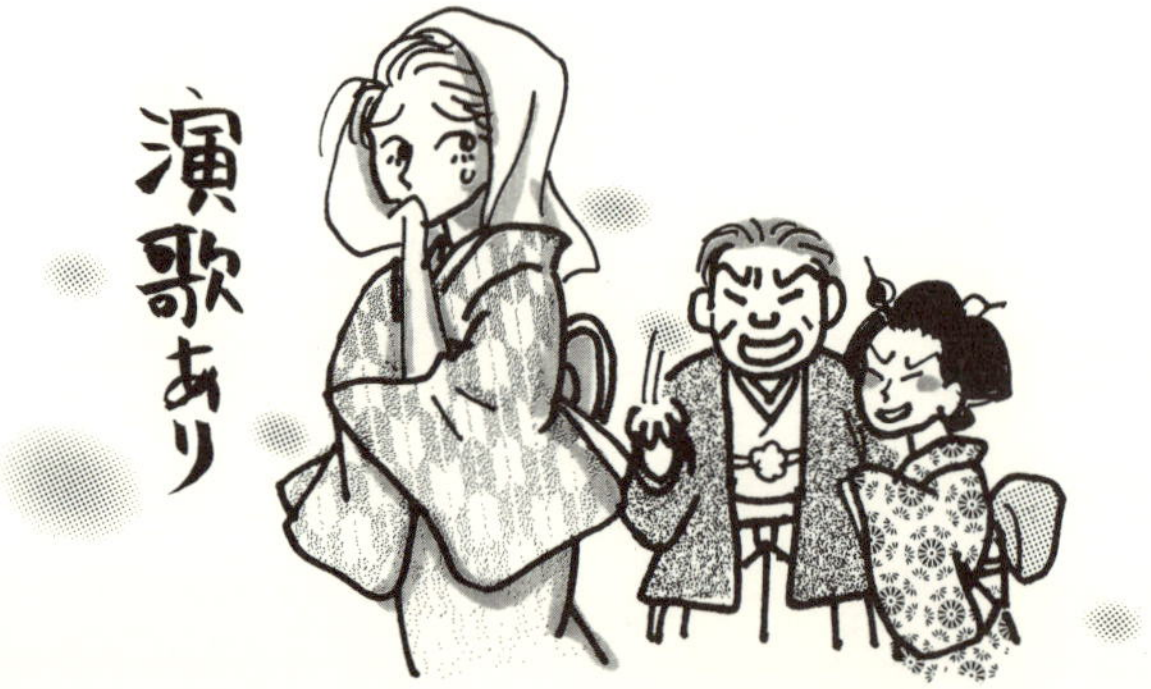

人で住むには大きな家でしたが、そのままでいればよかったのですぅ。それを、息子の、自分の近くに住んでほしいという言葉を真《ま》に受けて……。私も久しぶりに会った息子の優しい言葉がうれしくて、それならと東京の家を売ってこちらに引っ越してきたのですけど……」

再婚した夫亡き後、息子夫婦をたよって、近所のマンションに引っ越してきた東さんを新たな不幸が襲う。

「夜中に鳴るんですよ。最初は無言電話だったんですけど、あまりに頻繁なんでそのうち寝不足になってしまってね。息子に相談しても、本気でとりあってくれないし、そもそも、息子が自分の近くに呼んだくせに、ほとんど顔をみせなくて、わたくしは心細くて……」

さすがに記憶が新しいだけに、これまでになく描写が細かい。

「そんな折、息子の嫁が訪ねてきたんです。夕飯のおかずを持って。引っ越して以来、はじめてのことでしたので妙だなと思いつつ、心づかいがうれしくて、つい食べてしまったんですが、その夜食べたものをもどして、もどして……。お腹が痛くて死ぬ苦しみでおりましたら、鳴ったんです。

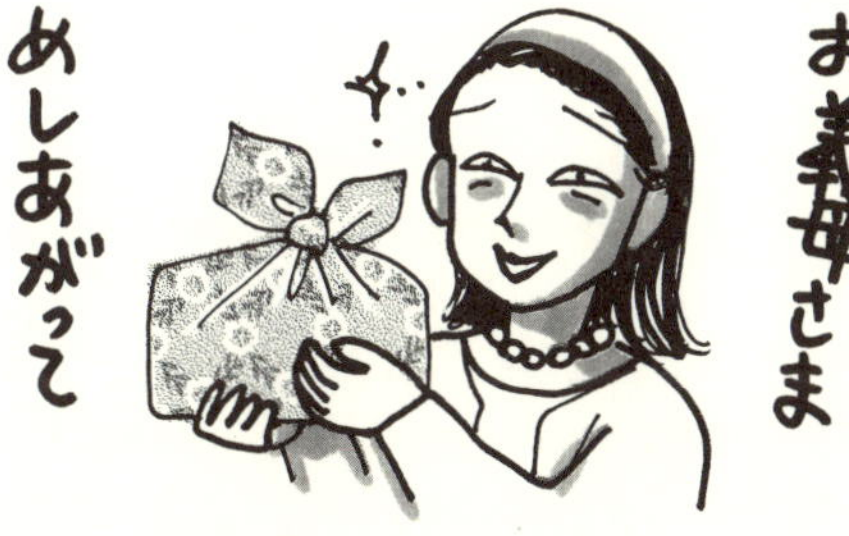

電話が」

緊迫する展開は、昼メロからサスペンスへ。東さんは、自分の肩を抱くように身震いして話を続ける。

「いつもの長い沈黙の後、電話ごしにわたくしの苦しんでいる声が聞こえたのでしょうね。ひとこと、『早く死ね』と。あれは間違いなく、息子の嫁の声でした」

ジャジャジャーン（なつかしの火曜サスペンスのCM前のタイトルコール音）。まさにサスペンス劇場。東さんのいう通りなら、警察ざたにもなりかねない大事件であるが、タイミングを見計らって、言葉をはさむ。

「そうですか……。それは大変でしたね」

心底同情した、痛々しい表情で東さんの手をギュッと握る。嫁や電話の言葉にはワザとふれず、

「もうお腹の方は大丈夫ですか？」

と聞くと、

「もうずいぶん前の話ですから。何ですかね、嫁はワザとくさったものを

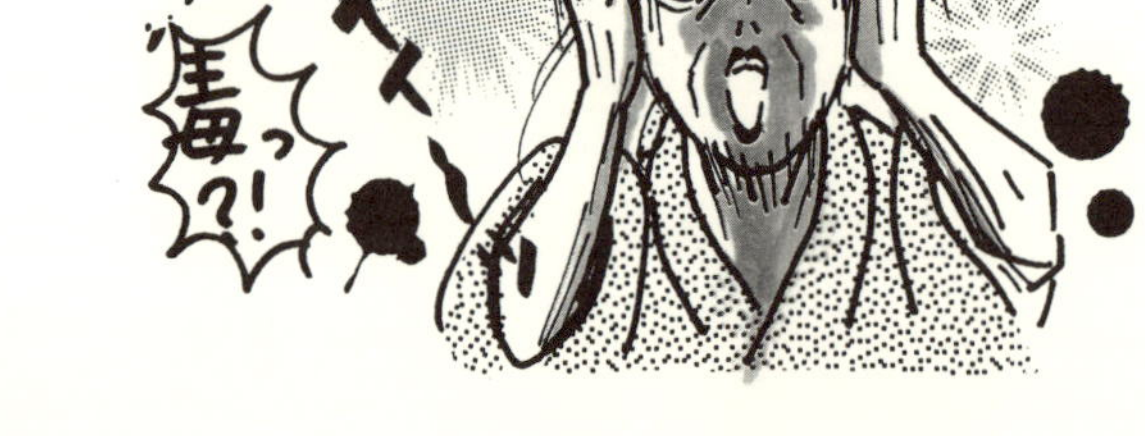

食べさせたのか、それとも何か毒のようなものが入ってたのか、今となってはわかりませんが、あれからは嫁の作ったものを食べないように気をつけておりますし、嫁もあれ以来顔を見せませんので」

伏し目がちに微笑む東さんは、まさに悲劇のヒロイン。

「東さんが、無事でよかったです。本当にご苦労されましたねえ」

その言葉に顔を上げ、深くうなずく東さん。

「ええ。ええ」

そして再び、

「一度目の主人はねぇ、女をつくって……」

東さんの不幸は巻きもどる。


「ではまた来週……」

玄関先、東さんの見送りを受け、一時間の訪問看護を終えた。今日の内容は、東さんにとって満足のいくものだったらしい。受け持って半年、少しずつ見えてくるものがある。

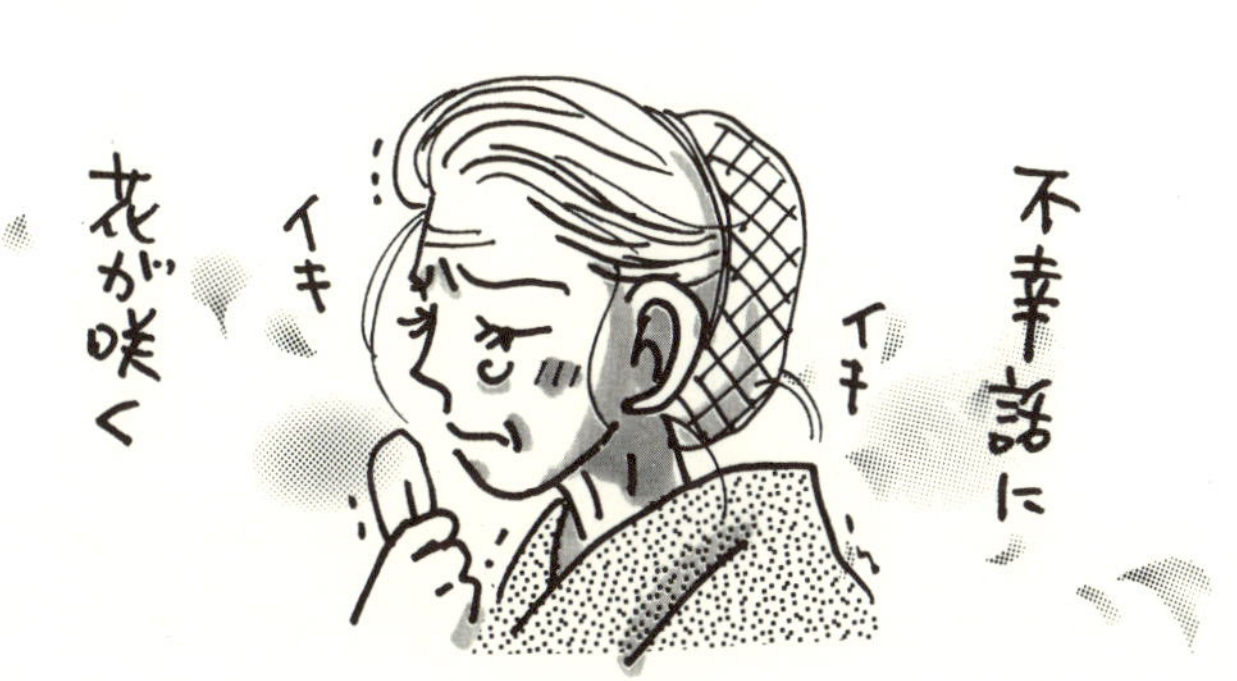

百歳の東さんは、この五年間全く部屋を出ていない。食料、日用品などはすべてヘルパーさんに買い物してもらい、一日のほとんどを、ベッドで寝てすごす。

膝も腰もどこも痛くないが、歩くのは家の中のみ。再婚したご主人が亡くなって、息子さんの近くに引っ越して以来、ずっとこのマンションに一人暮らしで、嫁との話の真偽はともかく、確執は確かにあり、月一回程度息子が顔を見に来る他は、週三回のヘルパーと、週一回の看護師としか会わない。それどころか、一日誰とも会わず、テレビを見てすごす日も少なくない。いわゆる『ひきこもり老人』なのだ。

健康維持のために、看護師ができることはたくさんある。運動不足解消のための体操、清潔保持のための入浴介助、体力維持のための食事指導etc……。けれど何より東さんが望んでいるのが、話すこと。

そして、話を聞いてもらうこと。

ドラマチックな半生は、いくつかのフィクションを含んでいるだろう。ほとんどが嘘かもしれない。でもいいのだ。

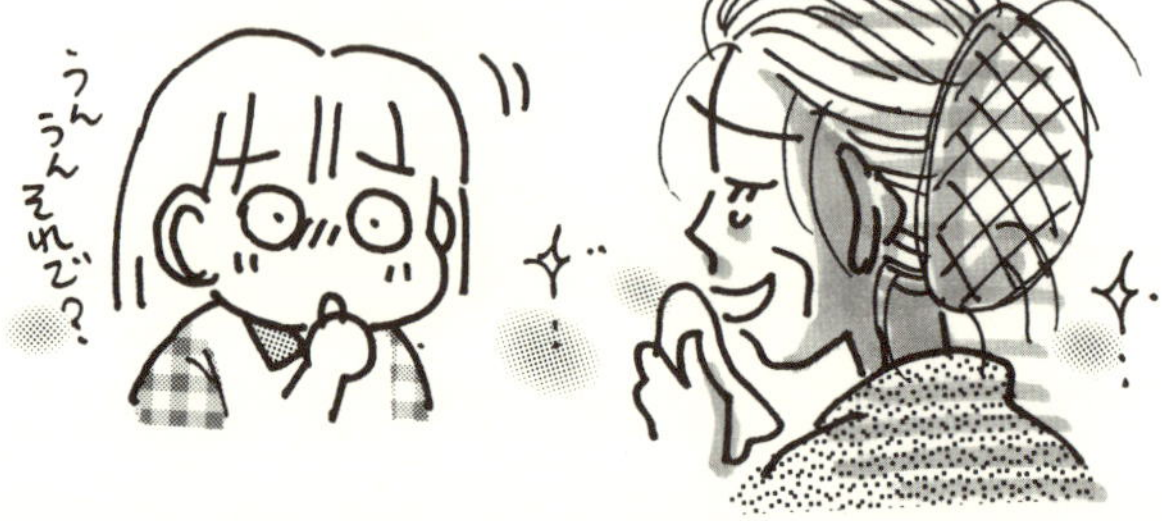

「そうですか」

「大変でしたね」

「苦労されましたね」

毎回初めて聞いたように、ただ相づちをうつ程度に、くりかえす。気をつけるのは、決して私から、夫や息子、嫁の悪口に同調したり増幅しないこと。

最近、気付いたことがある。

前日の深夜番組のせいで寝不足気味だった私は、いつもの話についリアクションがおざなりになった。そんな時、東さんはベッドから起きずに私を見送る。

そして今日のように、我ながらグーなタイミングと表情でリアクションできた日は、東さんは、玄関まで来てドアから私の帰る姿をじっと見てる。振りかえると、かすかに微笑み一礼する。その姿に、

(来週は、もっと心をこめてリアクションするぞー)

と、よくわからない決意を新たにする。

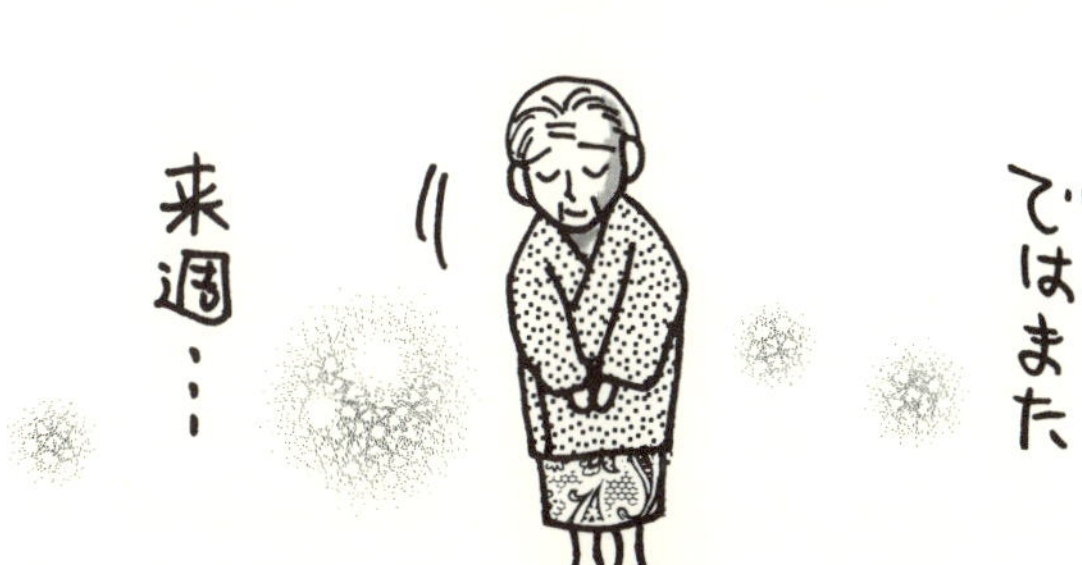

リアクション芸人ならぬ、目指せ！　リアクションナースNo.１。

「ただ話を聞くだけ？　それでも看護？」

と、いわれるかもしれない。

「一時間がもったいない」

確かに。

ドアを隔てたマンションの一室。ベッドとテレビが、今の東さんの生活のすべてだ。

過去を生きることで今を生きる。

百年の波乱万丈を、聞く。

敬意を込めて、東さんの望む通りに。

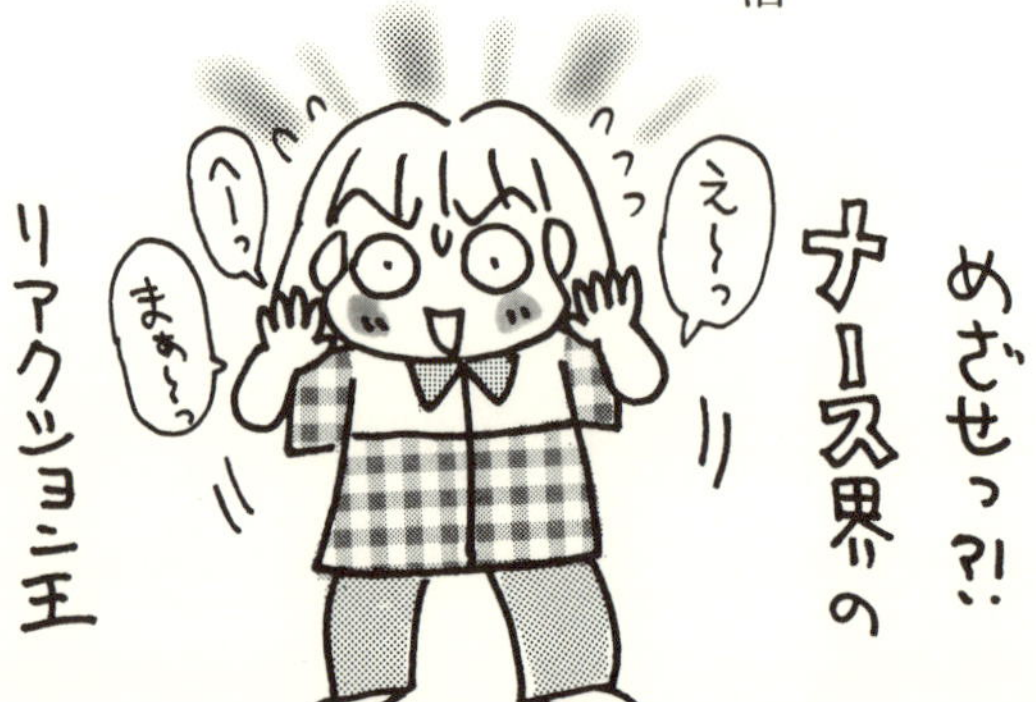
めざせっ?!
ナース界の
リアクション王
へーっ
えーっ
まぁ〜っ

訪問 ナースの天敵!?

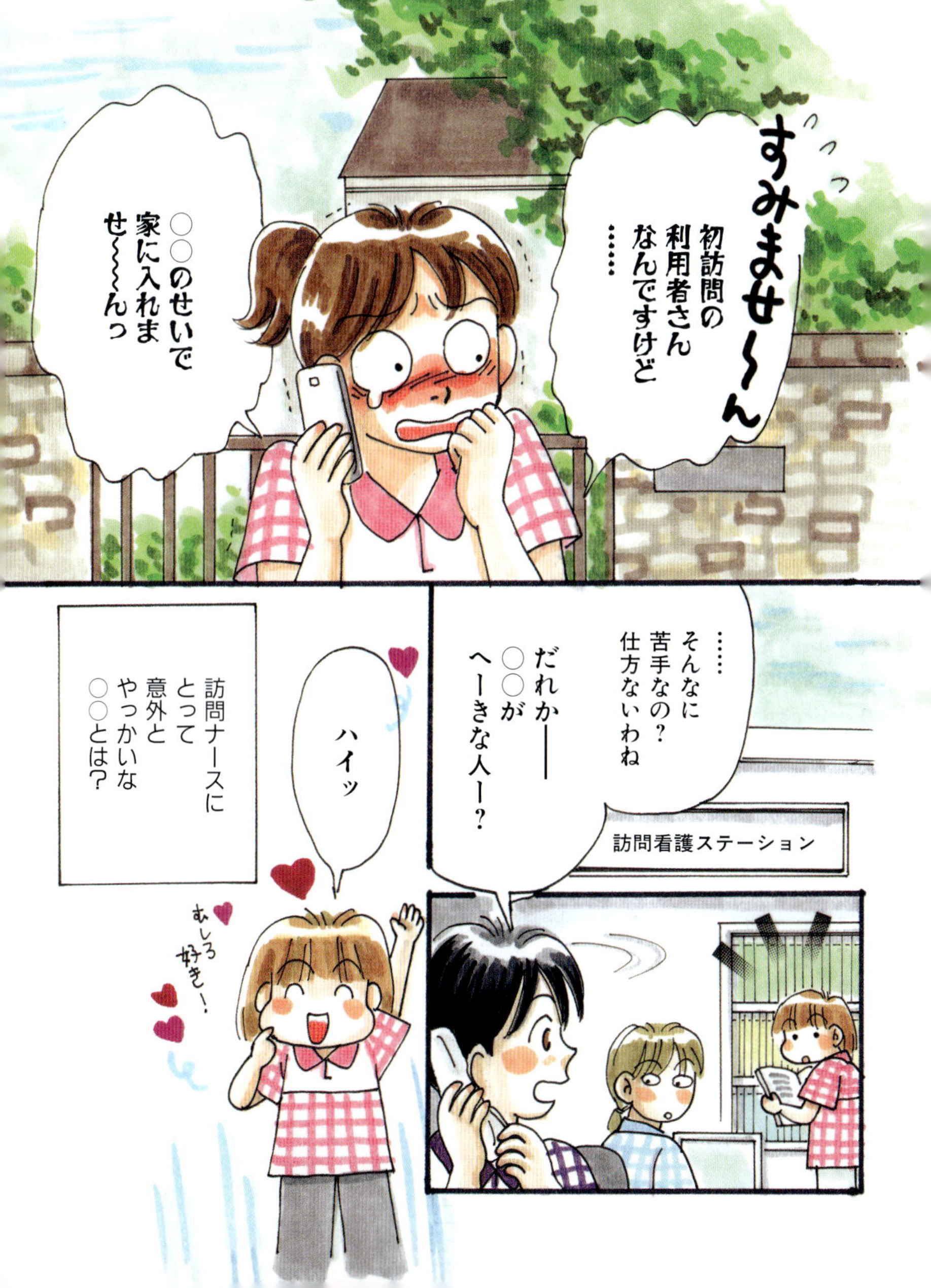
すみませ〜ん
初訪問の利用者さんなんですけど……
○○のせいで家に入れませ〜〜〜んっ
……そんなに苦手なの？仕方ないわね
だれか——○○がへーきな人ー？
訪問看護ステーション
ハイッ
むしろ好き！
訪問ナースにとって意外とやっかいな○○とは？

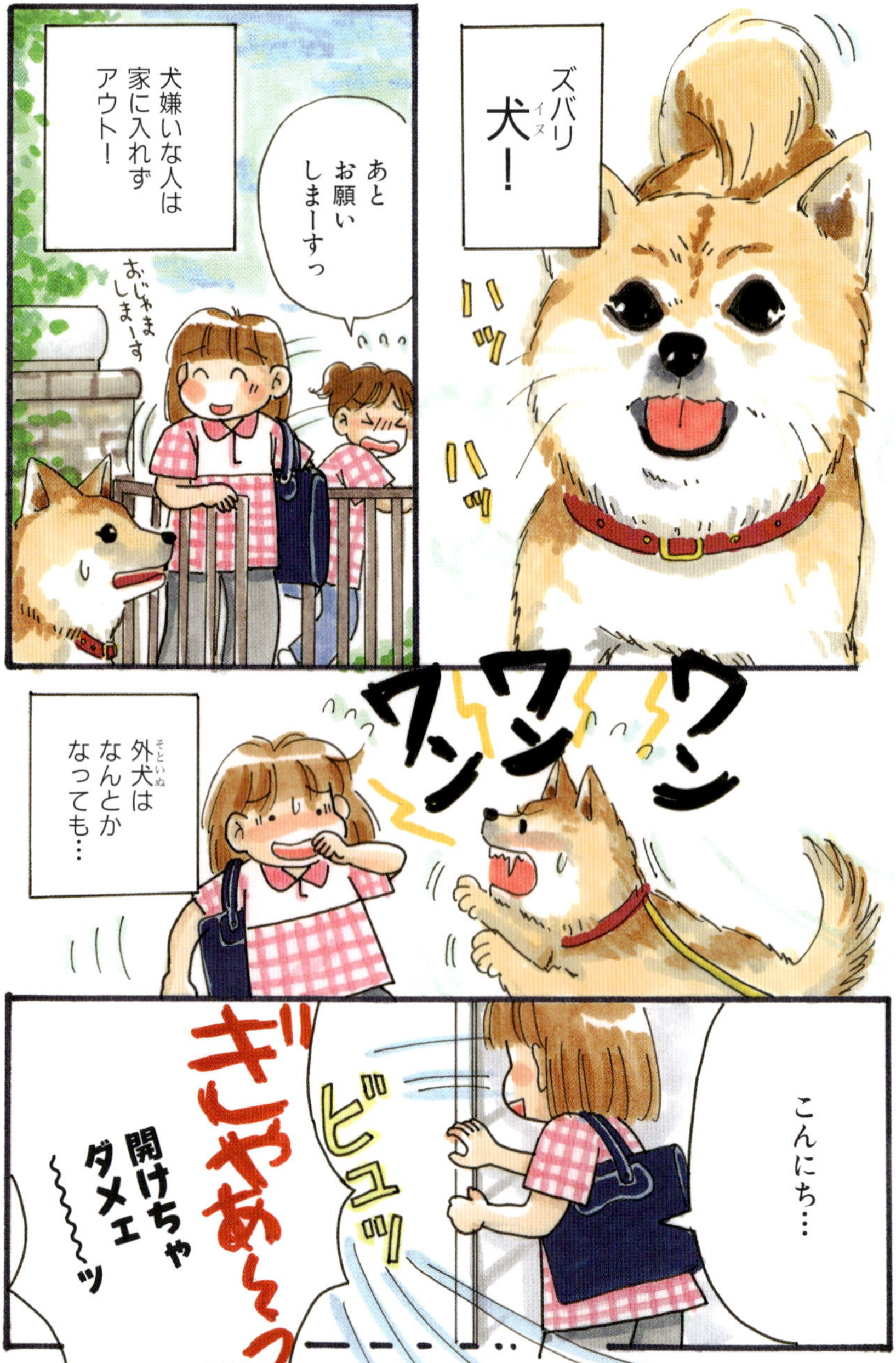
ズバリ
犬《イヌ》！
ハッ
ハッ
あと
お願い
しまーすっ
犬嫌いな人は
家に入れず
アウト！
おじゃま
しまーす
ワン
ワン
外犬《そといぬ》は
なんとか
なっても…
こんにち…
ビュッ
ぎゃあ～っ
開けちゃ
ダメエ
～～～ッ

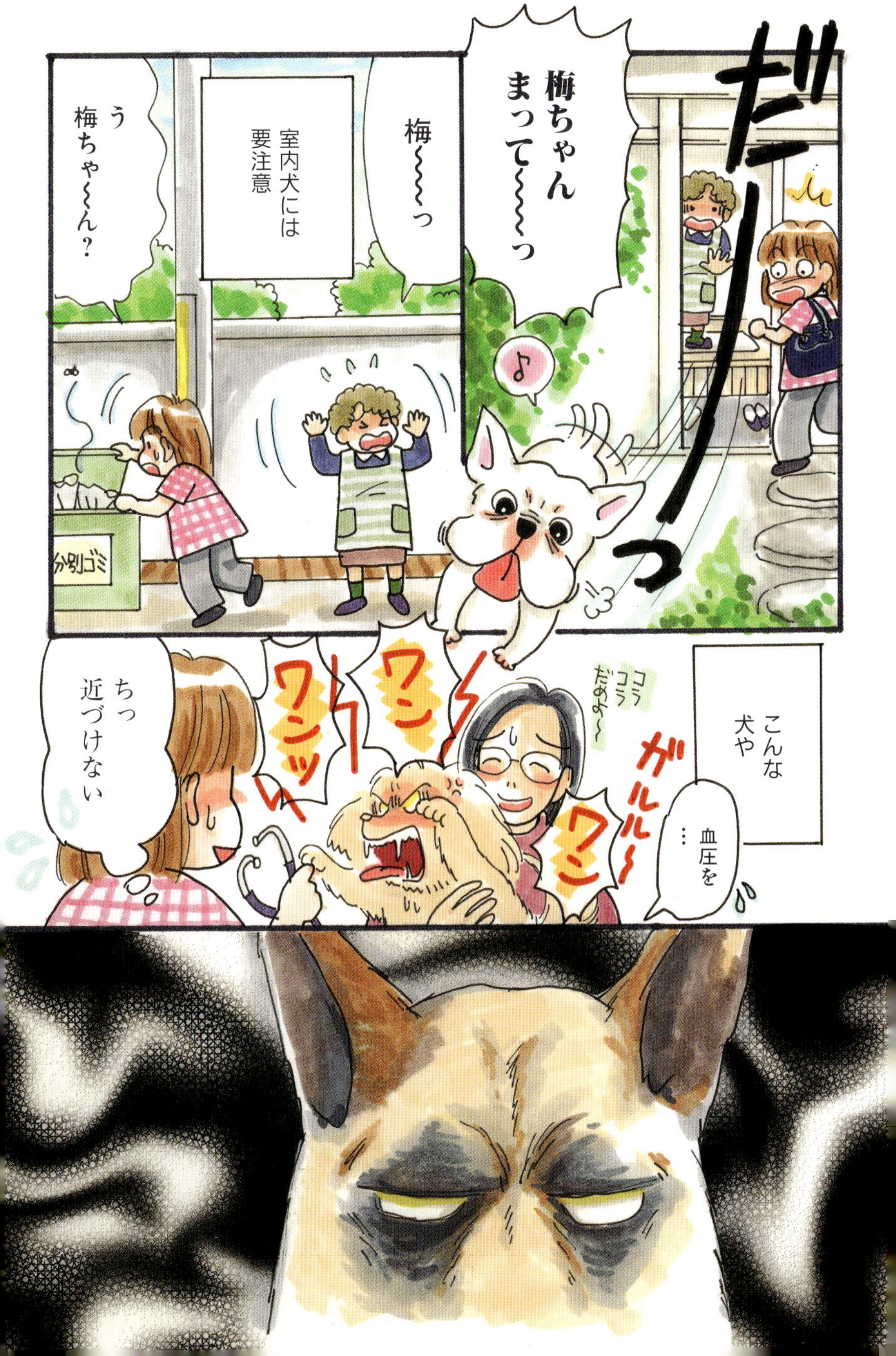
だーーっ
梅ちゃんまって〜〜っ
♪
梅〜〜〜っ
室内犬には要注意
う梅ちゃ〜ん？
こんな犬や
血圧を…
ガルルー〜
ワン
コラコラだめよ〜
ワン
ワンッ
ちっ近づけない

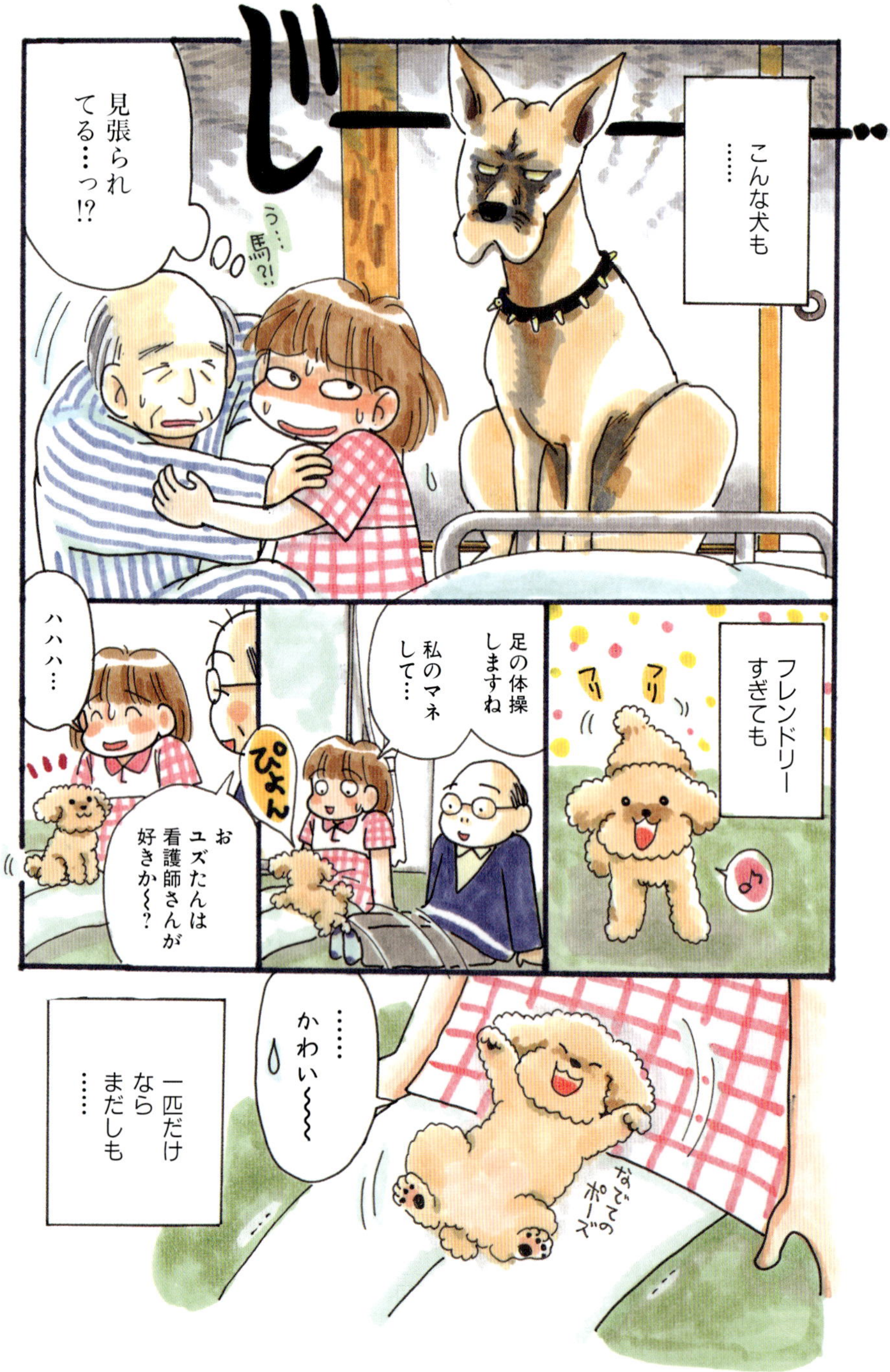
ジーーー…
こんな犬も……
見張られてる…っ!?
う…馬?!
フレンドリーすぎても
フリ
フリ
♪
足の体操しますね私のマネして…
ぴょん
ハハハ…
おユズたんは看護師さんが好きか〜?
……かわい〜〜〜
一匹だけならまだしも……
なでてのポーズ

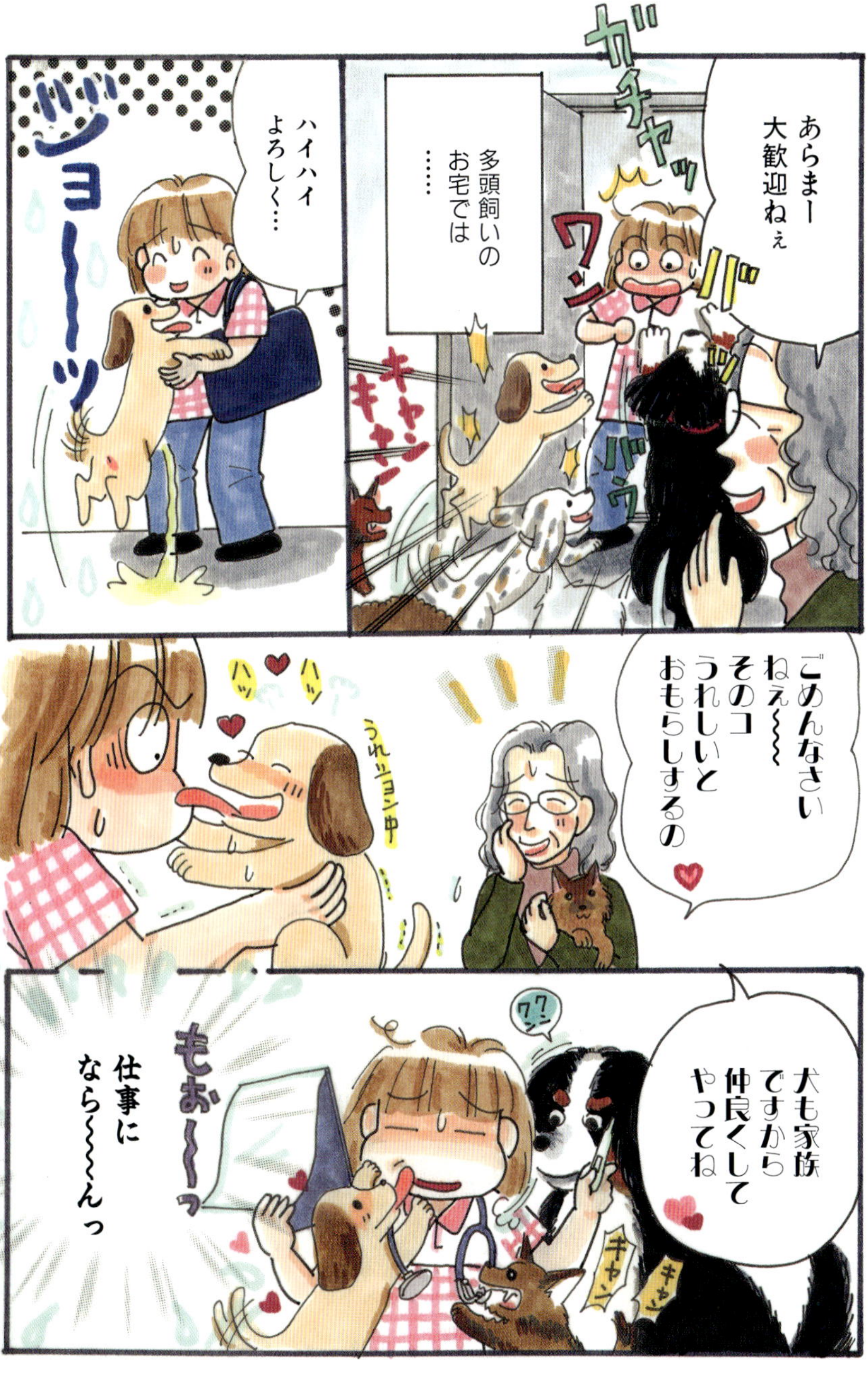
ガチャッ
あらまー
大歓迎ねぇ
ワン
バッ
バウ
キャン
キャン
多頭飼いの
お宅では
……
ハイハイ
よろしく…
ジョ〜〜ッ
ごめんなさい
ねぇ〜〜
そのコ
うれしいと
おもらしするの
ハッ
ハッ
うれション中
犬も家族
ですから
仲良くして
やってね
ワン
キャン
キャン
もぉ〜っ
仕事に
なら〜〜ん

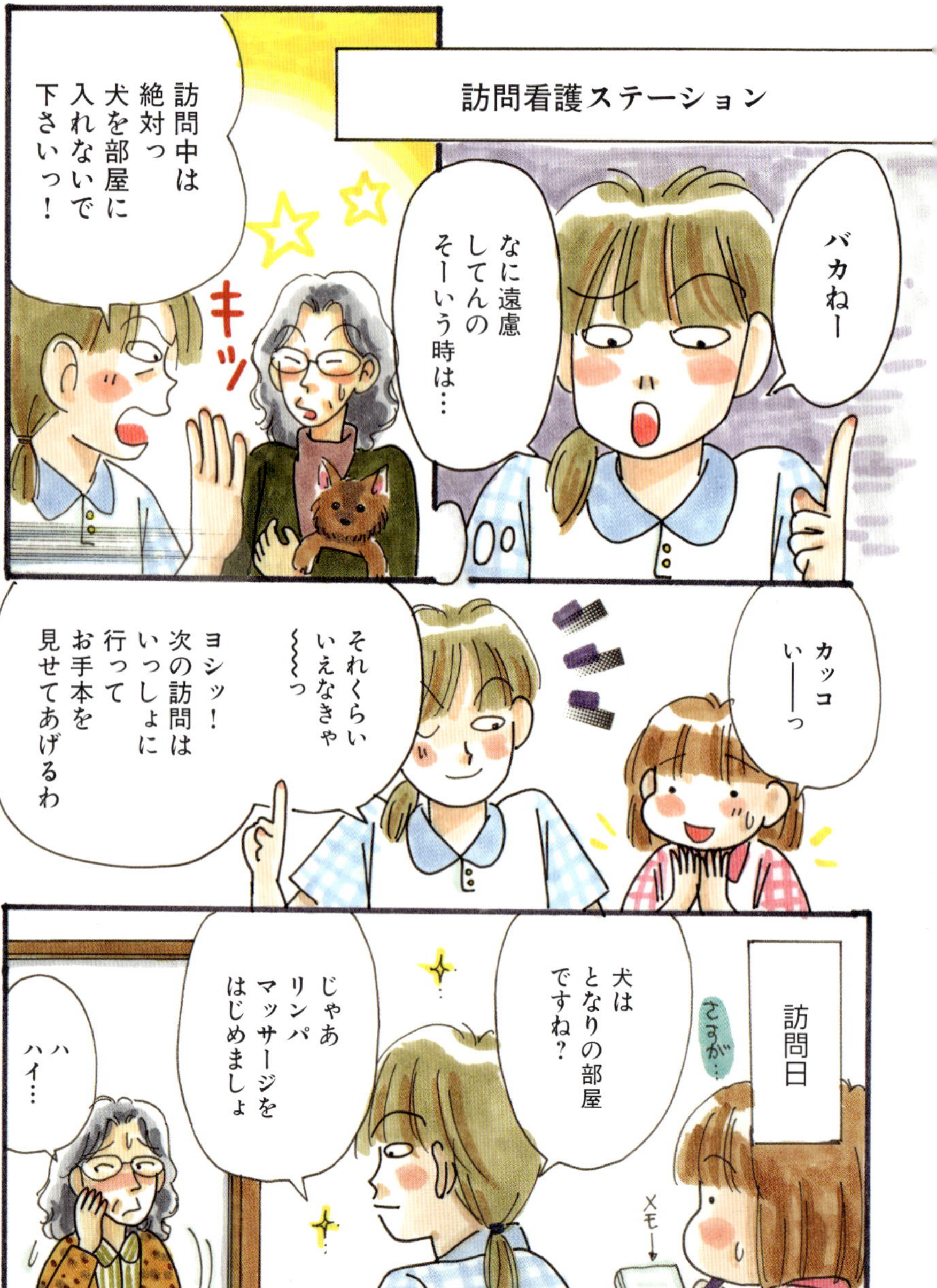
訪問看護ステーション
バカねー
なに遠慮してんのそーいう時は…
訪問中は絶対っ犬を部屋に入れないで下さいっ！
キッ
カッコいーーっ
それくらいいえなきゃ〜〜っ
ヨシッ！次の訪問はいっしょに行ってお手本を見せてあげるわ
訪問日
さすが…
犬はとなりの部屋ですね？
じゃあリンパマッサージをはじめましょ
ハハイ…
メモ

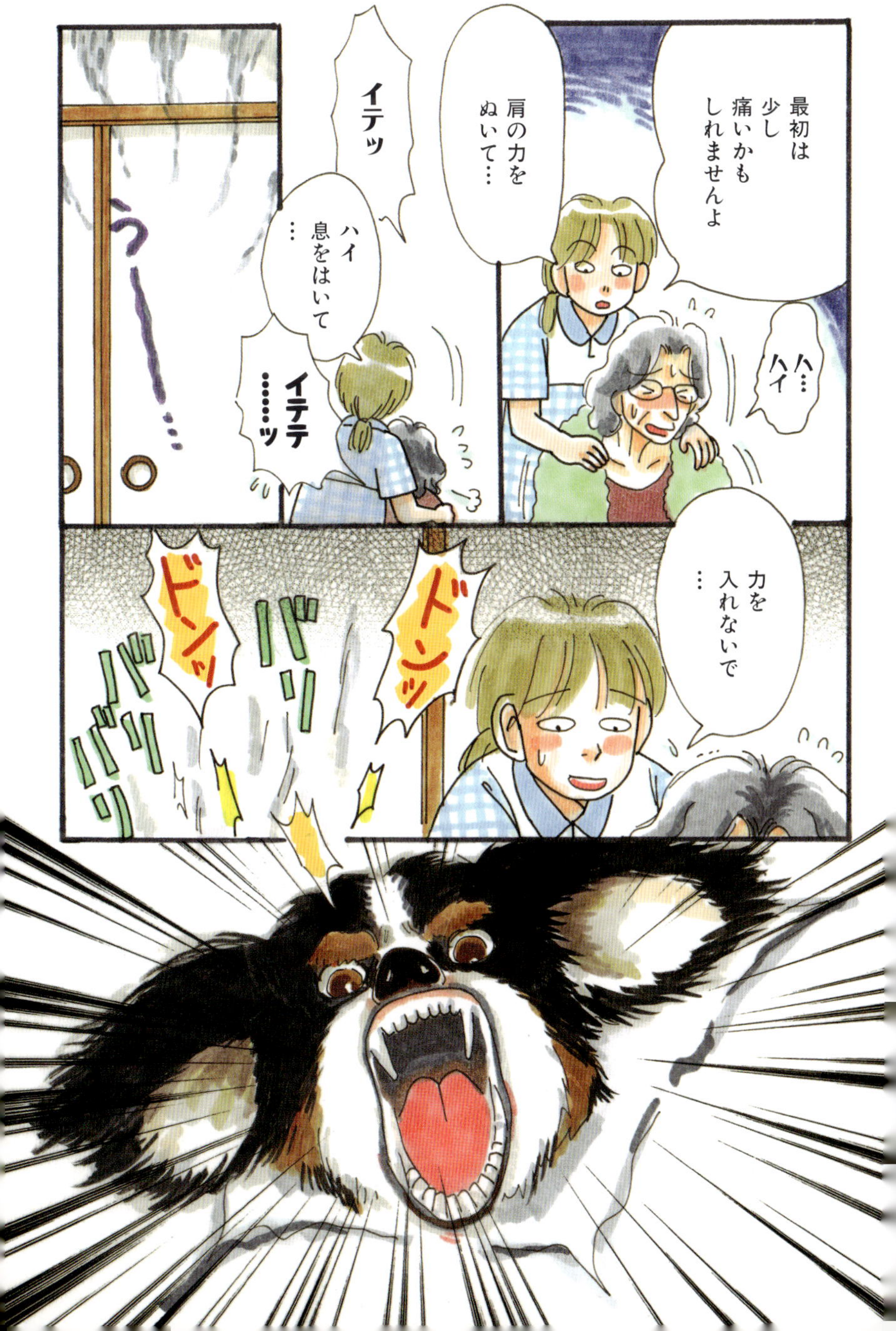
最初は少し痛いかもしれませんよ
肩の力をぬいて…
ハ…ハイ
イテッ
ハイ 息をはいて…
イテテ……ッ
うー…
力を入れないで…
ドンッ
ドンッ
バリッ
バリ
バリ

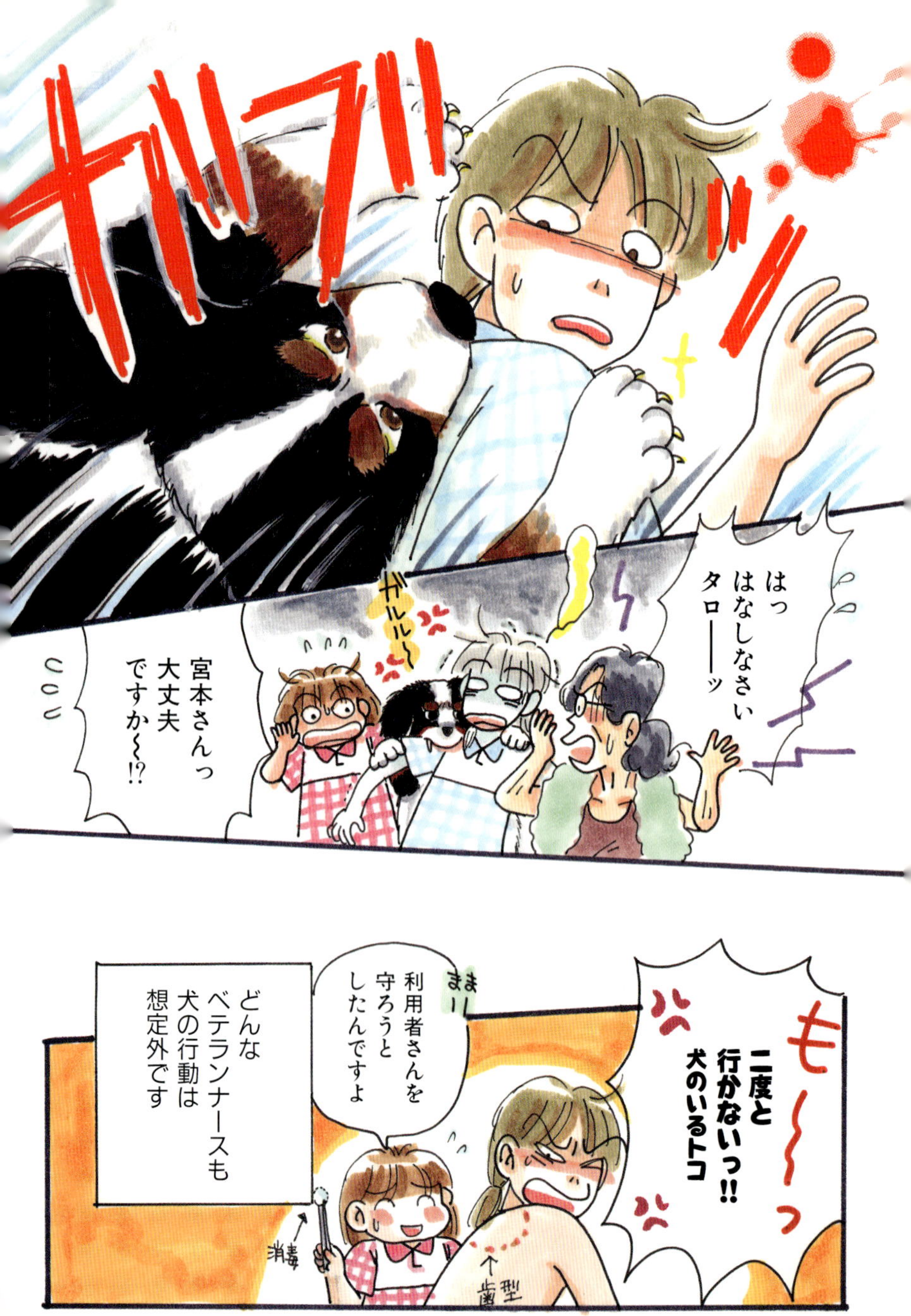
ガリッ!!
はっ
はなしなさい
タローーーッ
ガルル〜
宮本さんっ
大丈夫
ですか〜!?
も〜〜っ
二度と行かないっ!!
犬のいるトコ
利用者さんを
守ろうと
したんですよ
消毒
歯型
どんな
ベテランナースも
犬の行動は
想定外です

ヘルパーおばさん

訪問看護でおじゃますするお宅に、必ずといっていいほど入っているのが、ヘルパーさんである。

「看護師さんに来ていただくのは初めてなんですよ」

という利用者さんも、

「ヘルパーさんにはもう何年もお世話になってて……」

といわれることが多い。それぐらいヘルパーさんは、在宅に浸透しているのだ。仕事の幅は広く、買い物や通院のつきそいなどの生活援助、炊事やそうじなどの家事援助、時には入浴や食事介助などの身体援助までやってくれる。しかも報酬《ほうしゅう》はナースの半額とくれば、利用者さんには大いに助かる、頼れる存在なのだ。

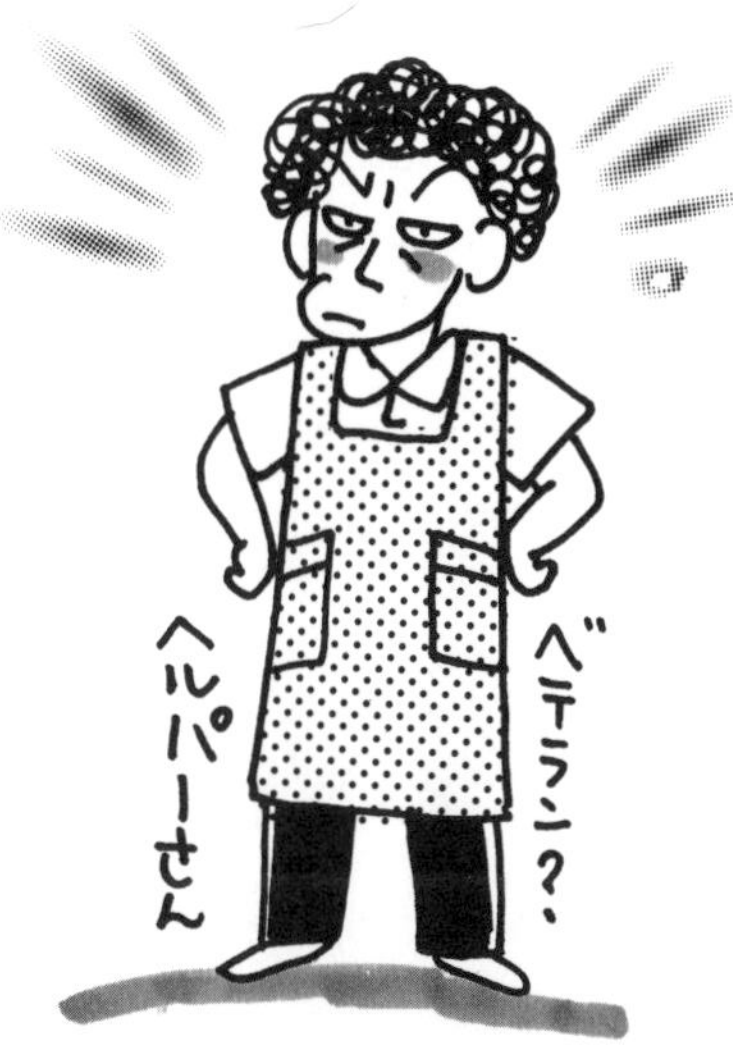

優秀なヘルパーさんもたくさんいらっしゃるだろう。でも私のように経験不足で年だけとったナースもいるように、充分年をとってからヘルパーさんになった人もいる。見た目は大ベテランの新人ヘルパーは、まさにおばさん。

そんなおばさんの話をします。

沼田さんは、一人暮らしの資産家のおばあちゃんだ。八十歳になった今でも株を取引するやり手で、口と頭は達者だが、体の方が思うように動かない。十年前の脳梗塞の後遺症で左足に麻痺があり、一人では歩けない。その上増え続ける体重をささえきれず、膝からくずれそうになるのを、看護師がなんとかささえて風呂場まで歩かせている状況だったが、

「転んだら大変だから、おフロはデイサービスか訪問入浴にしませんか?」

という提案にも、

「自分ちのおフロがあるのに何でそんなもの、イヤよ」

と、ゆずらない。

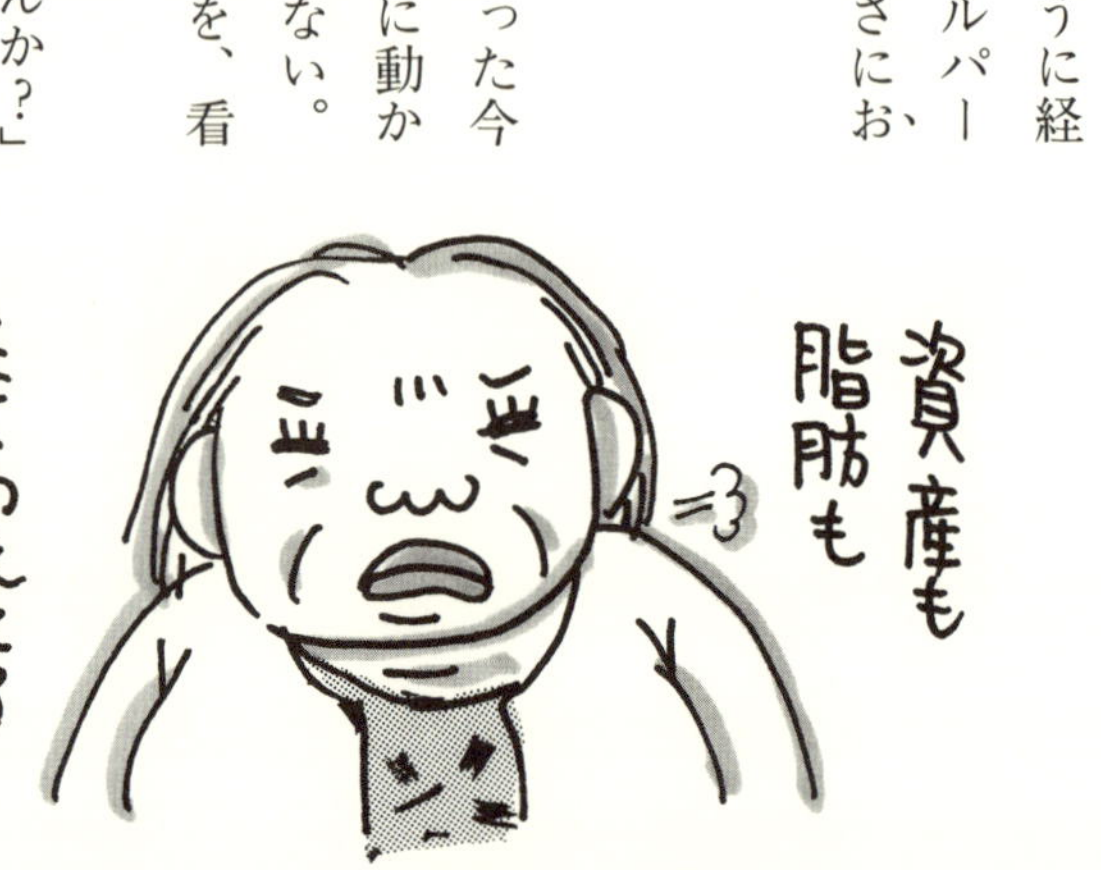

「でもお風呂場はせまいし、段差もあるし、湯船は深いから入るのも出るのも大変でしょ？　看護師《わたし》一人じゃあ沼田さんの体重をささえるのが難しくなってるの。このままだと危険だから……」

と説明すると、

「じゃあ、もう一人増やしたら？」

こうしてヘルパーさんが追加になった。

「だって看護師さん二人じゃあ、もったいないから」

沼田さんは資産家にありがちな、お金はあるのにケチだった。

「沼田さんが、初めて受け持つ利用者さんなんですよ」

追加になったヘルパーさんは、六十歳をすぎていた。超高齢新人《ルーキー》。

「じゃあ、看護師さんお願いします」

せまい浴室の中、追加ヘルパーのおばさんの仕事は、シャンプーとリンスの液を出すこと、それが終わったら体を洗うタオルに石けんをつけること、以上だ。

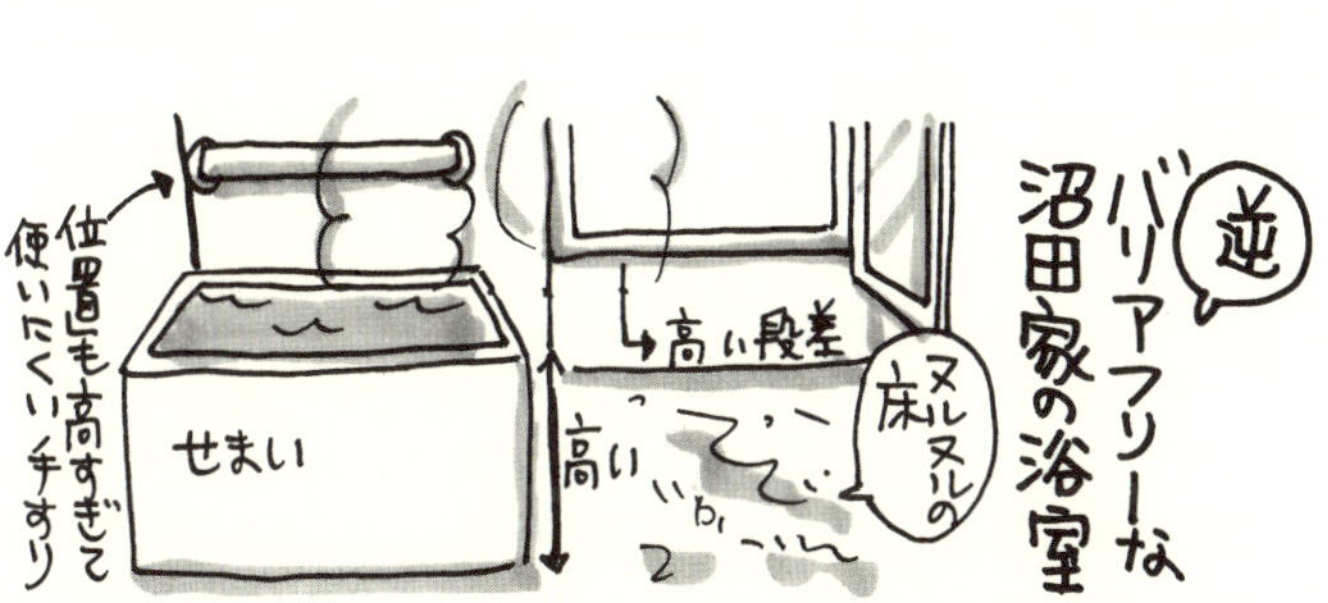

あとは黙って立っている。

「あぶないから沼田さんのことは全部看護師さんにやってもらえって、事務所にいわれてますから」

と、はなからヤル気がない。

(だったら、何しに来た!?)

といいたいのをグッとこらえ、

「ハイ、つかまって、もっと足を開いてふんばって、前におじぎする感じで立ちますよー」

と、沼田さんを立たせ、フラつく足どりをなんとか歩かせて湯船に誘導する。途中何度かすべりそうになるのを必死でささえつつ、やっと湯船に沈める。

「ハアァー。いいお湯ねぇ」

ちょっと一息ついたのもつかの間、今度は湯船から出るのが大変だ。長く湯につかればそれだけ体力を消耗《しょうもう》し、足もなえる。しかも昔仕様の湯船は深く、手すりはついているものの、かなり上にある。手が届くまで後

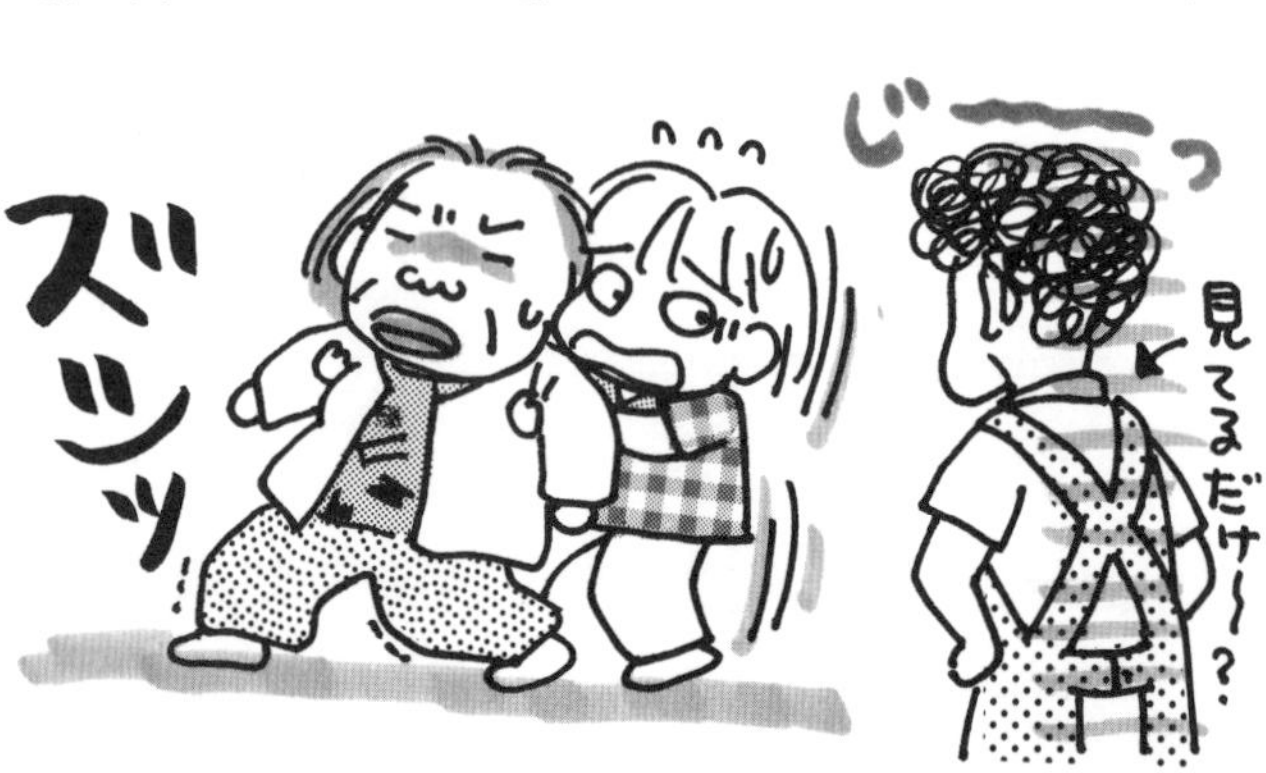

ろから体をささえるのは私だ。ズッシリ重い肉壁、腰にまわした手で実感する。

なんとか腰を引き立たせようとした瞬間、

(また、太った?)

「ちょっと、お湯は捨てないで、洗たくに使ってね。バスタオルは洗わないで干すだけでいいから」

と、湯船から出ながらヘルパーさんに指示する沼田さん。注意がそれ、とたんに足の力が抜け、腰くだけになるところをなんとか耐える。私が。

(おっ重い)

まるで石を抱いているみたいだ。汗だくの私の横に、立っているだけのヘルパーおばさん。

「ハイ、わかりましたぁ」

すでに頭の中は、この後の洗たくのことでいっぱいなのか。

「後は、看護師さんお願いします」

と、戦線離脱。その目は沼田さんではなく、残り湯に注がれていた。

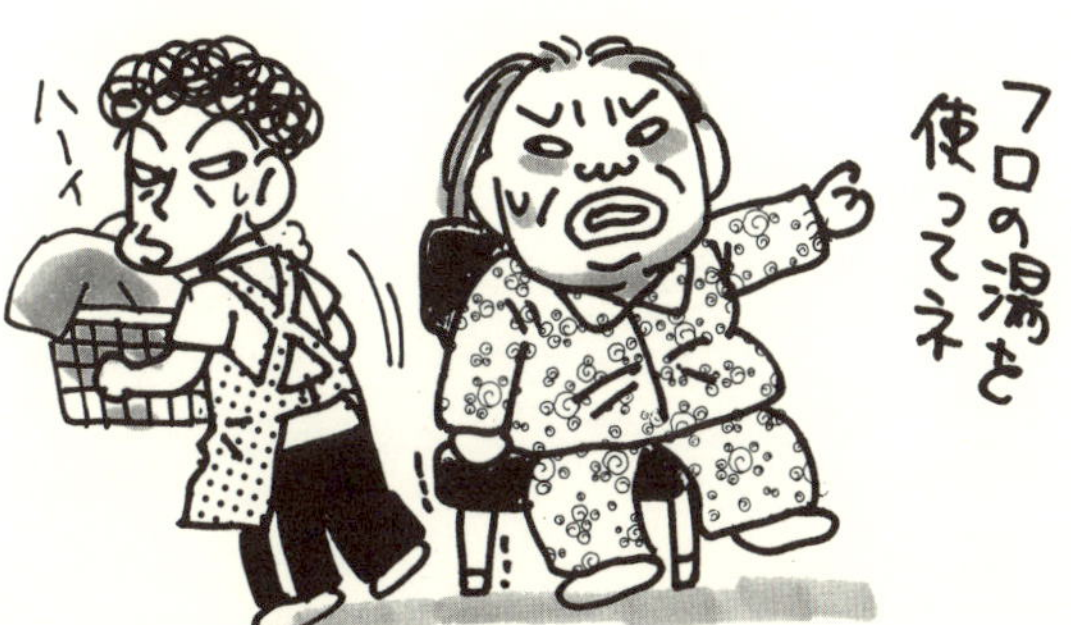

（だめだ。こりゃ）

「せめて浴室にすべり止めのマットを敷いてもらえませんか？　このままじゃあスベって転ぶ危険がありますよ」

と、お願いしてみた。ヘルパーさんが頼りにならない分、せめてもの安全策だったが、

「それはできないわ」

と沼田さん。

「これ以上、新しいものを買う気はないのよ。今あるものでやってちょうだい」

と、ゆずらない。

「あ、ヘルパーさん、ゴミ出ししてくれる？　昨日食べたカニが臭くって……」

マットは買えないが、カニは買えるらしい。

「介護保険を使えば一割負担で買えるんですよ？」

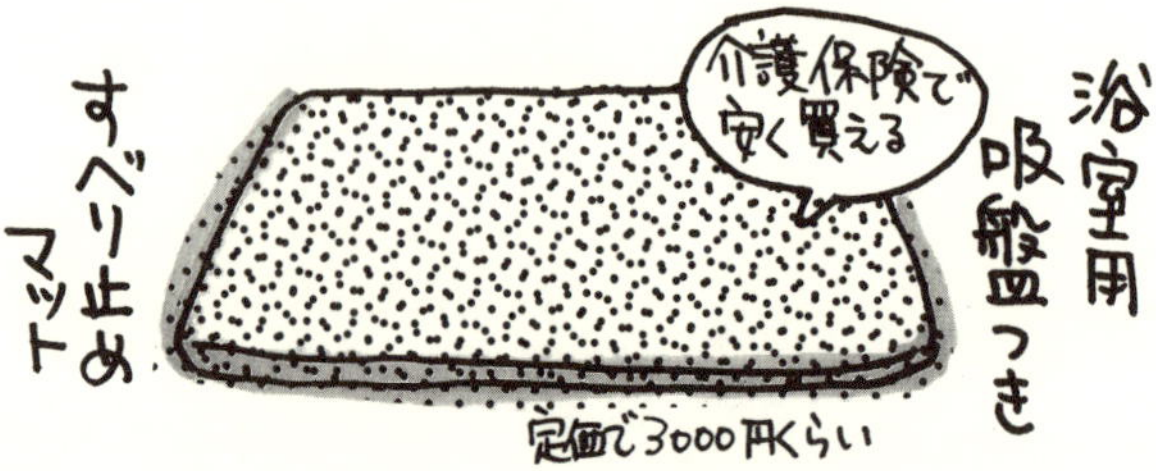

と、すすめても、

「もったいない」

の一点張りだ。

（カニは買えるのに？）

命の安全より、カニを買う人。この独特な価値観をくずすためには、あの人を巻き込むしかない。


「今日は、沼田さんのお風呂の様子を見せてもらいに来ました」

「何で、ケアマネさんがわざわざ？」

と、沼田さんは不信感だ。

そう、呼んだのは私だ。

（とにかくすべり止めのマットと、湯船に入るのをやめてシャワー浴だけにするように）

沼田さんの受け持ちになって半年、最近は特に足に力が入らず、ヨロヨロ歩く。いつ転んでもおかしくない状況なのだ。

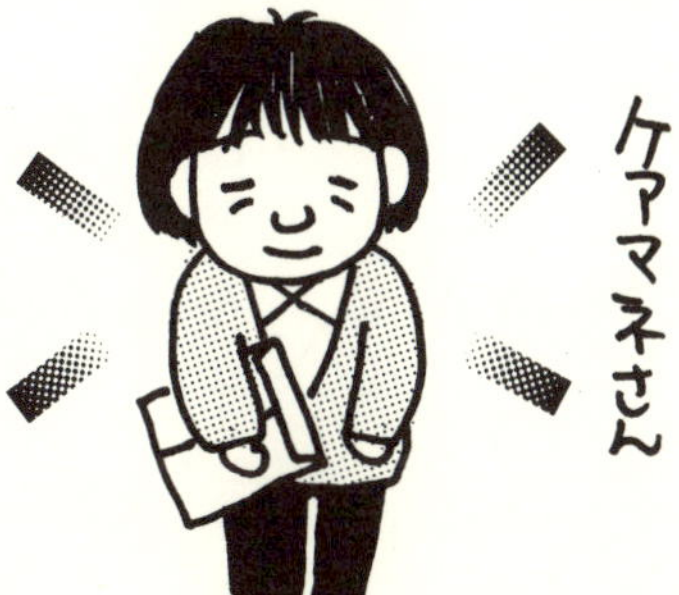

（ケアマネさんにありのままを見てもらって、説得に一役買ってもらわなきゃ）

だが、思わぬ展開が待っていた。

「そうよ。足を開いておじぎするように、そうすれば楽に立てるわ。沼田さん」

浴室にひびき渡るヘルパーさんの声。いつも黙って立ってるおばさんが突然しゃべりだした。しかも、いつも私のいってる言葉を。

「立つのはできても、歩くのが……。すべり止めもないので、すべりそうになることも……」

手をひきながらなんとか歩く沼田さんの状況を説明する私に、かぶる勢いで、

「大丈夫！　大丈夫！　ちゃんと歩けてるわよ」

と、ヘルパーおばさん。まるで別人のような多弁さで、沼田さんを援護する。

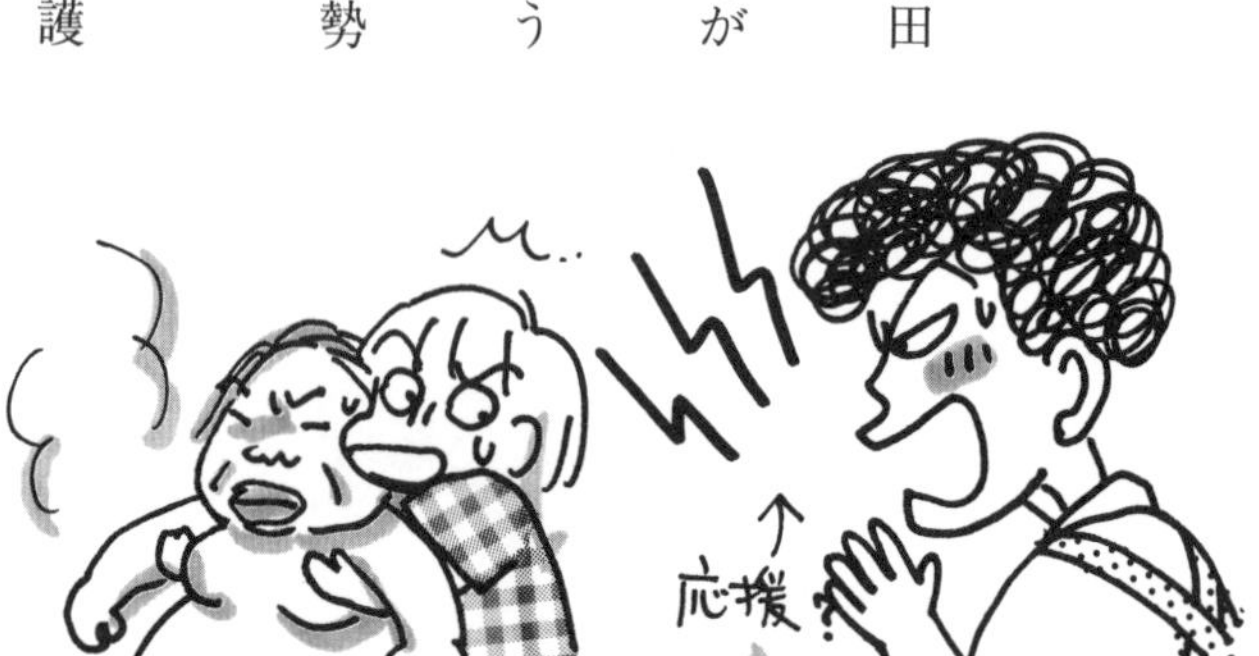

湯船から上がるのがどんなに大変かを示そうと、

「手すりの位置も遠くて、体をささえないと届かないので……」

と話しているそばから、

「そうよ。できてる。そのまま立って、全部沼田さんの力よ。沼田さん一人で、立ってるのよ。大丈夫！」

と、ヘルパーおばさん。

「そうね。立ててるじゃない」

と、ケアマネさん。二人は沼田さんの前面を見てる。でも後ろで腰に手をまわしている私のことは見えてないのか？

「自分で立ってるのよ。沼田さん」

はげますようなヘルパーさんの言葉も、今はジャマだ。

ケアマネさんを前にして、突然のやる気は、何のためのアピールなのか？

「ちがいます。これは私が後ろからささえているから立ってるだけで、沼田さんの力では……」

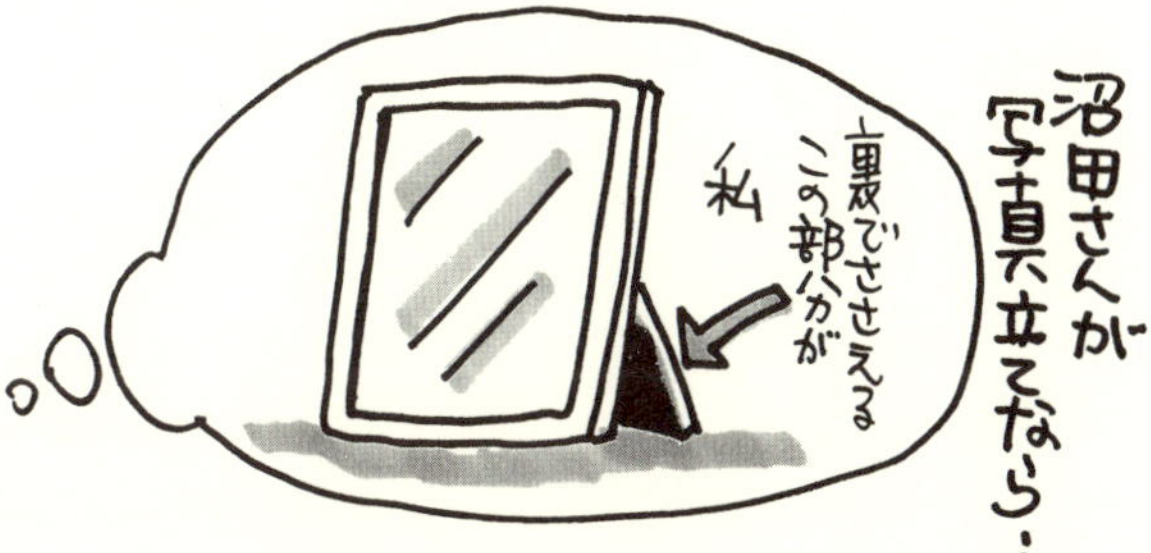
沼田さんが写真立てなら…
裏でささえるこの部分が
私

今まであえていわなかったことを口にする。私だって、利用者さんのやる気をそぐようなことはいいたくない。だけど沼田さんの安全のためには……。

ズルッ。

その時、絶妙のタイミングで足がすべった。

沼田さんではなく、私の。

当然、ささえをなくした沼田さんもガクッと膝折れする。

「わっわっ」

なんとか尻もちをつかないうちに、沼田さんをかかえ直す。

「確かに、危ないわねえ」

と、ケアマネさん。

思わぬ形で、危険をアピールできたが、

「看護師さんがすべらないために、すべり止めが必要かもね」

そういうつもりじゃなかったんですけど。

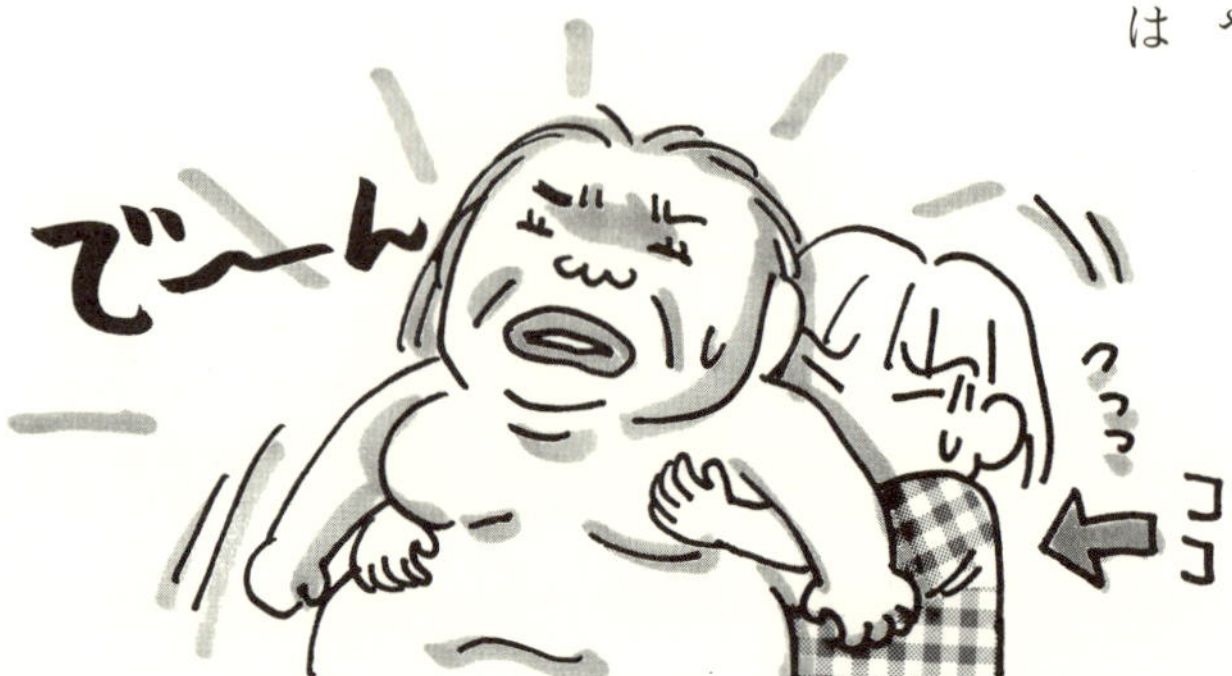

結論からいうと、すべり止めのマットと、入浴はシャワーだけになった。

そしてヘルパーおばさんも健在だ。

「沼田さん、ウォッシュレットは使いすぎたらダメですよ。肛門に穴が開くから」

今日もどこから聞いてきたのか、変な知識を沼田さんに吹き込んでいる。

(肛門はもともと穴が開いてますけど。っていうか、どんな水圧のウォッシュレットだ?)

「まあそう、気をつけるわぁ」

と、沼田さん。

(気をつけるも何も、お宅にウォッシュレットがないでしょーが)

二人の会話に心でツッコミつつ、血圧を計る。

「痛……っ。そんなに空気入れないでちょーだい。乱暴ねえ」

入浴にまつわることを根にもってか、最近の沼田さんは私に対して小言が多い。反対にヘルパーさんとは仲よしだ。

「転ぶ前から危ない危ないっていわれたら、何にもできないわよねぇ」

というヘルパーさんに、

「ホントよねぇ」

と、沼田さん。

類は友を呼ぶ、だ。

（転んでからじゃあ遅いから、看護師がいるんだけどね）

たとえ一時的には嫌われても、やるべきことをやって
よかったと思う。

看護師は、おばさんでも友達でもないのだ。

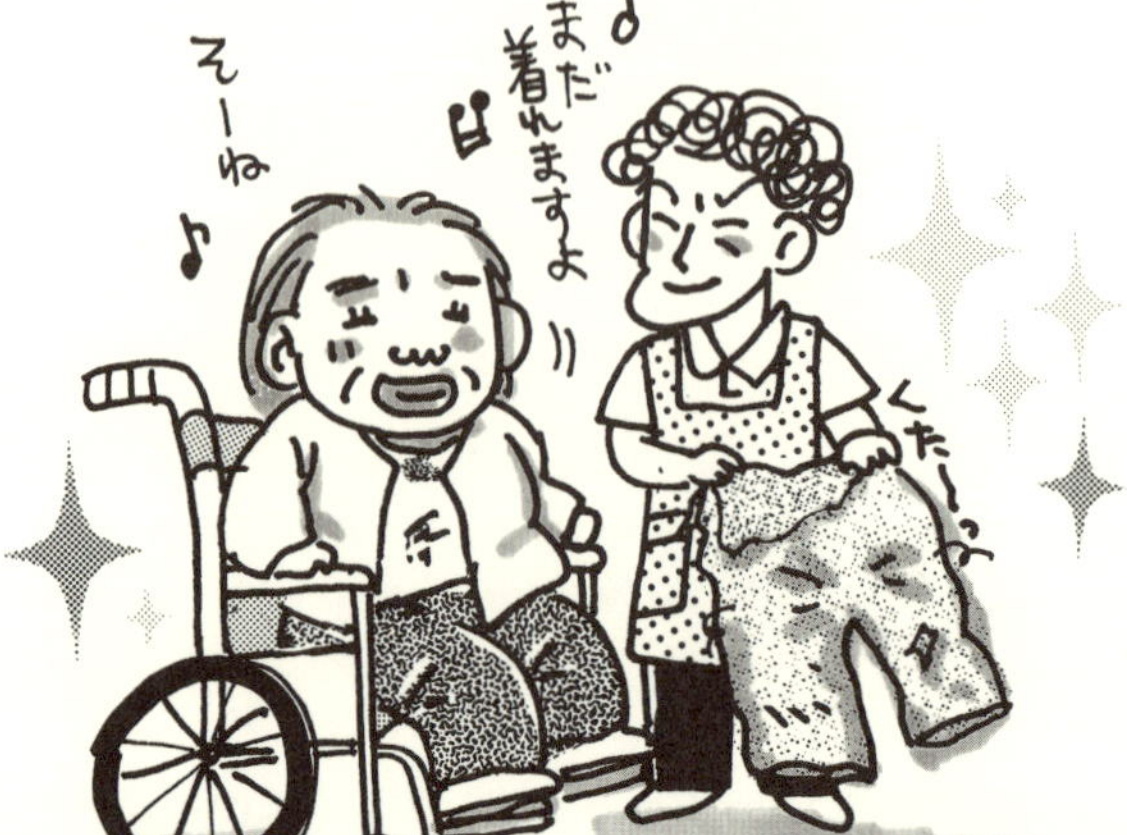

お気持ち十色《といろ》

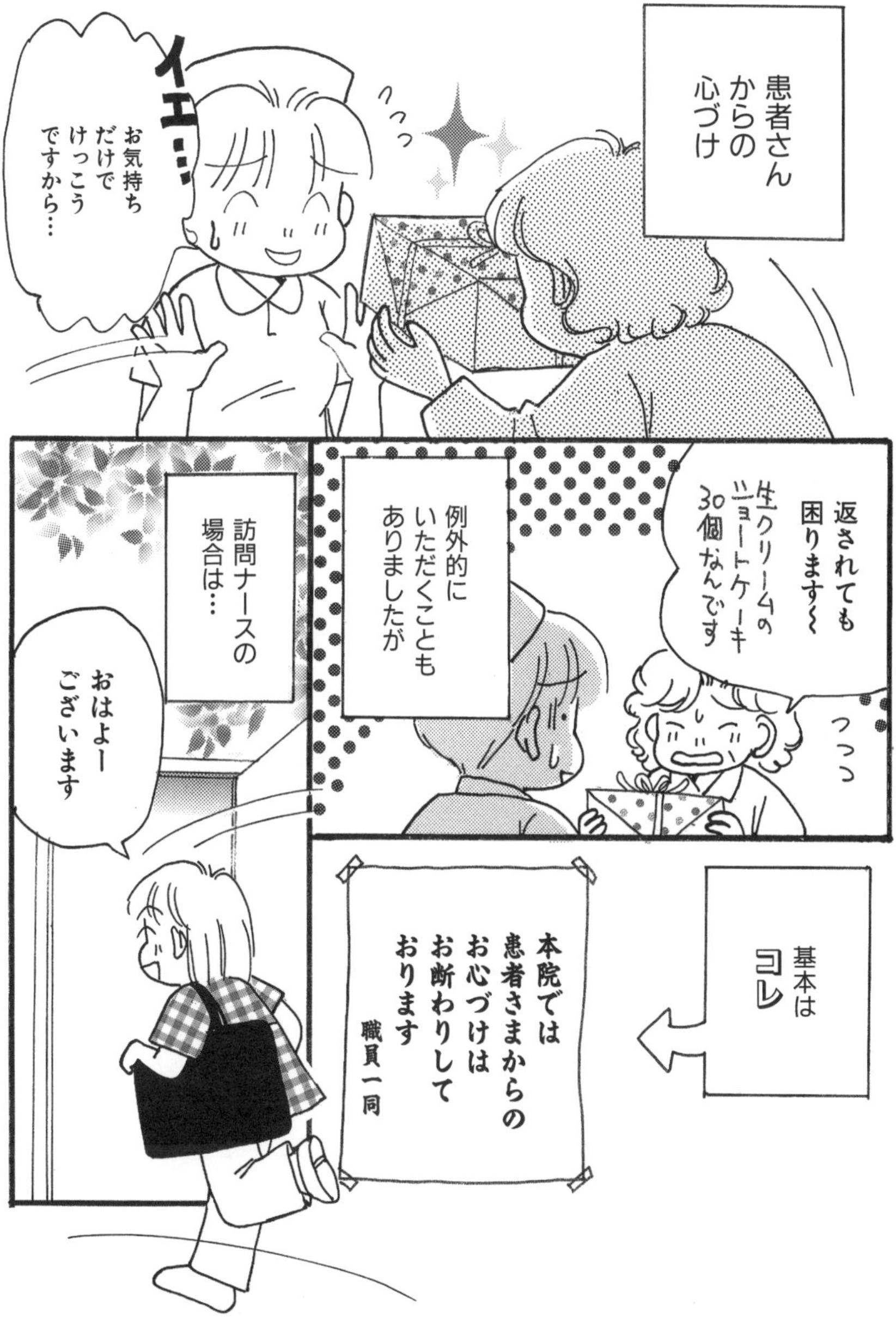
患者さんからの心づけ
つつつ
イエ…
お気持ちだけでけっこうですから…
返されても困ります〜 生クリームのショートケーキ30個なんです
例外的にいただくこともありましたが
つつつ
訪問ナースの場合は…
おはよーございます
基本はコレ
本院では患者さまからのお心づけはお断わりしております
職員一同

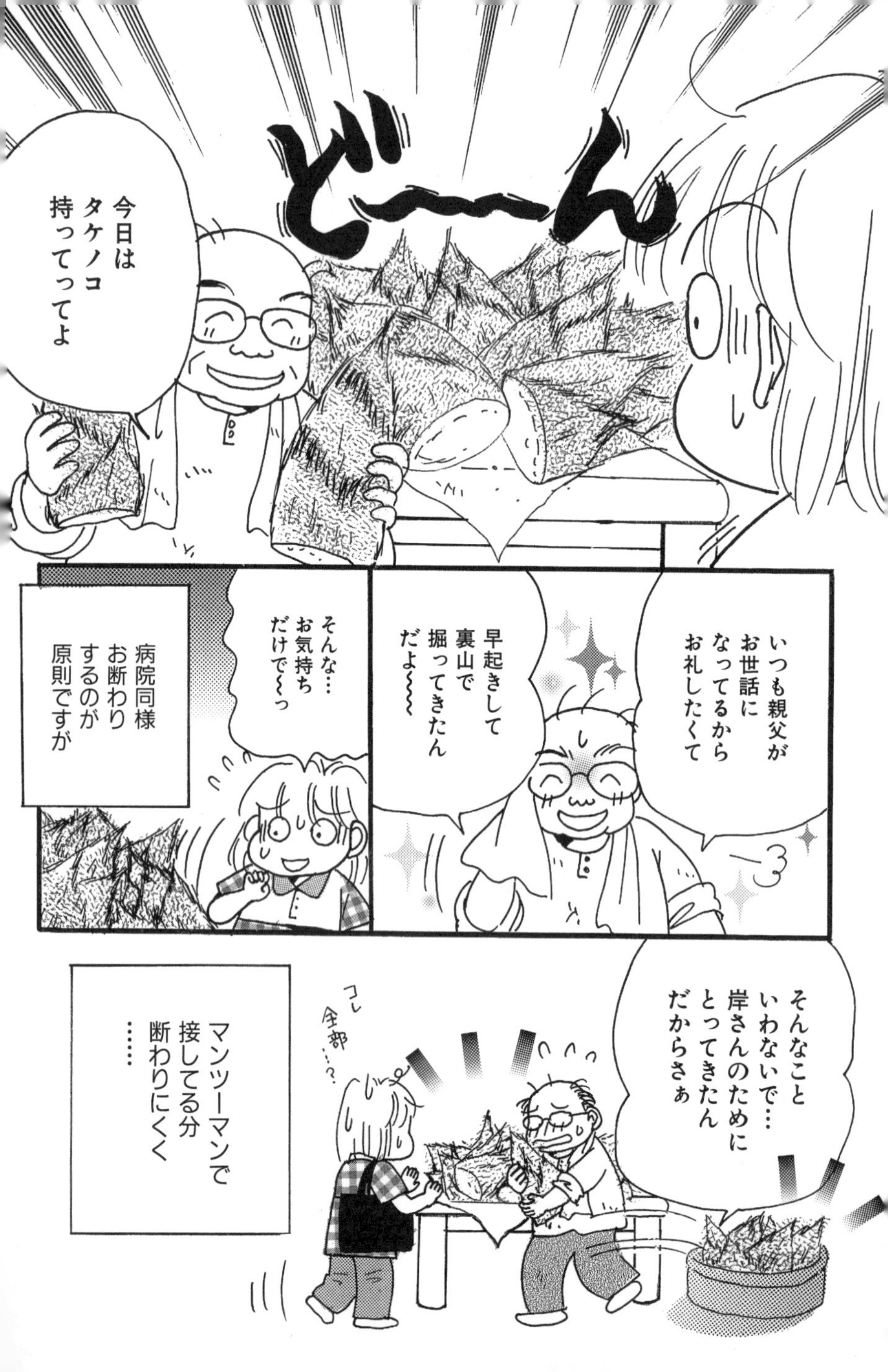

どーーん
今日はタケノコ持ってってよ
いつも親父がお世話になってるからお礼したくて
早起きして裏山で掘ってきたんだよ〜〜〜
そんな…お気持ちだけで〜っ
病院同様お断わりするのが原則ですが
そんなこといわないで…岸さんのためにとってきたんだからさぁ
コレ全部…？
マンツーマンで接してる分断わりにくく……

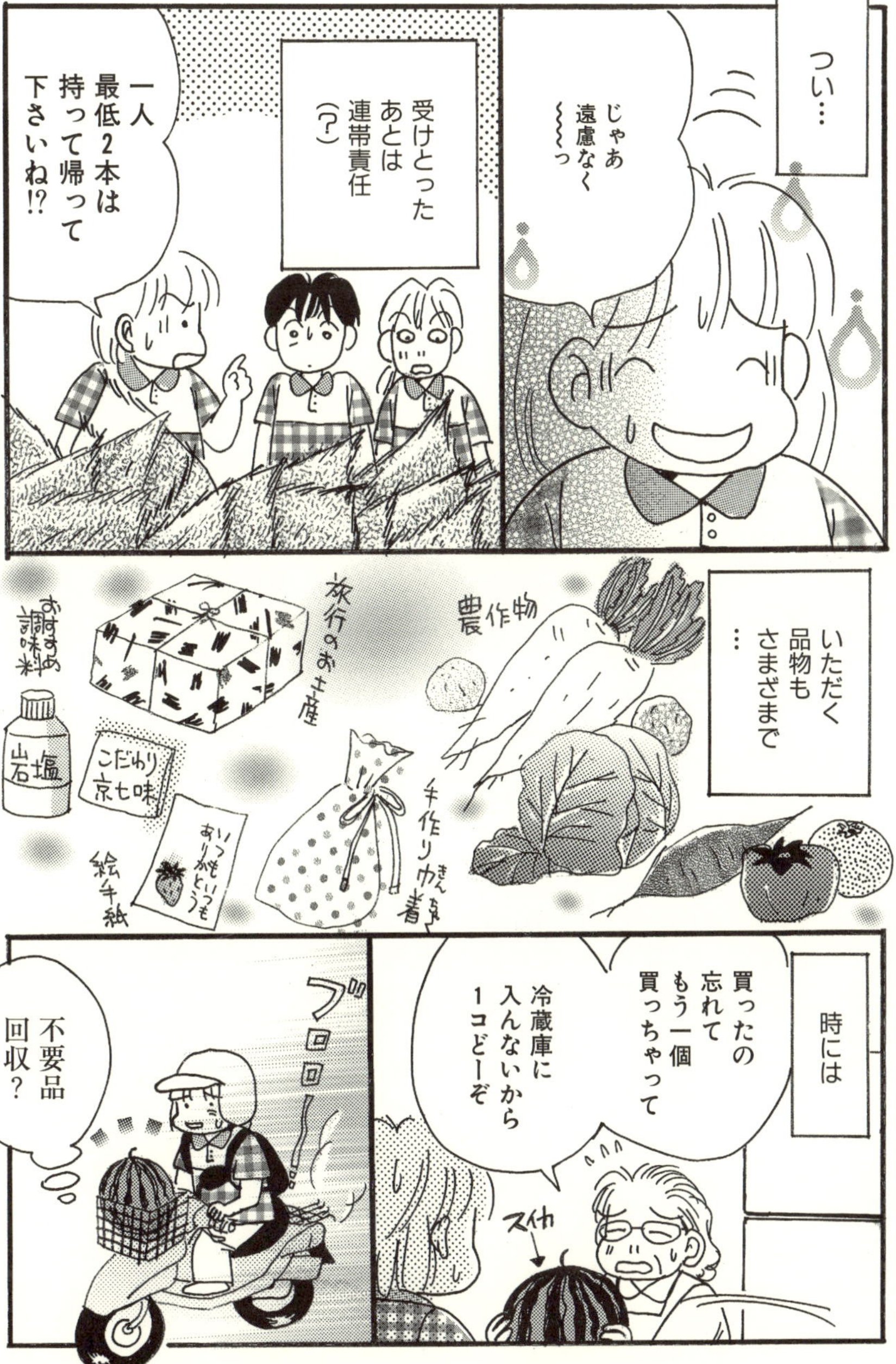
つい…
じゃあ遠慮なく〜〜〜っ
受けとったあとは連帯責任(?)
一人最低2本は持って帰って下さいね!?
いただく品物もさまざまで…
農作物
旅行のお土産
手作り巾着《きんちゃく》
おすすめ調味料
山石塩
こだわり京七味
いつもいつもありがとう
絵手紙
時には
買ったの忘れてもう一個買っちゃって
冷蔵庫に入んないから1コどーぞ
スイカ
ブロロロ
不要品回収?

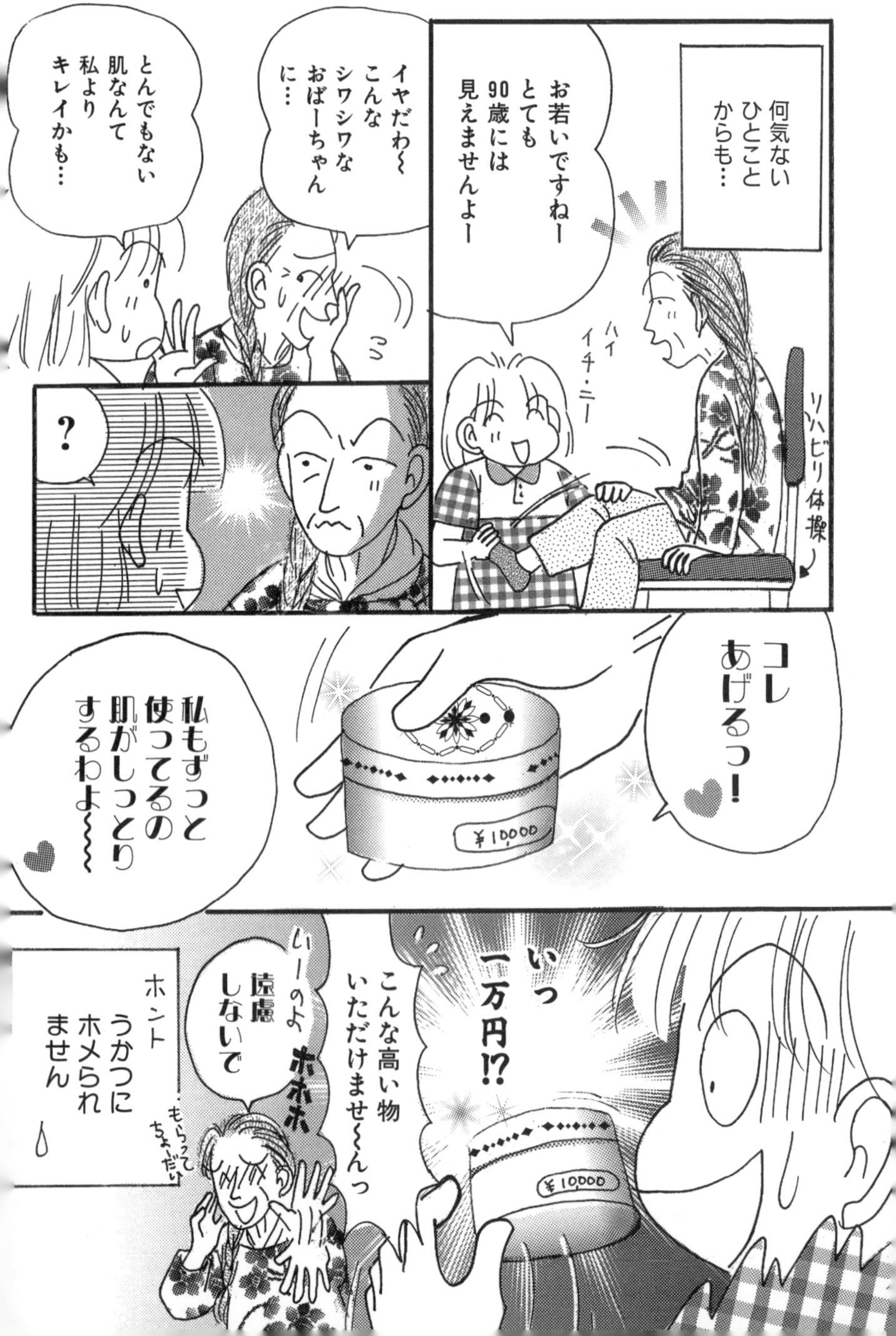

何気ないひとことからも…
お若いですねーとても90歳には見えませんよー
ハイイチ・ニー
リハビリ体操
イヤだわ〜こんなシワシワなおばーちゃんに…
とんでもない肌なんて私よりキレイかも…
？
コレあげるっ！
¥10,000
私もずっと使ってるの肌がしっとりするわよ〜〜
いっ一万円!?
こんな高い物いただけませ〜んっ
¥10,000
いーのよ遠慮しないで
ホホホ
もらってちょーだい
ホントうかつにホメられません

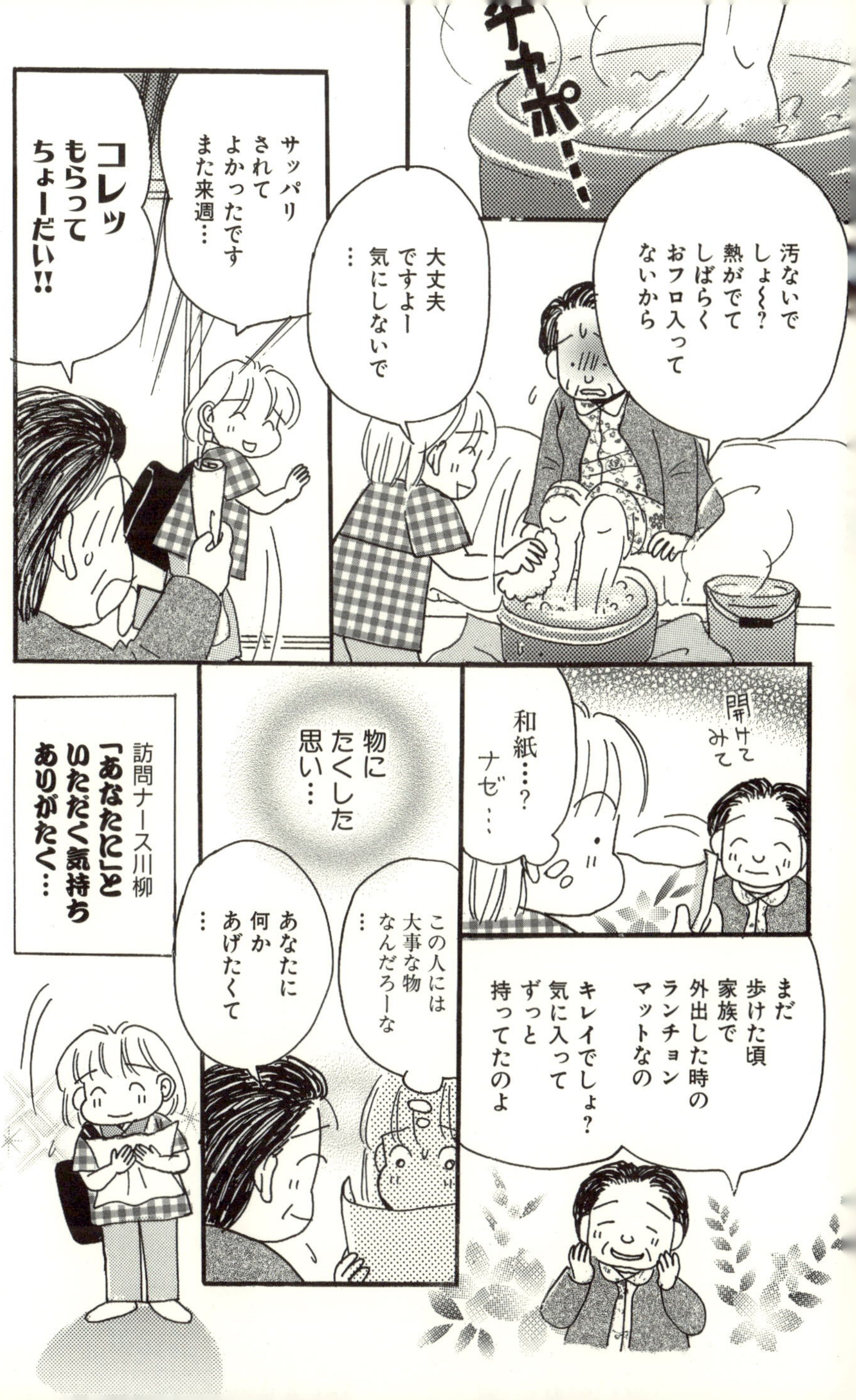

チャポ…
汚ないでしょ〜？熱がでてしばらくおフロ入ってないから
大丈夫ですよー気にしないで…
サッパリされてよかったです また来週…
コレッもらってちょーだい!!
開けてみて
和紙…？ナゼ…
まだ歩けた頃家族で外出した時のランチョンマットなの
キレイでしょ？気に入ってずっと持ってたのよ
物にたくした思い…
この人には大事な物なんだろーな…
あなたに何かあげたくて…
訪問ナース川柳
「あなたに」といただく気持ちありがたく…

フロが恐い

『人間はアカでは死なない』

そりゃそうだけれども。

はたして、半年風呂に入らないと、どうなるのか。その記録をどこまで更新できるのか、更新しないために毎週訪問しているワケですが、果たして？

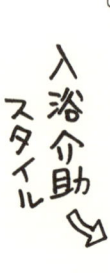

「ご気分良さそうですね。じゃあ、おフロに入りましょうか？」

ベッドに座り、今まで笑顔で話していた所《ところ》さんは、その言葉を合図に突然体をグラつかせる。

「ああ、めまいが……」

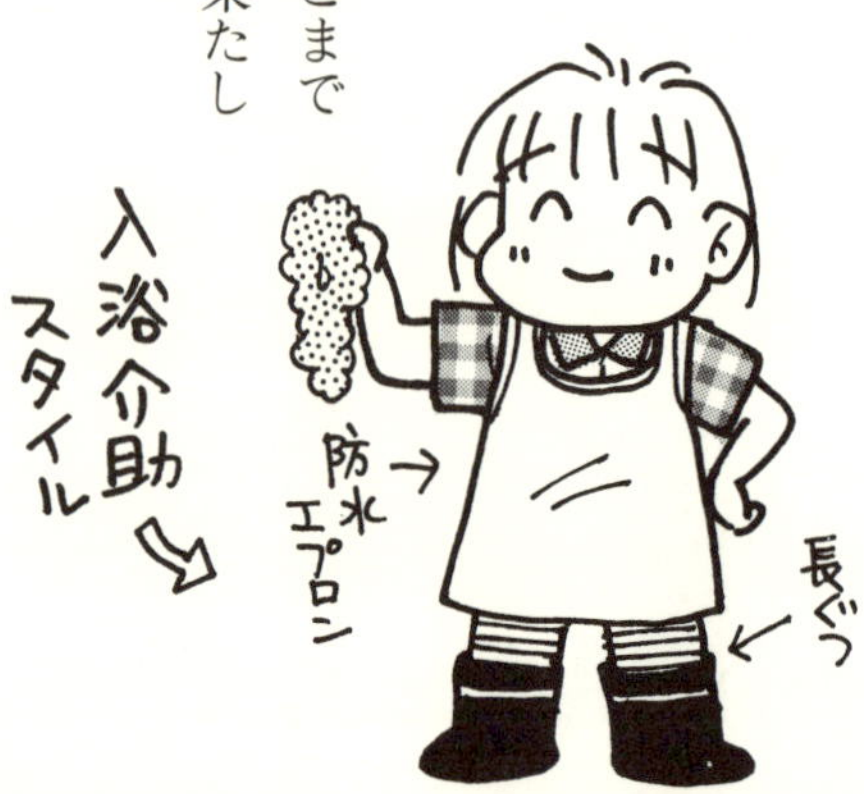

同時に、パタリとベッドに倒れ込み、

「すみません。今日もおフロはムリみたいです」

と、ふとんの中で丸くなる。

「先週も、先々週もそうでしたよ？　そろそろ暖かくなってきましたし、汗を流してサッパリしませんか？」

とすすめてみても、

「そうしたいのは山々ですが、あらぁ目が回るぅ。とても起きれませんわ」

(さっきまで平気で、座ってたじゃねーかよっ!?)

と、いいたいのをグッとこらえ、もう一度、

「血圧も熱も脈も、異常なしですよ。心配ないですから、さあおフロに……」

食い下がる私に、所さんはトドメの一言、

「実は……半年前一人でおフロに入ってた時に、突然気が遠くなって、気がついたら二時間、おフロで倒れてたことがありましたの。以来、おフロ

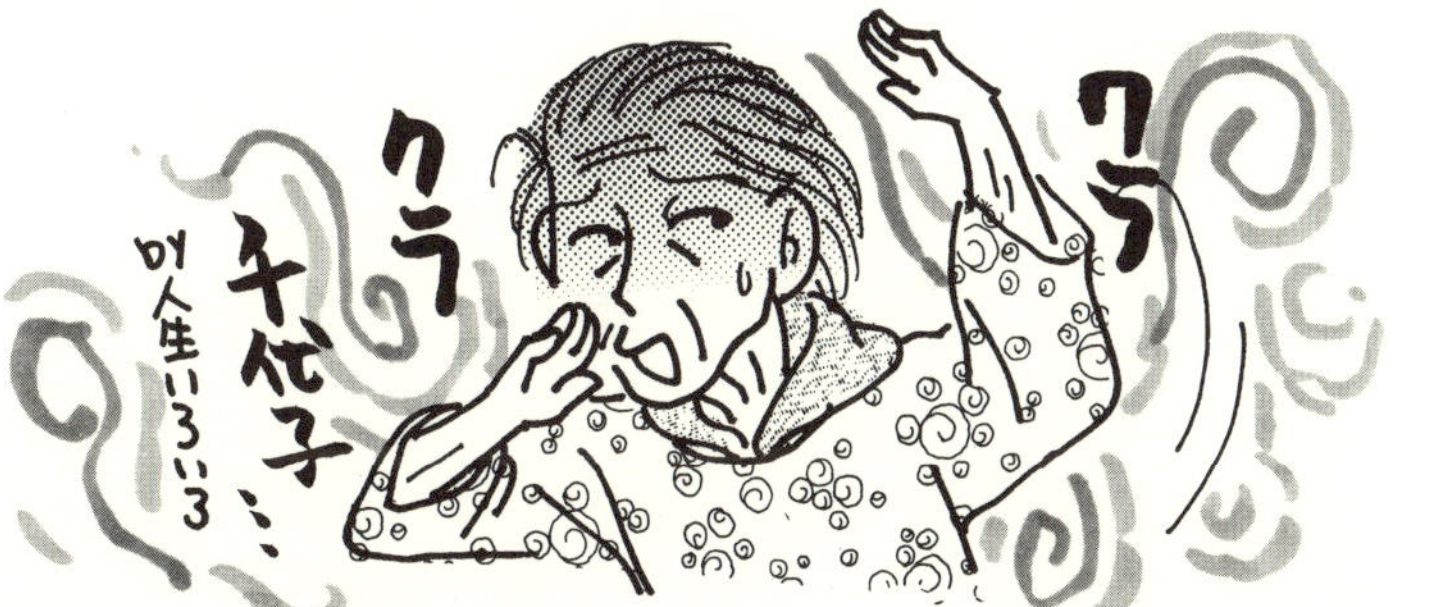

に入るのが恐くて……」

半年前のトラウマ、入浴できなくなった理由をせつせつと話す。確かにそれこそが、所さんに訪問看護が始まったきっかけであり、それを克服して以前のように入浴できるようにするのが、目的なのだ。

「だからね。おフロで何かあっても大丈夫なように、看護師《わたし》がいるんですよ？　さあ安心しておフロに……」

と、アピールして再度チャレンジ。ところが、

「そんなお手をわずらわさなくても、私一人で入れますから。入りたい時がきたら……」と所さん。

（それは、いつ!?　十年後!?）

と、ツッコミたいのをガマンして、そっとふとんをめくると、カサカサの皮膚が舞う。

（ア、アカ吹雪!?）

ふとんの中には、はがれ落ちたアカが枯れ葉のようにしきつめられ、スカートからのぞく足は、まっ白く粉をふき、ところどころがグレイ。

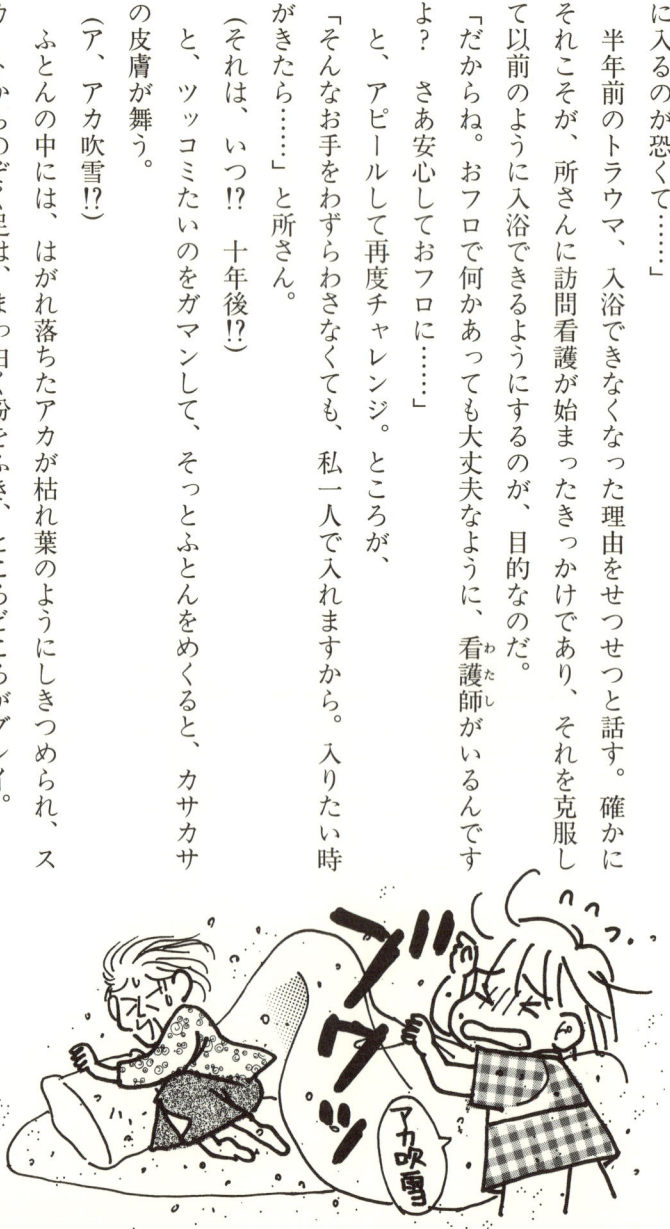

（カ、カビのはえたモチ？）

洋服からのぞく肌は、半年間のフロなし生活を体現している。しかし、不思議なほど匂《にお》わない。これまで冬だったおかげもあるが、それにしたって、

（……お香のニオイ？）

部屋には匂い消しの線香の香りがたち込め、ふとんにくるまり動かない所さんは、

（そっ、即身仏？）

イヤ、アカでは死ねないけれど。


とにかく、このままにしてはおけない。

私はやり方を変えることにした。

トライ1．

めまいを起こさせない。

これまで、おフロをすすめることが、めまいを誘発してきた。おフロといわなければ、めまいは起きないのでは？

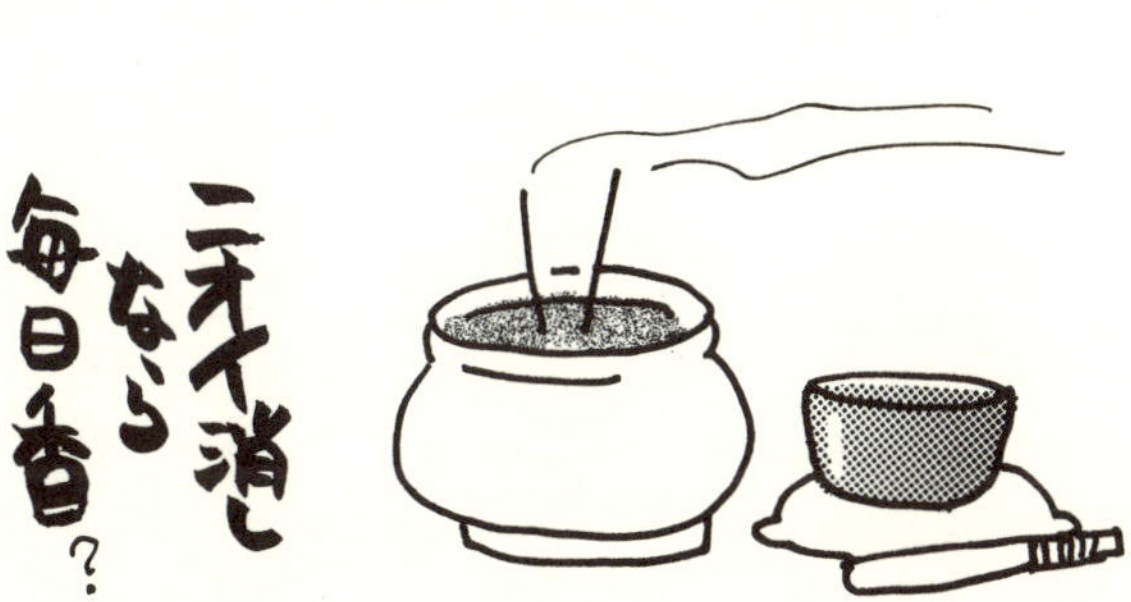

はたして、仮説は正しかった。

「こんにちはー。いいお天気なので、リビングで血圧計りましょうか？」

おフロという言葉がなければ、所さんは素直だ。ベッドから出てリビングのイスに座り、ベランダから桜並木を見て、

「もう春なのねぇ」

と、笑顔もみせる。

「血圧もいいので、少し歩きましょうか」

そのまま手を引き、浴室へ足をふみ入れ、

（やった。おフロに入った！）

とたん、ガクッと膝からくずれ落ちる所さん。

「あぁ、めまいが。半年前ここで倒れて以来こわくて、やっぱりムリです」

めまいにトラウマを乗せて入浴できない、と訴える所さんは、上半身をフラフラとゆらし、今にも浴室の壁に倒れそうだ。

「看護師《わたし》がついてますから」

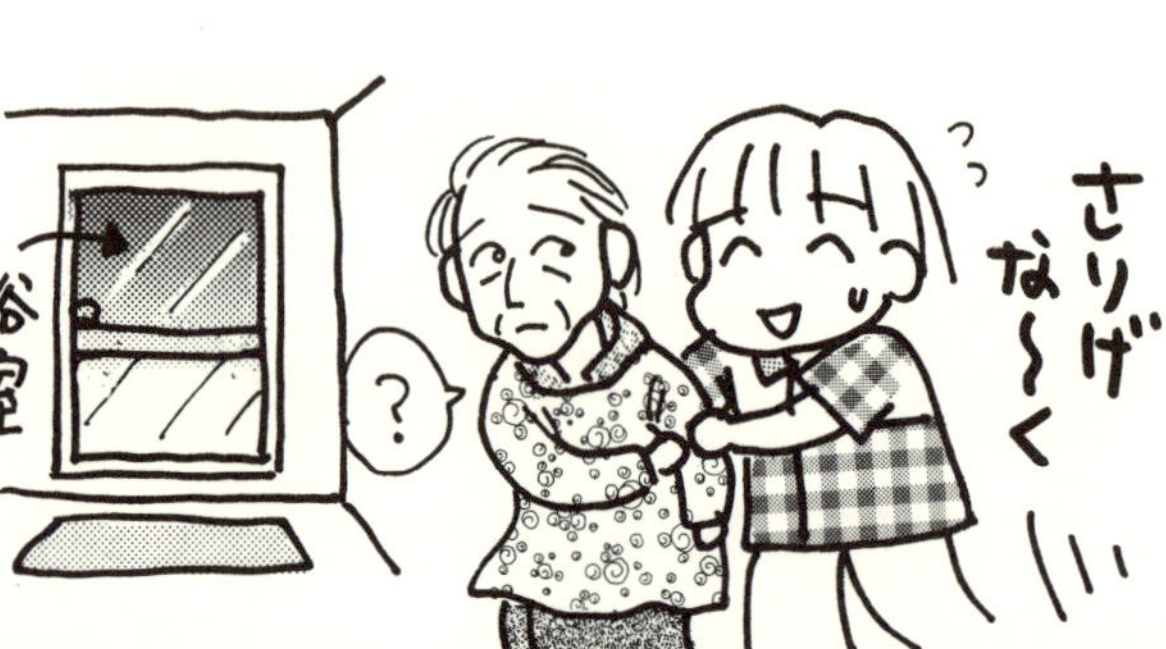

の言葉も、フラワーロックさながらにゆれ続ける所さんの前には説得力がない。

看護師《わたし》だけじゃあ、安心できないってこと？

トライ2．

先週通りのやり方でなんとかおフロまで入った所さん、フラワーロックが出る前に、

「ヘルパーさん、お願いします」

いつもは私の後に食事の準備に入るヘルパーさんに今週は、三十分早く入ってもらったのだ。

「所さん、ヘルパーさんが後ろにいて、体をささえてくれてるから安心して、まず髪の毛を洗いましょう」

いつも髪の毛をたばねているネットをはずすと、ムワッとあたりにただよう、ぬれ雑巾《ぞうきん》の匂い。これまでネットと、お香で封じられていた半年分の汗と体臭。それにはあえてふれず、気持ち良くおフロに入ってもらうべ

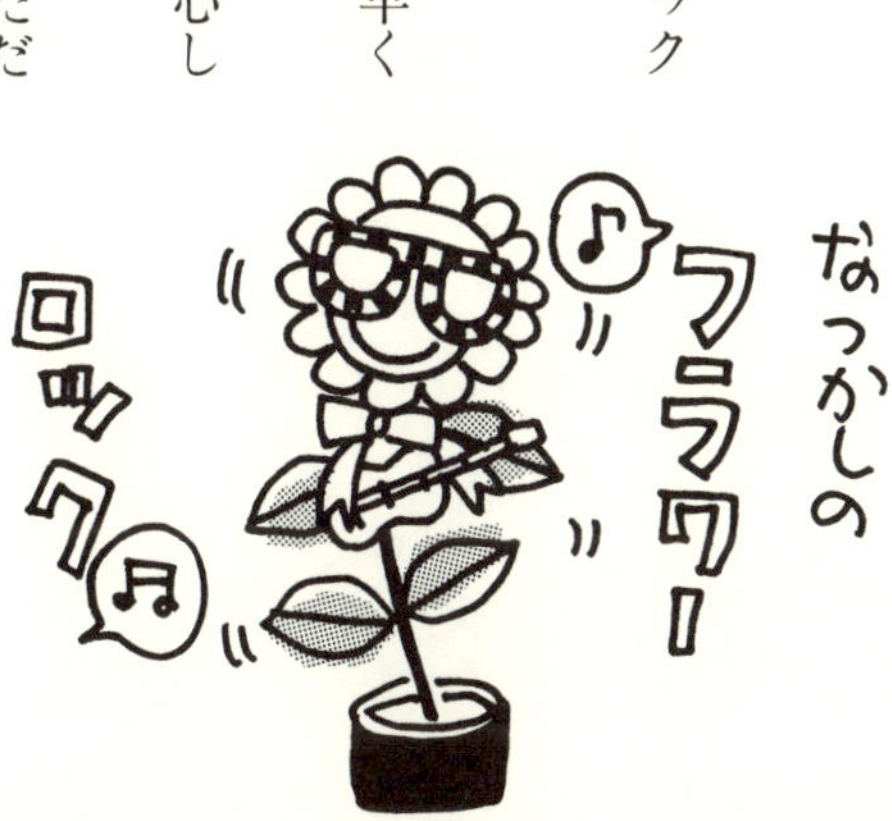

く、笑顔でシャンプーの準備をする。

「いいえ、もう、髪の毛も自分で洗えますから、洗っていただかなくても……」

と、所さん。その時、

「でも所さん、くさいですよ。いいかげん洗わなきゃ、くさくてたまりませんよ」

ヘルパーさんのまんまトーク。本音そのまま、しかも鼻をつまむアクションつき。

案の定、所さんの顔色が変わる。

「あらぁ、そうですか。すみません」

口元は笑っているが、目が笑っていない。

「ヘルパーさん、今日はもういいです……」

確かに、半年もおフロに入らないのは非常識だ。けれどそれで所さんの病気が重くなるワケでも、死ぬワケでもない。ただ汚なくなるだけで、そ

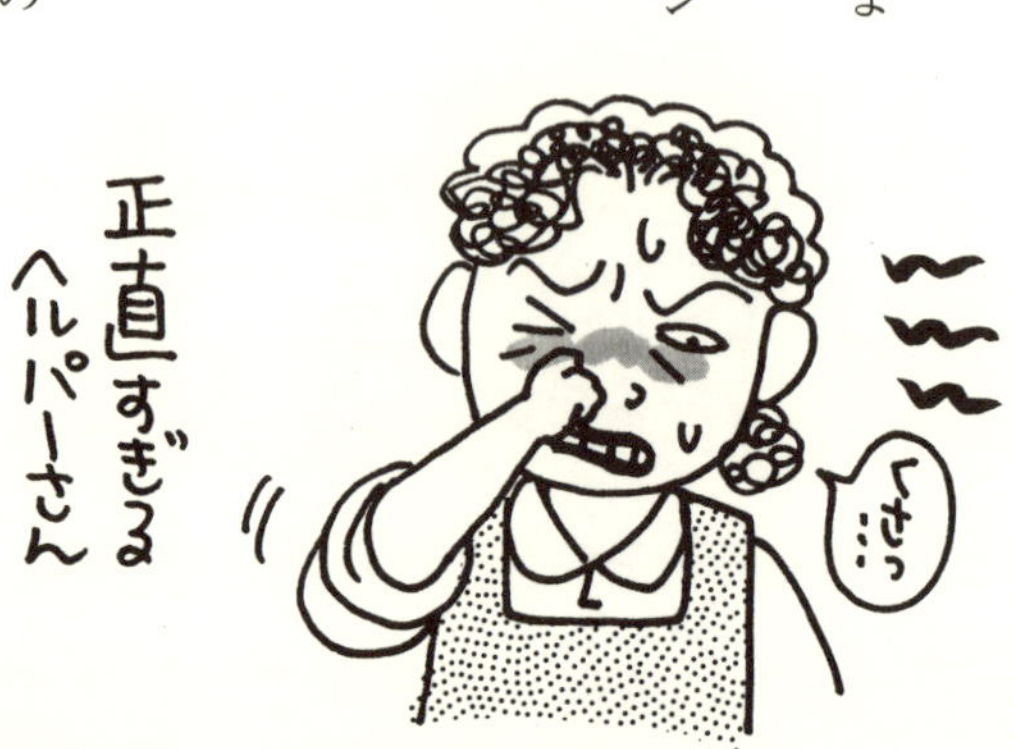

れも本人が気にならなければ、いいのかもしれない。

「自分で入りたい時に入れますから」

そういう時、所さんは必ず自分の体を抱くように小さくなる。洋服から出た肌の状態を見ようと触ると、

「汚ないですから」

と、体を隠すように小さくなる。

(恥ずかしいのかもしれない)

看護師というだけで、毎週あいさつもそこそこに、洋服を脱がしフロに入れようとする人間。自分がその立場だったらどうだろう。

(安心どころか、恐いよなー)


やり方を変えることにした。

おフロの話はせず、まず所さんの話を聞く。

「今は、主人も死んで子供もなくて一人で落ちぶれてますけど、私の父は、とある大名のご典医様をしていた家系でね……」

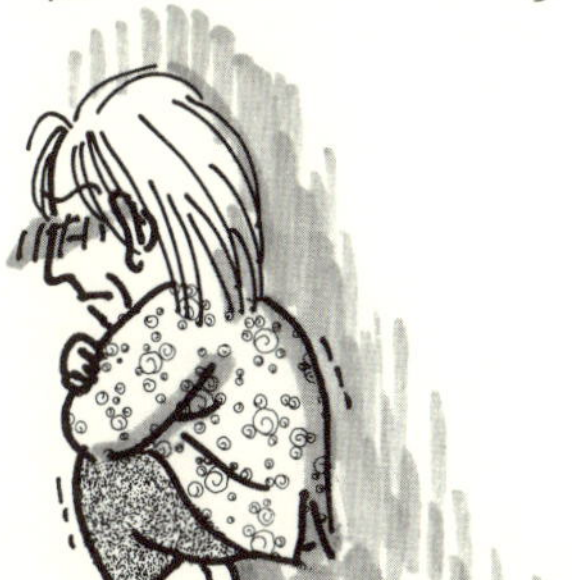

昔のことを話す時だけ生き生きとする所さんは、今はすることもなく、一日中寝てるという。

波乱万丈だった若い頃、そして今……。所さんの人生に何があったんだろう。体のアカを落とす前に、まず心のアカを落としてスッキリしてもらうのだ。

トライ3．

その日は、私が行った時から笑顔だった。

「先週もお世話になりました」

これまでにない発言だ。

（今日はイケる!?）

なぜか確信めいた私は、所さんの手をとりなんとなく浴室へ、なんとなく服をぬがせ、そして、

『チャッポ――ン』

ついに入浴に成功!!

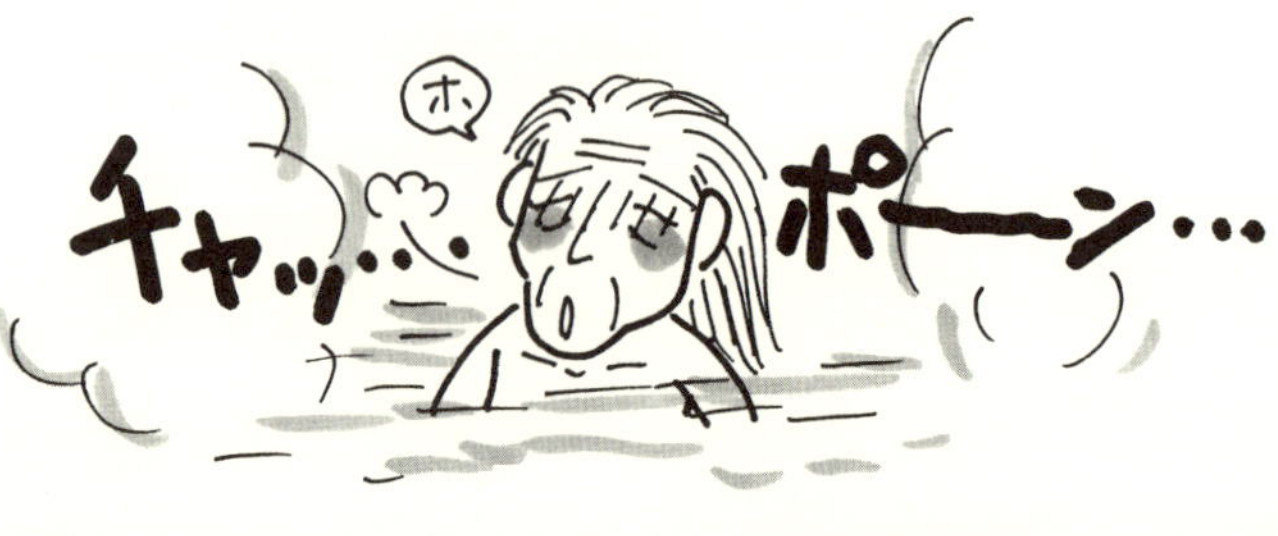

ローマは一日にして成らず。担当して半年、お湯に浮かぶアカさえも愛しい。私は、ここぞとばかりに洗いまくった。

「ね？　気持ちいいでしょ？」

「……はあ」

「来週も入りましょうね？」

ところが、敵もさるもの……。

「今日は突然、腰が痛くなって……」

次の週、私の顔を見るなり所さんがいう。フロをすすめるより前に、入れない理由が来た。これまでになかった展開だ。

(敵も進化してる？)

負けじと、

「どの辺が痛いですか？」

と聞くと、

「何ですか、起き上がろうとしたら突然、ギックリ腰でしょうか？」

といいつつ、しばらくするとスタスタ歩いてトイレに行く。

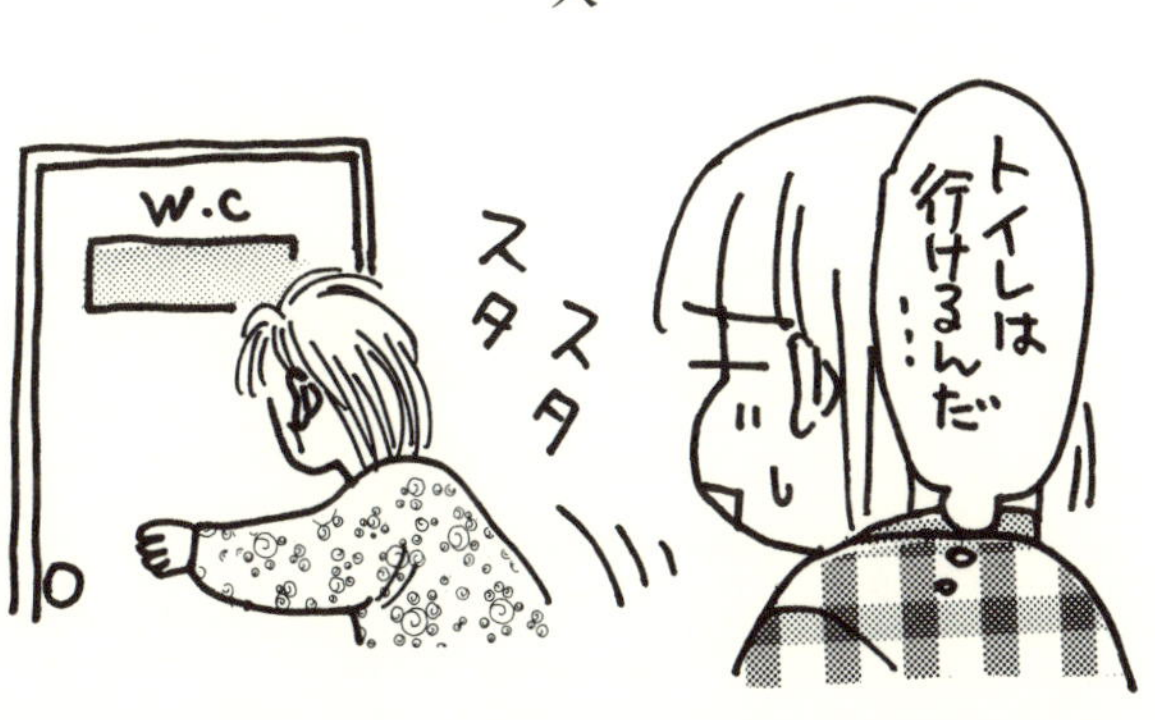

（腰、曲がってないんですけど？）

と、ツッコミつつ今日のところは負けておこうと思う。別に勝負じゃないけど、所さんとのかけひきが私はけっこう楽しくなってきている。

（オフロに入らないですむ理由、先週からイロイロ考えてたのかなあ）

そう思うと、笑える。

（来週は何が出るだろう？）

お風呂は毎週入れなくても、少しずつ入る回数が増えてくれればいい。

それよりも、

（所さんにも、このかけひきが楽しいといいな）

人間、アカでは死なないのだ。

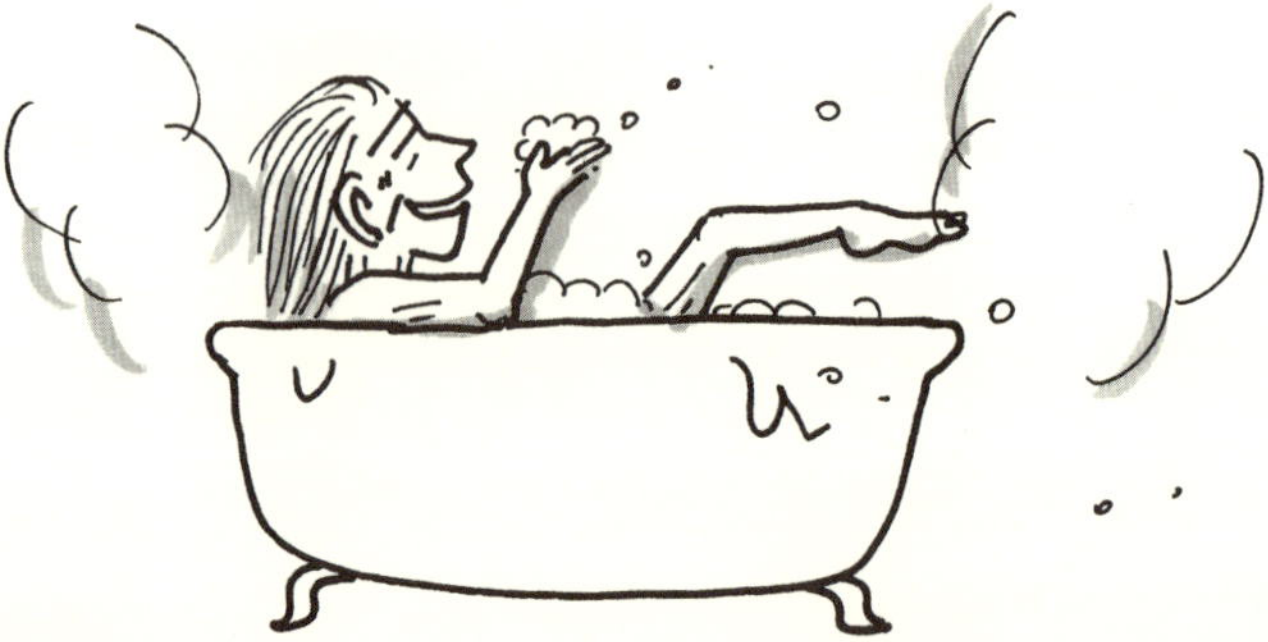

第3章 毎日がドラマチック

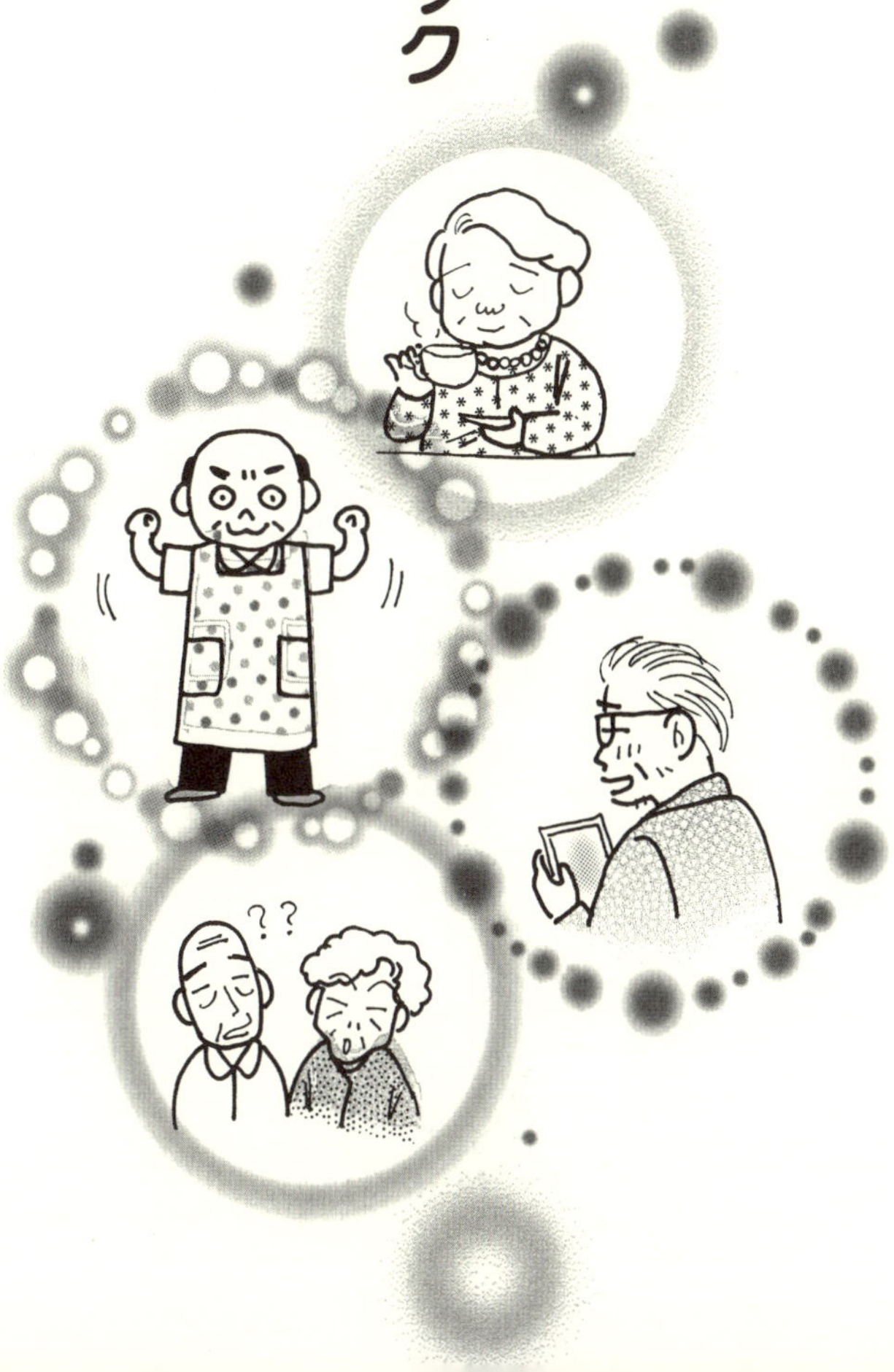

ナース探偵

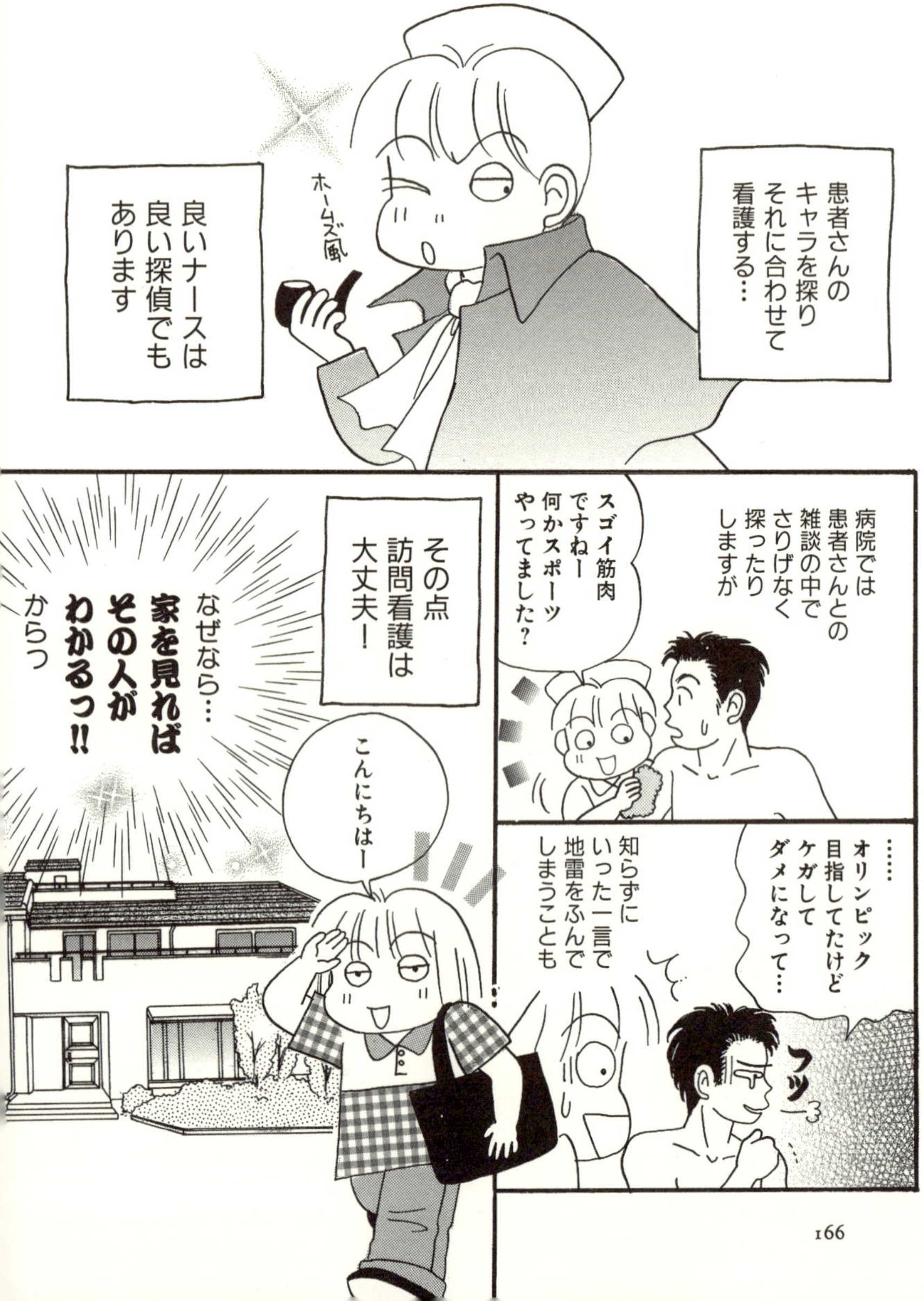
患者さんのキャラを探りそれに合わせて看護する…
ホームズ風
良いナースは良い探偵でもあります
病院では患者さんとの雑談の中でさりげなく探ったりしますが
スゴイ筋肉ですねー何かスポーツやってました？
……オリンピック目指してたけどケガしてダメになって…
フッ
知らずにいった一言で地雷をふんでしまうことも
その点訪問看護は大丈夫！
なぜなら…家を見ればその人がわかるっ!!からっ
こんにちはー

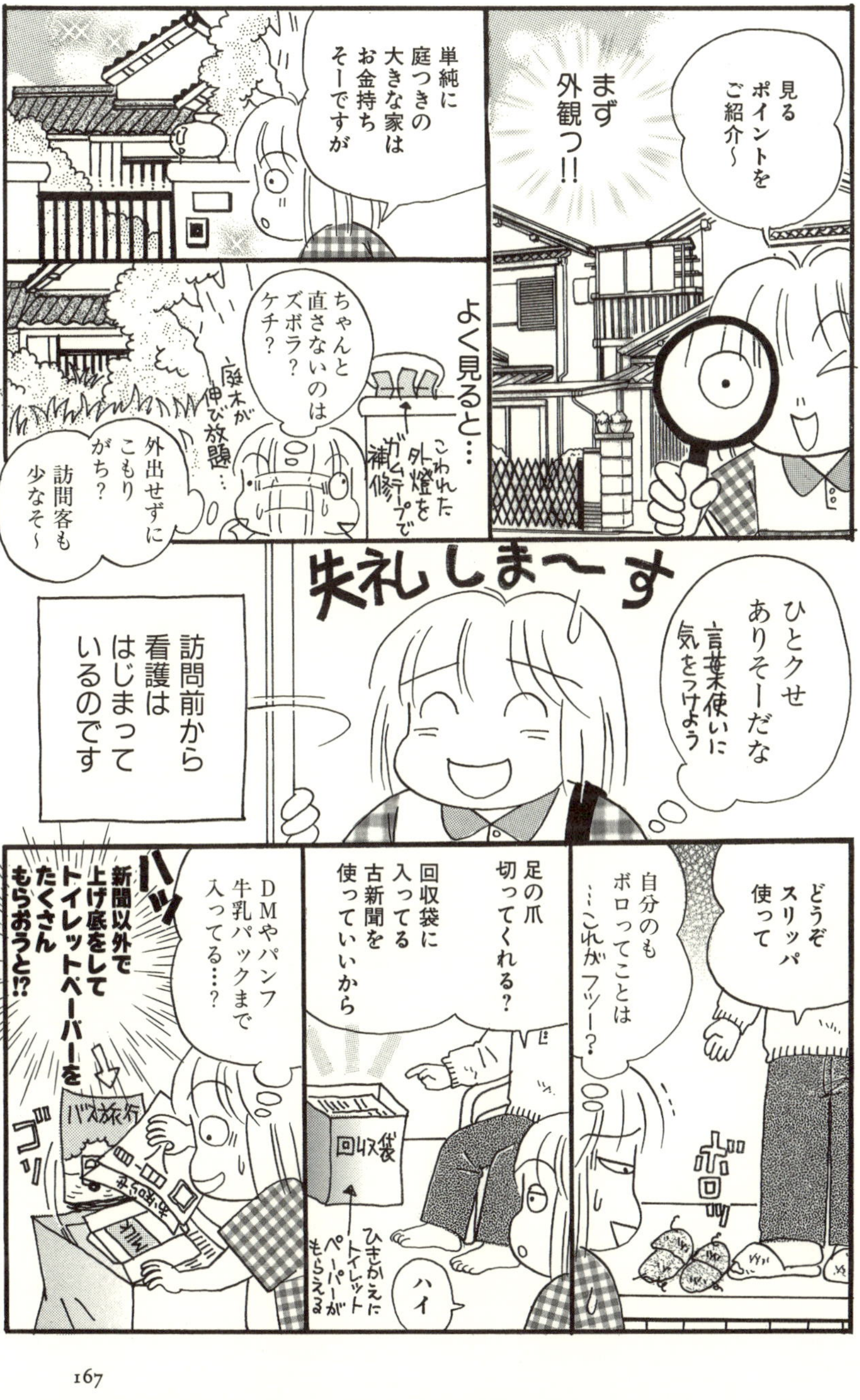

見るポイントをご紹介～
まず外観っ!!
単純に庭つきの大きな家はお金持ちそーですが
よく見ると…
こわれた外燈をガムテープで補修
ちゃんと直さないのはズボラ？ケチ？
庭木が伸び放題…
外出せずにこもりがち？訪問客も少なそ～
失礼しま～す
ひとクセありそーだな言葉使いに気をつけよう
訪問前から看護ははじまっているのです
どうぞスリッパ使って
自分のもボロってことは…これがフツー？
ボロッ
足の爪切ってくれる？
ハイ
回収袋に入ってる古新聞を使っていいから
回収袋
ひきかえにトイレットペーパーがもらえる
DMやパンフ牛乳パックまで入ってる…？
ハッ
新聞以外で上げ底をしてトイレットペーパーをたくさんもらおうと!?
バス旅行
ゴッ

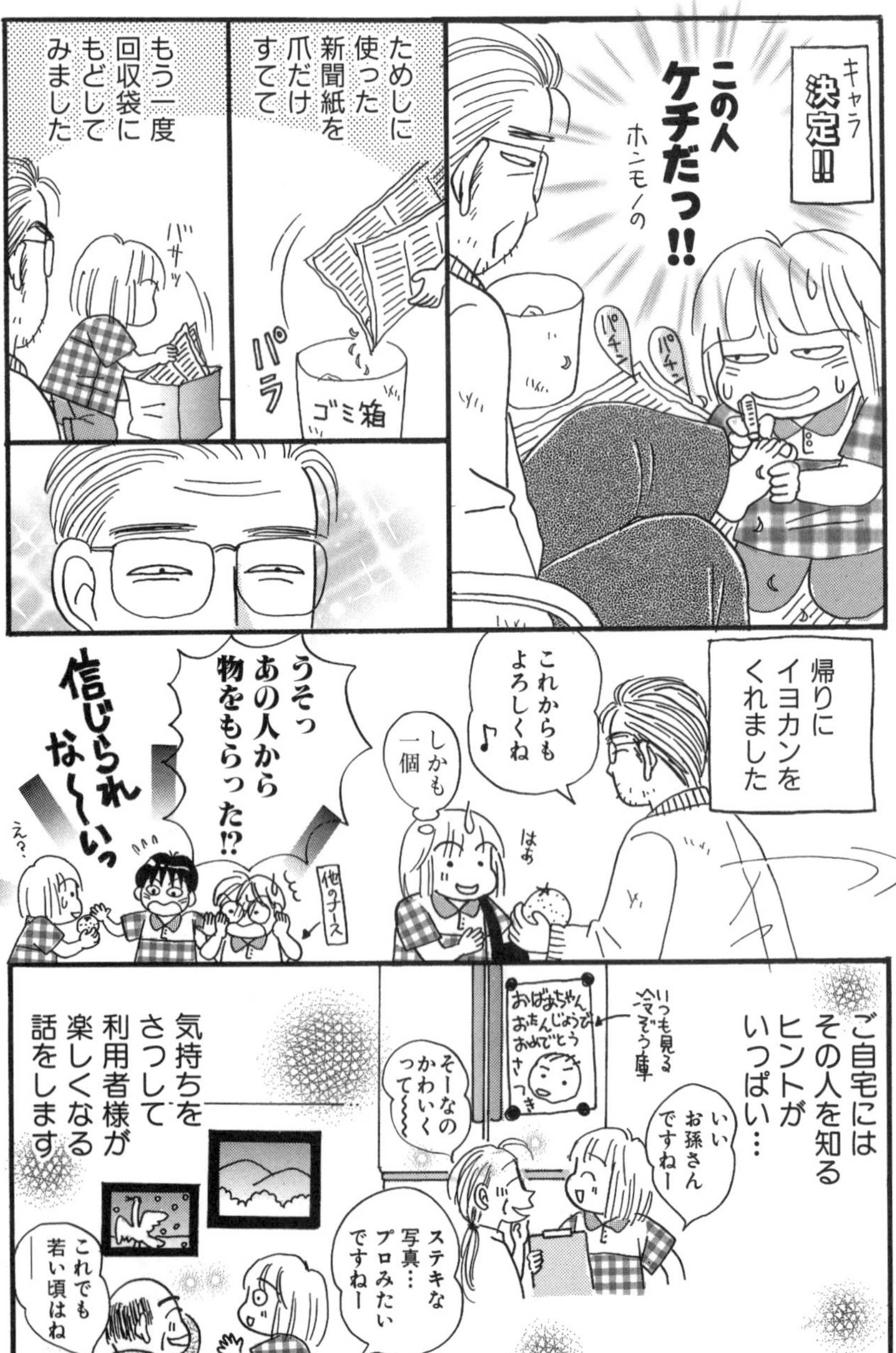
キャラ
決定!!
この人ケチだっ!!
ホンモノの
パチン
パチン
ためしに使った新聞紙を爪だけすてて
パラ
ゴミ箱
もう一度回収袋にもどしてみました
バサッ
帰りにイヨカンをくれました
これからもよろしくね♪
はぁ
しかも一個
うそっあの人から物をもらった!?
信じられな〜〜いっ
他のナース
え?
ご自宅にはその人を知るヒントがいっぱい…
いつも見る冷ぞう庫
おばあちゃんおたんじょうびおめでとう
さつき
いいお孫さんですねー
そーなのかわいくって〜〜
ステキな写真…プロみたいですねー
気持ちをさつして利用者様が楽しくなる話をします
これでも若い頃はね

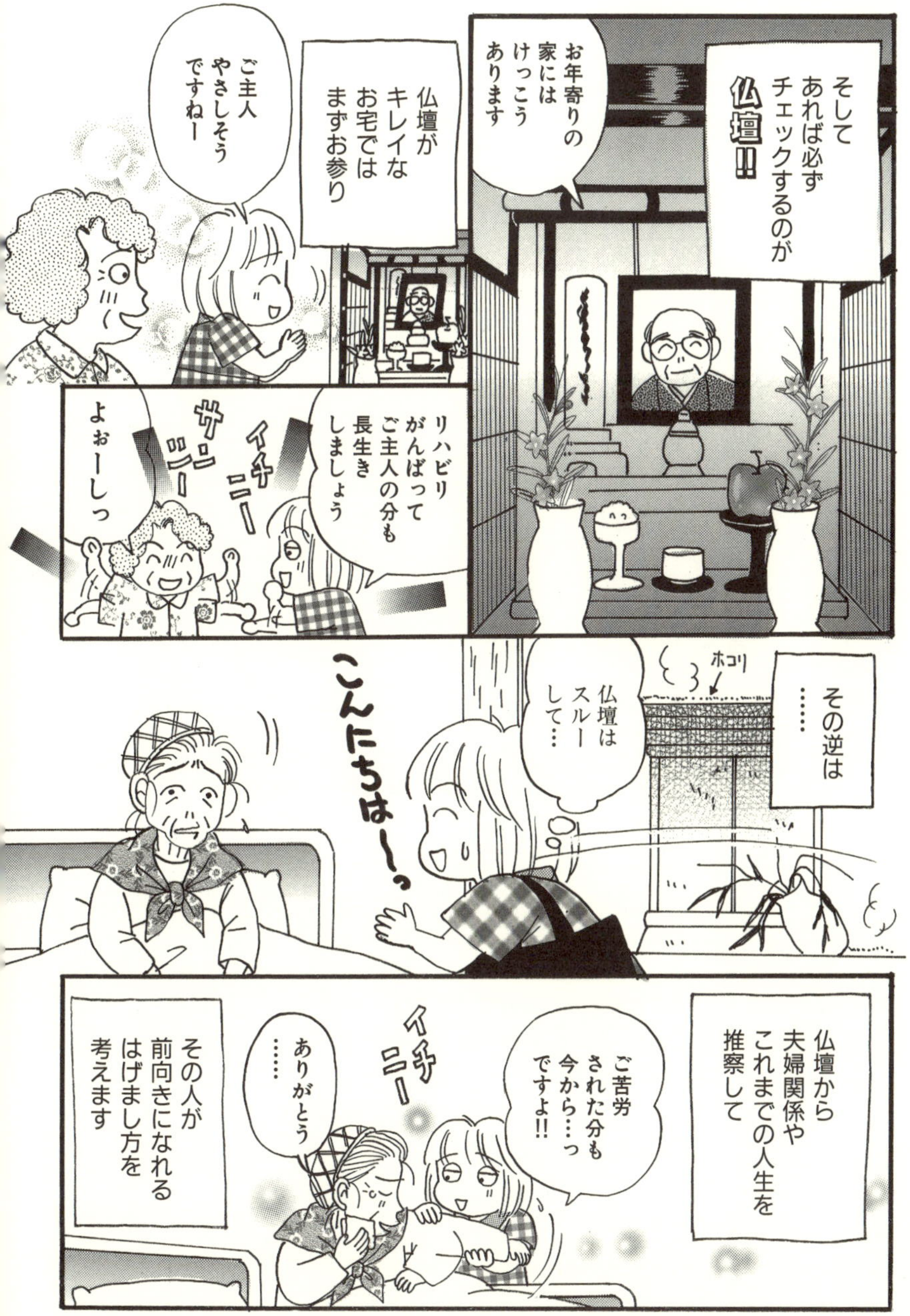
そして
あれば必ず
チェックするのが
仏壇!!
お年寄りの家にはけっこうあります
仏壇がキレイなお宅ではまずお参り
ご主人やさしそうですねー
リハビリがんばってご主人の分も長生きしましょう
イチニー
サンシー
よぉーしっ
その逆は……
ホコリ
仏壇はスルーして…
こんにちはー〜っ
仏壇から夫婦関係やこれまでの人生を推察して
ご苦労された分も今から…っですよ!!
イチニー
ありがとう……
その人が前向きになれるはげまし方を考えます

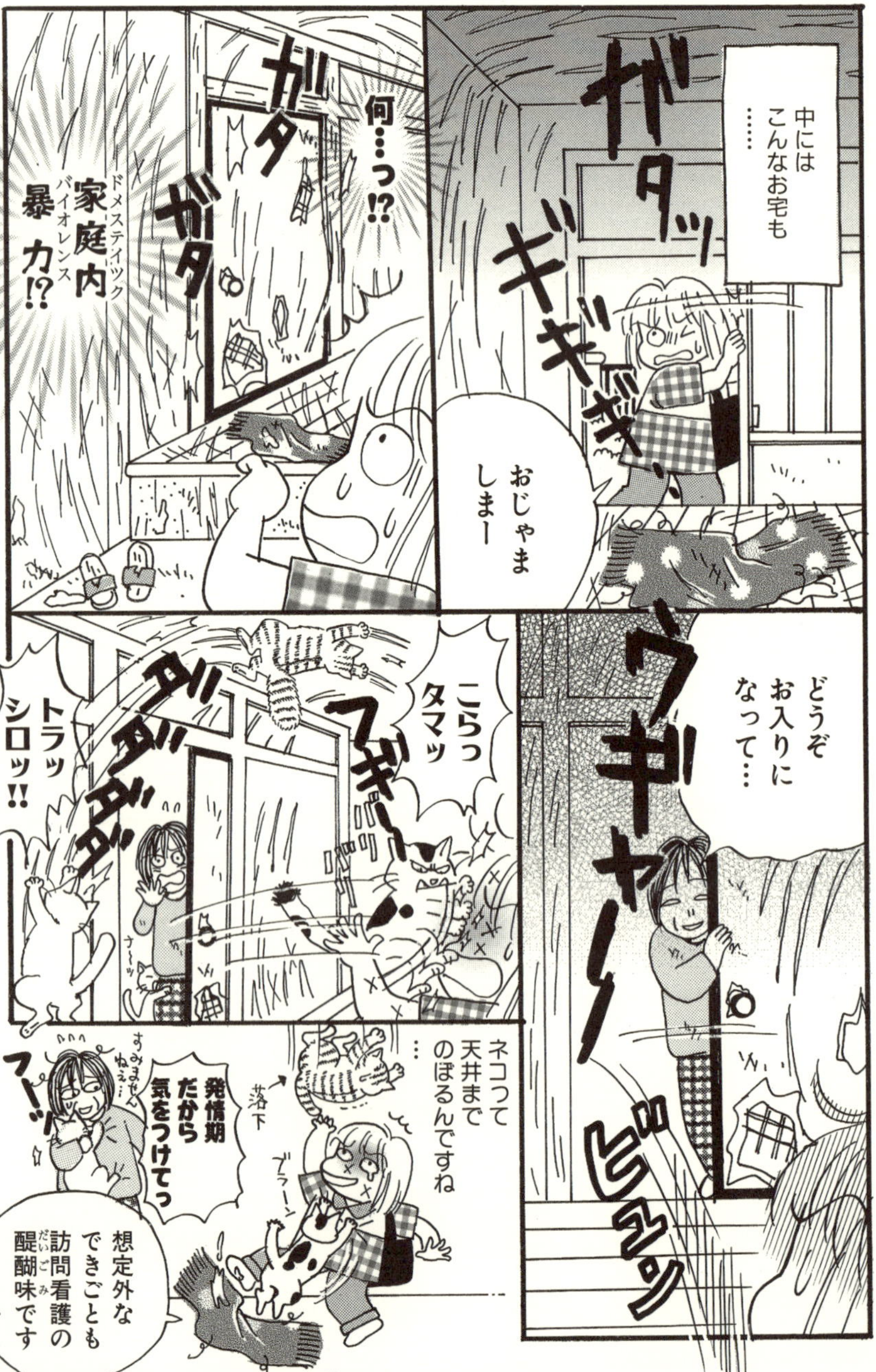
中にはこんなお宅も……
ガタッ
ギギギギ
おじゃましまー
何…っ!?
ガタ
ガタ
家庭内暴力《ドメスティックバイオレンス》!?
どうぞお入りになって…
ウギャーッ
ビュン
こらっタマッ
フギーッ
トラッシロッ!!
ダダダダ
ネコって天井までのぼるんですね…
落下
ブラ〜ン
発情期だから気をつけてっ
すみませんねぇ…
フーッ
想定外なできごとも訪問看護の醍醐味《だいごみ》です

認々夫婦

訪問看護師になってから、驚いたことのひとつに、認知症の人の多さがある。ちょっぴり認知症から、超認知症まで、訪問するお宅には、今日も様々な認知症の利用者様が待っている。中でもスゴイのが、認々介護。最近よく聞く老々介護の上をいくすさまじさだ。老人が老人を介護するのだって大変なのに、さらに二人とも認知症。毎回の訪問はとんでもない混乱を極める。

「おはようございまーす」

午前十時、あいさつをしながらドアノブを開けると、中から奥さんの声。

「今日はおそうじお願いします」

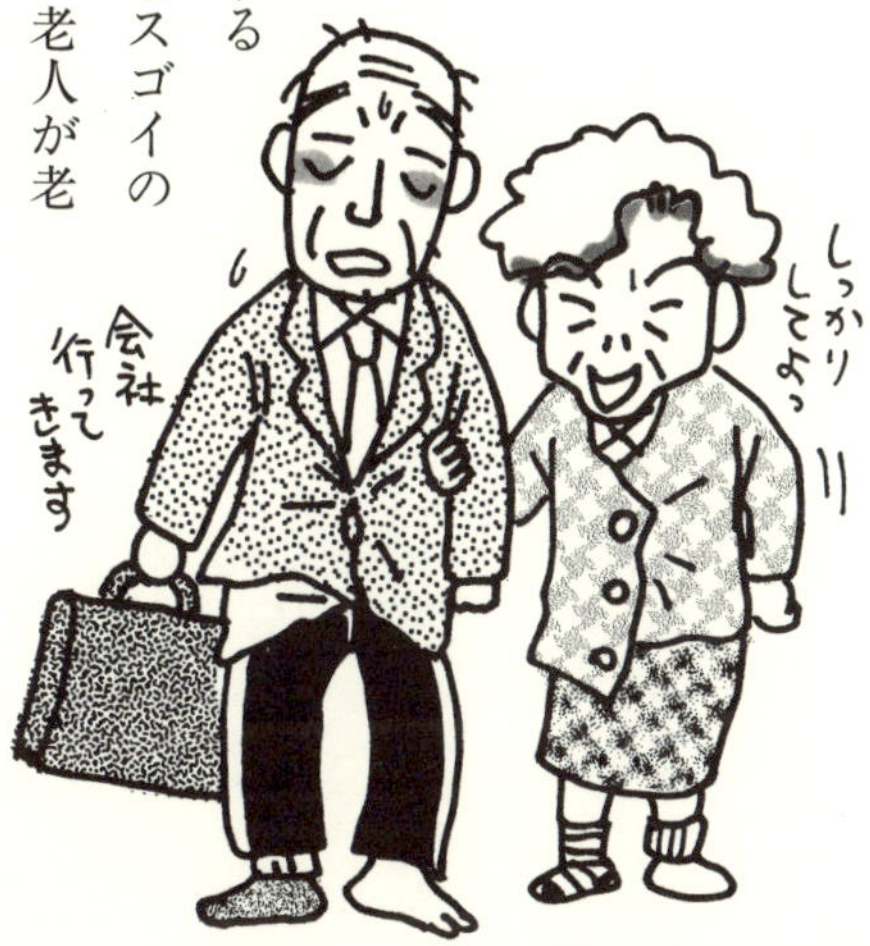

またヘルパーさんと間違っている。何度訪問しても、私を看護師と認識してくれない奥様は、遅い朝食の準備中だ。

「すみません。私は看護師なんで、血圧を計ったり、お二人の体調をみたり、リハビリをするために来てるんですよ」

毎度同じ説明をする私に、

「じゃあ、買い物をお願いすればいい？」

奥様は別の用件を持ち出す。

「そういうのは、ヘルパーさんの仕事で、ヘルパーさんは明日来られます。私は看護師ですよ？」

私の再々のダメ出しに、

「あらまぁ、そうなの。じゃあ、どうぞ」

と、あいまいな笑顔で部屋に通してくれる奥様は、今聞いたことをすぐ忘れる、そこそこ認知。

（看護師とヘルパーの違い、全然わかってないんだろうなあ）

この奥様にとって、私は毎週何しに来るのかよくわからない存在なのだ

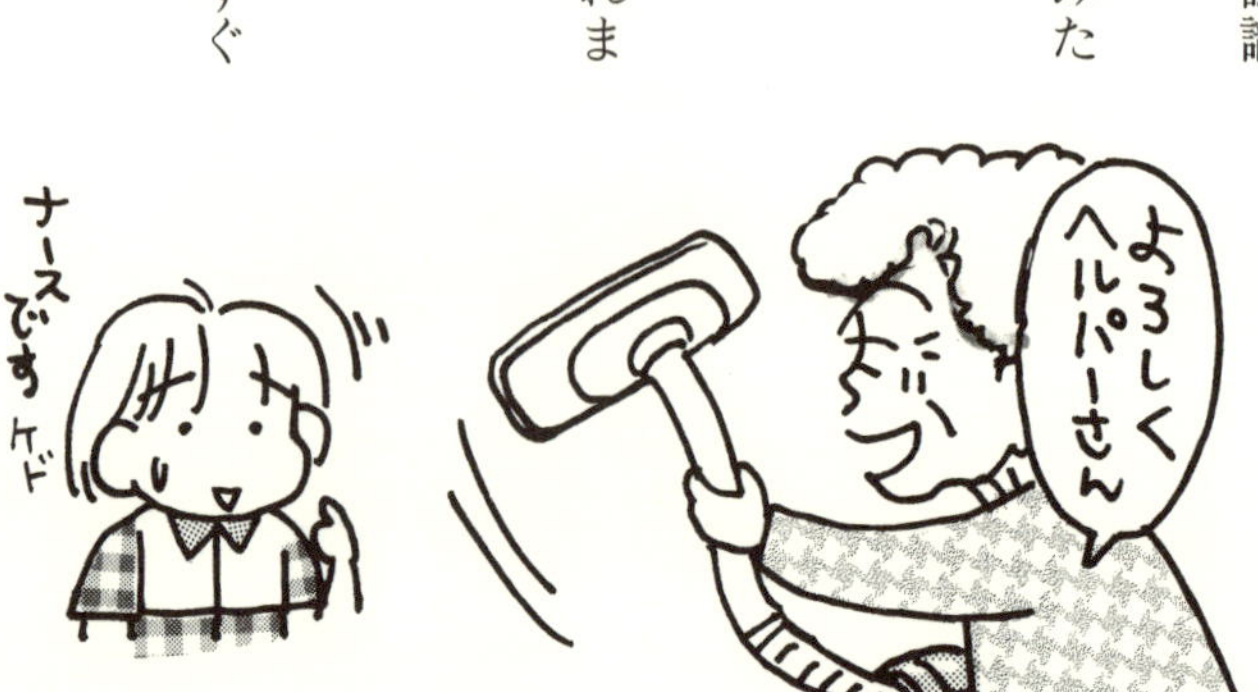

ろう。笑顔で体温や血圧を測り、世間話をし、薬の確認をし、何でだか体操をはじめ、最後に「水分をとって下さいね」とか、「カゼに気をつけて下さいね」とか声をかけて去っていく謎の女。ヘルパーさんのように買い物も洗たくもそうじもしない、ただしゃべるだけの女。役立たずと思っているかもしれない。

リビングに入ると、頭からズボン下をはこうと、格闘中のご主人と対面だ。こちらは一目でわかるほどのバリバリ認知。

「お父さんっ」

奥様が怒鳴りながらご主人の頭からズボンを引き抜こうと近寄った時、股間《こかん》の穴から、ぬっとご主人が顔を出す。やっと息ができホッとしている。

「もお、そんなところから顔を出して、何やってんのよ。着がえもできないほど、ボケちゃったの!?」

と、上半身ズボン下姿をさせたまま、奥様の説教がはじまる。だが、じっと聞いてるご主人ではない。

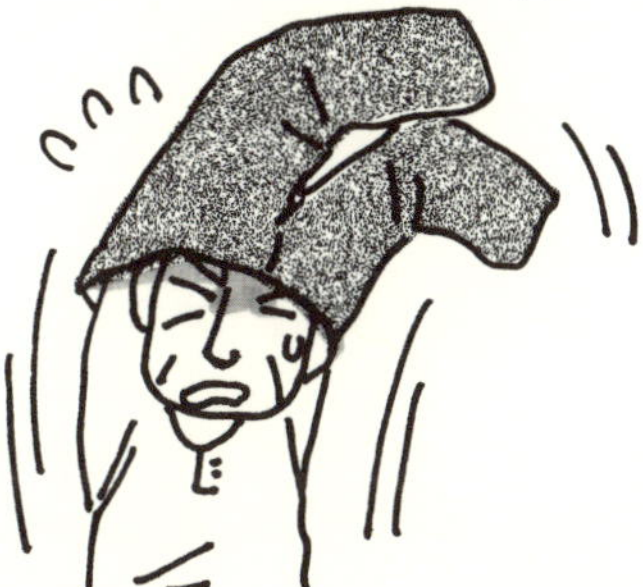

「タンタタターーーン」

ついていたテレビの体操の音楽に合わせ、背のびをはじめる。まるで大阪万博の太陽の塔。

「お父さんっ」

火に油をそそぐご主人の態度に、奥様の怒り爆発。このままではケンカになる!? と割って入ろうとした瞬間、

『ピーーーッ』

やかんが、沸騰《ふっとう》を知らせる合図の音。反射でガス台に走った奥様は、ガスを止め、そこで作りかけのみそ汁に気付き、作業を再開する。上半身ズボン下姿のご主人は完全に忘れ去り、の放置プレイ。もちろん私のことも。

「洋服、着がえましょうか?」

ご主人に声かけすると、

「ご親切に、どうも」

見ず知らずの人にお礼をいうように深々と頭を下げ、ご主人は着がえを

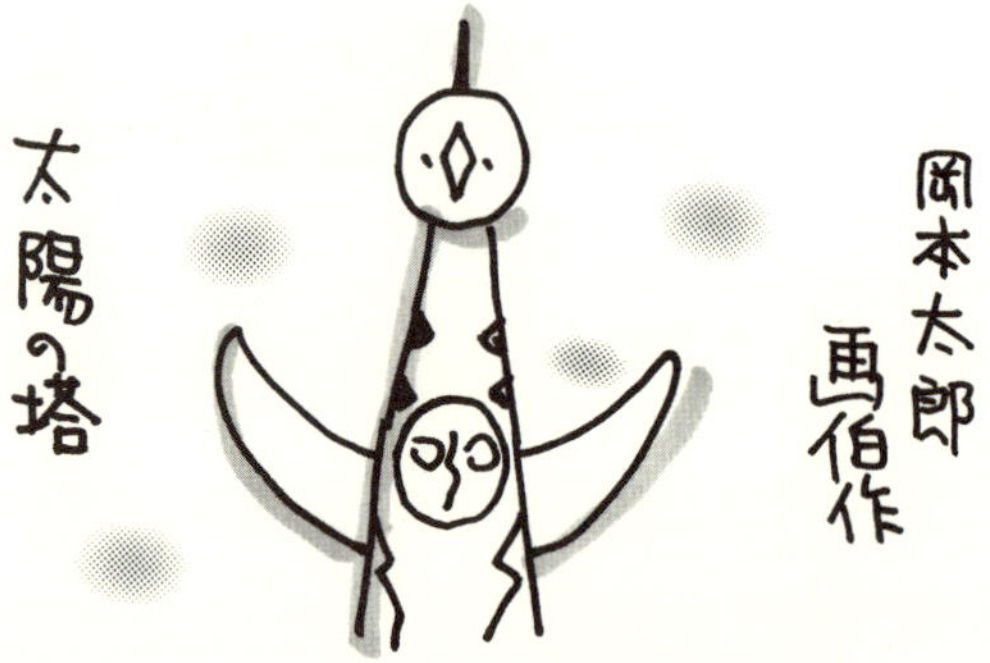

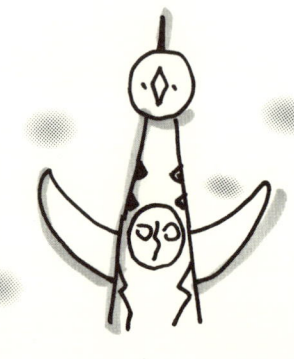

はじめる。最近は洋服の着方にまで物忘れが発生しているご主人は、目を離すと今のように超斬新なファッションに身をつつみがちだ。ゆっくり確認しながら着がえを終えると、まずはご主人の健康チェックだ。

過去に軽い脳梗塞を起こしたご主人は、八十九歳。左半身に軽い麻痺があるが、日常生活にそれほど支障はない。とはいえ、再梗塞の発作が起きないよう、特に血圧を入念にチェックする。

「痛いところ、気分の悪い感じはないですか？」

「ハイ」

認知症の人は、自分の体調がハッキリいえない。反射で答えてるだけの場合も多いので、世間話をしながら、顔色や肌の状態、手、足、腰、お腹、さりげなく触って見て、異常はないか確かめる。

「ここ、どうしました？」

肘《ひじ》の下にわずかに内出血の跡がある。

「………さあ？」

どこかでぶつけたのか、高血圧の薬の副作用には、血が止まりにくくな

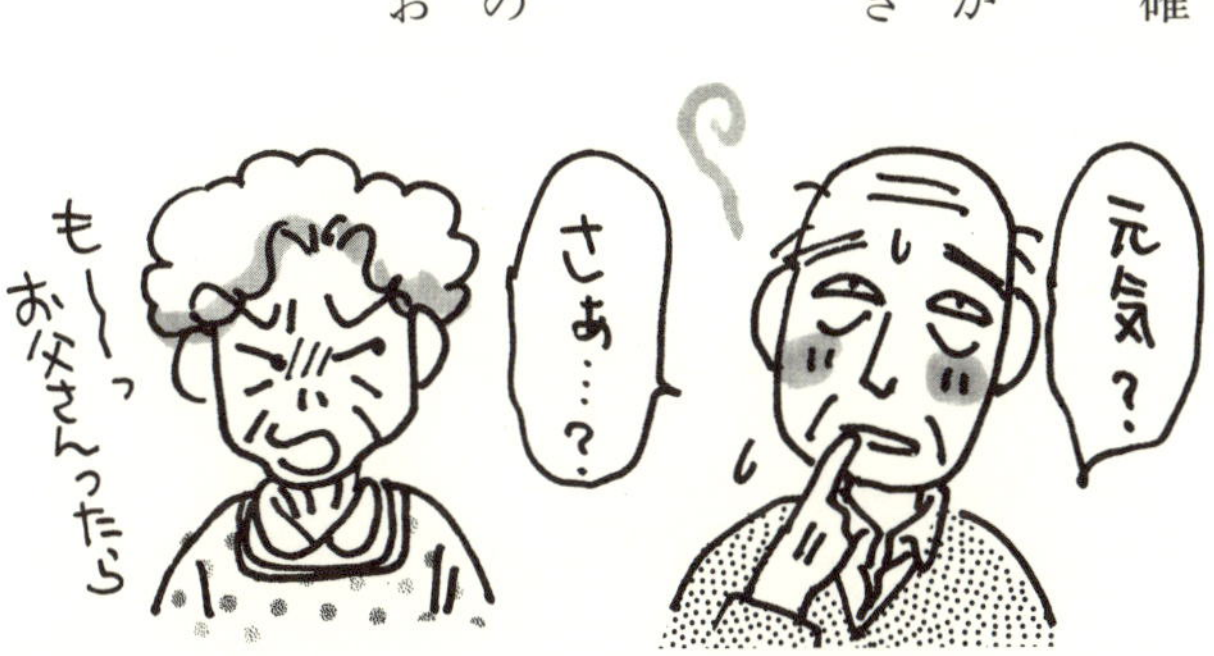

るものもあり、皮膚がうすくケガをしやすい老人は、ちょっとした打撲でも内出血しやすいのだ。

「奥様はご存じですか？」

　みそ汁を作り終え、ごはんをよそいはじめた奥さんは困惑顔だ。

「あらあ、いつの間に……？」

　認々介護によくあることだが、あったことを覚えていない。転んだり、ぶつけたり、ケガをしたことさえ忘れてしまう。歩き方がおかしいと思ったら骨折してたなんてことも、ままあるのだ。

（とりあえず、先週はなかったから、何かあったのは、この一週間だな。内出血だけで、腫《は》れてないし、痛みもないみたいだし……もう治りかけてるから、病院へ行くほどじゃないかな……）

　奥さんの情報にも頼れない以上、自分で判断するしかない。その分、責任が重い。

（一応、あとで娘さんに連絡しておくか）

「お父さん、ごはんできたわよ」

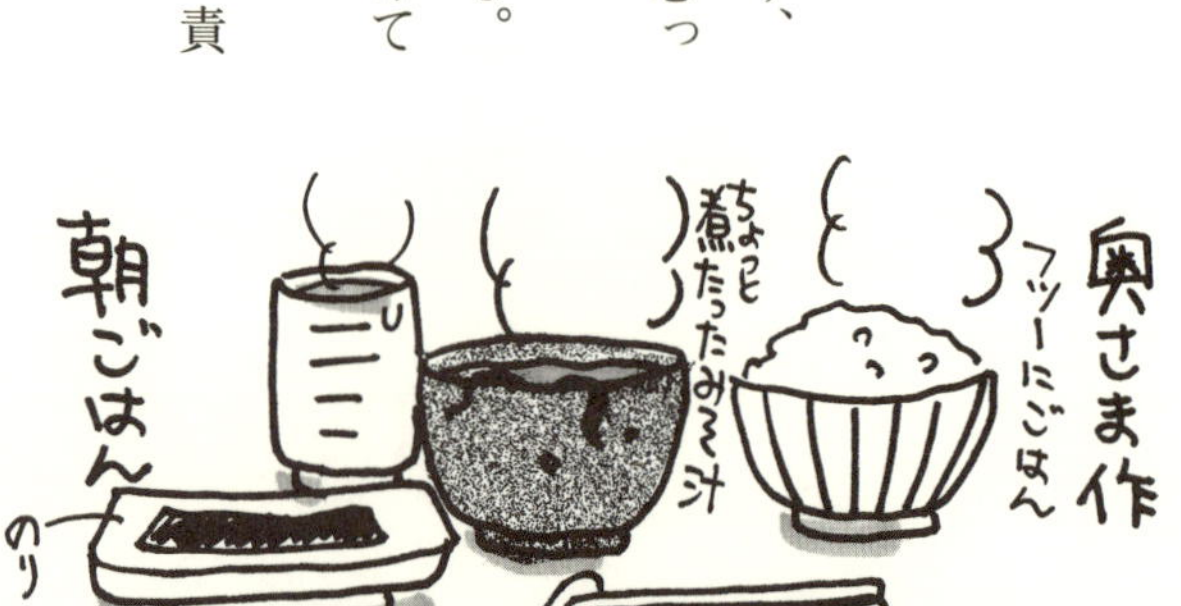

ようやく朝食の準備ができ、ご夫婦二人そろって食卓につく。

「すみませんねえ。今日は起きるのがおそくって、せっかく来てもらってるのに、お茶でも飲んでて下さい」

と、食事をはじめる奥さん。

「大丈夫ですよ。待ってますから」

と、私。病院とちがい訪問看護は、利用者様の生活に合わせるのが基本なのだ。

(奥さんの健康チェックは食事が終わってからだな)

ご夫婦二人に対する訪問時間は、夫一時間、妻三十分の計一時間半、すでに三十分過ぎていた。

(この分なら、今日はご主人のリハビリはムリかな)

と思いつつ、先に残薬のチェックをはじめる。認知症の人にとって、薬をキチンと飲むというのは至難の技だ。毎週日付けと曜日を書き、月曜から日曜までに区分けした一週間分の薬箱に入れて帰っても、飲み忘れた薬がいくつか残っている。

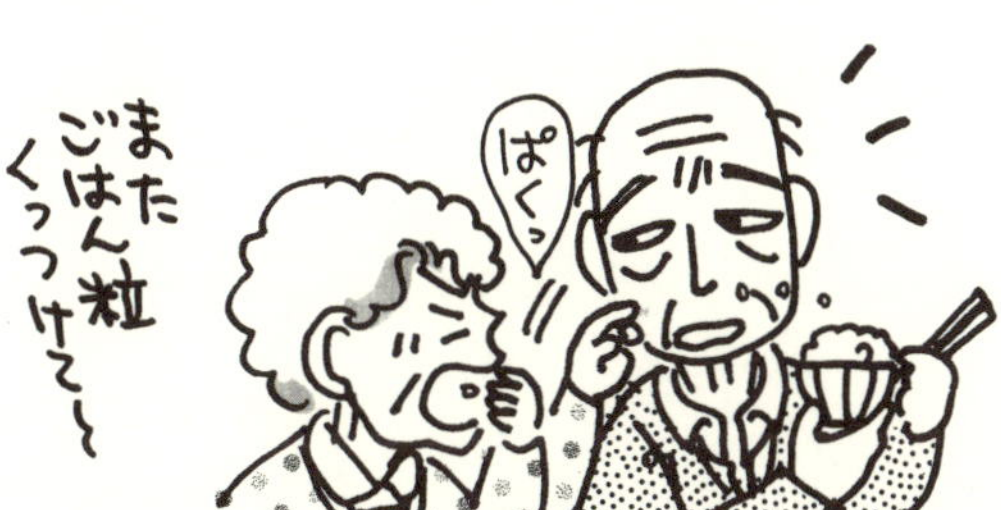

（今週は、三回分か……）

夫婦そろって同じなのは、奥さんがご主人に飲ませているからだろう。

「今日の薬、飲んだかしら？」

食事を終えた奥さんの声。薬箱には月曜の朝食後の薬が入っている。今日の分だ。

「奥様、今日は何曜日ですか？」

ためしに聞いてみる。

「そうねえ。火曜日？　あら、それとも水曜日かしら？」

「バカだな。日曜日だよ」

ブブ――ッ。夫婦そろって見事に不正解。

（これだから、認々ご夫婦は……）

「え？　ちがうの？　だってヘルパーさんが来てるから、火曜日でしょ？」

って奥さん、私は看護師だって、最初からいってるんですけど。全然入ってないんですね、やっぱり。脱力しつつ、奥様に薬を渡す。ご自分が飲

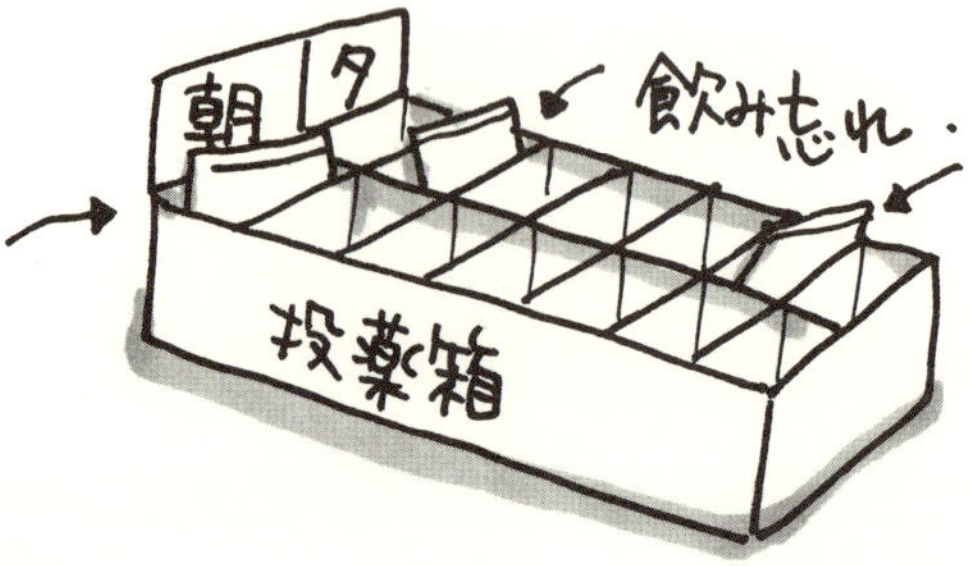

んだ後、いつも通りご主人にも飲ます奥さん。

「ハイ、口あけてー。ああっもう、落としちゃダメじゃない。お父さんったらー」

ご主人の口の端からテーブルに落下した一粒を、そのまま自分の口に入れる。まるで落としたごはん粒を食べるような気軽さで。

「ちょっと待ったあー」

あわてて奥さんにかけより、飲み込む寸前、吐き出させる。

（ギ、ギリギリセーフ）

ちょっと溶けてるそれを、あせって確認する。ビタミン剤の類いで副作用も問題ない。でも、今の動作の自然さから、こんなの日常茶飯事かも？背中に嫌な汗が出る。

（こっ、これだから認々夫婦は〜〜）

「お薬はそれぞれ違うから、絶っ対に間違って飲まないで下さいね」

ダメ元で、ご夫婦に念押ししつつ、

（娘さんに説明して、一日も早く対応してもらわなきゃ）

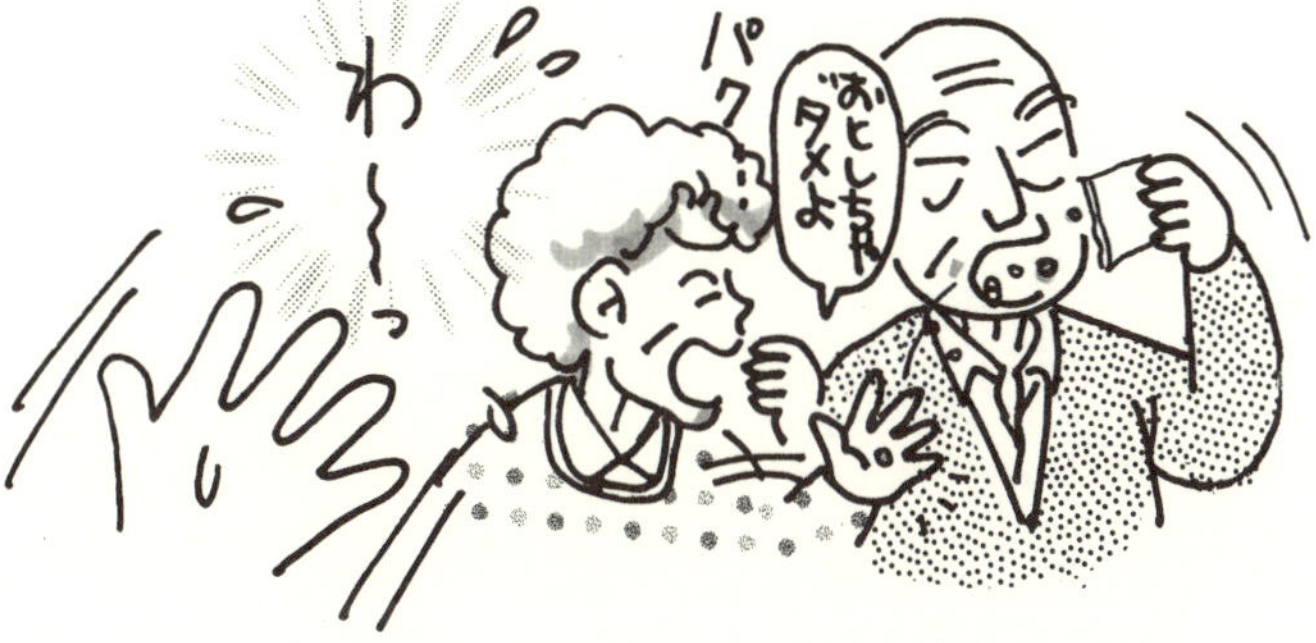

と、認々介護の限界を感じつつ、その日の訪問を終えた。帰りぎわご主人にあいさつをすると、

「あんた、誰だっけ？　はじめまして」

それに対し奥さんが、

「もう、すみませんねえ、ボケちゃって。ヘルパーさんよ、いつもの」

もう、いいです、ヘルパーで。っていうか奥さんも充分、ボケちゃってますけど。恐いのは、本人にまるで自覚がないことだ。

（このままにしておけない）

訪問看護ステーションに帰るなり、娘さんに電話をかける。彼女は他県に嫁ぎ、盆と正月くらいしかご夫婦のもとを訪れないが、唯一の肉親なのだ。ここしか頼れるところはない。

「というワケでご夫婦二人で暮らすのは、もうムリかと……」

私の説明に、娘さんが受話器の向うでうなずく気配がした。そしておもむろに、

「確かに、この間会った時、父の認知症が進んでてびっくりしました。で

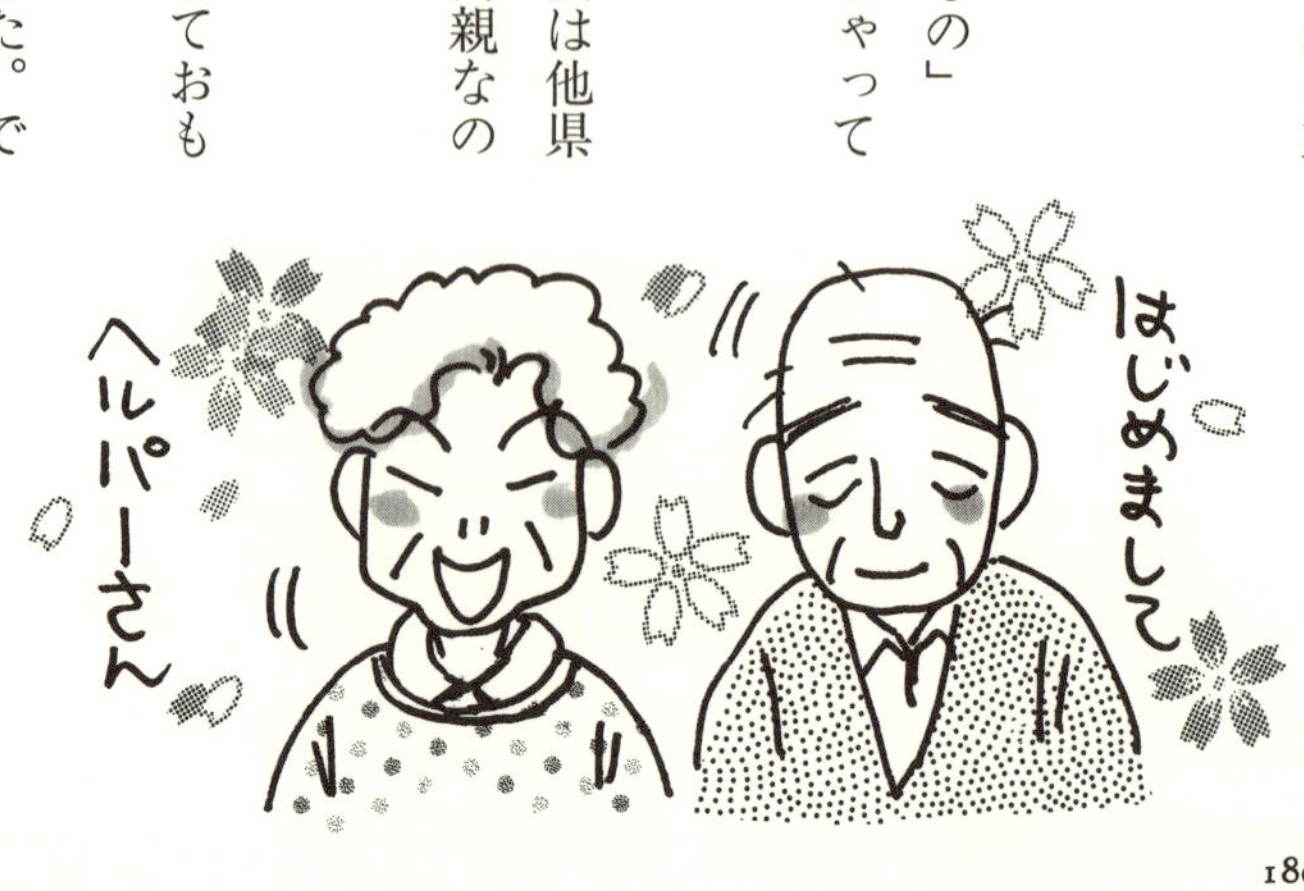

もまだ母がしっかりしてるから、心配しなくても大丈夫ですよ。おまかせしますので、よろしくお願いします」

と、電話が切れた。ってちょっと、おまかせって何？　大丈夫ってどこが!?

（そりゃあ、ご主人と比べたら奥さんはまだ軽く見えるかもしれないけど〜〜〜）

たまに来る娘さんには、にわかに信じがたい話なのかもしれない。父母そろって認知症なんて、認めたくないのかもしれない。

（それにしたって……）

娘さんが動かない以上、看護師だけでは、どうもできない。とりあえずの現状維持だ。

「おはようございます」

毎週月曜日、午前十時。

（今日も、何事もありませんように）

毎回祈るような気持ちで、扉を開ける。

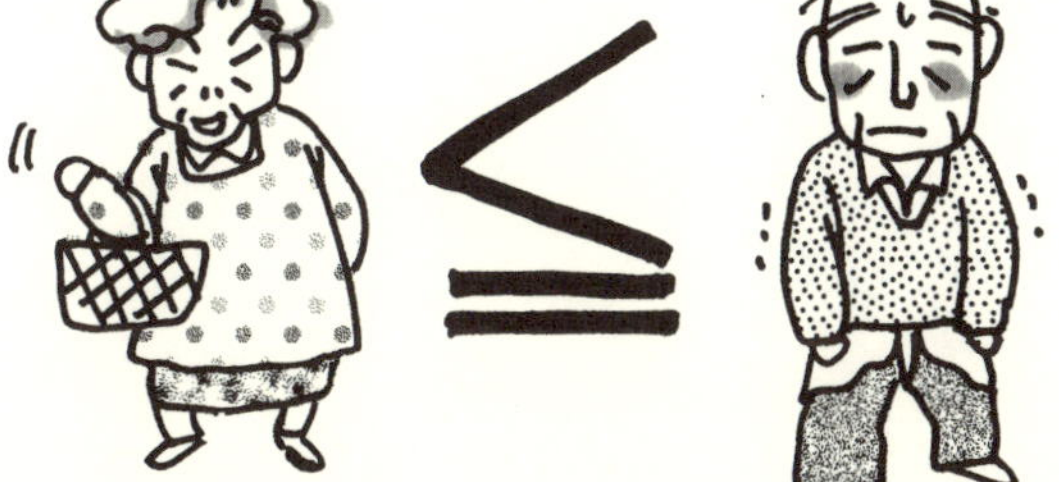

「ヘルパーさん、買い物お願いします」

「はじめまして。あんた名前は？」

今日もおなじみのあいさつ。

（人の気も知らないで……）

認々夫婦、健在だ。

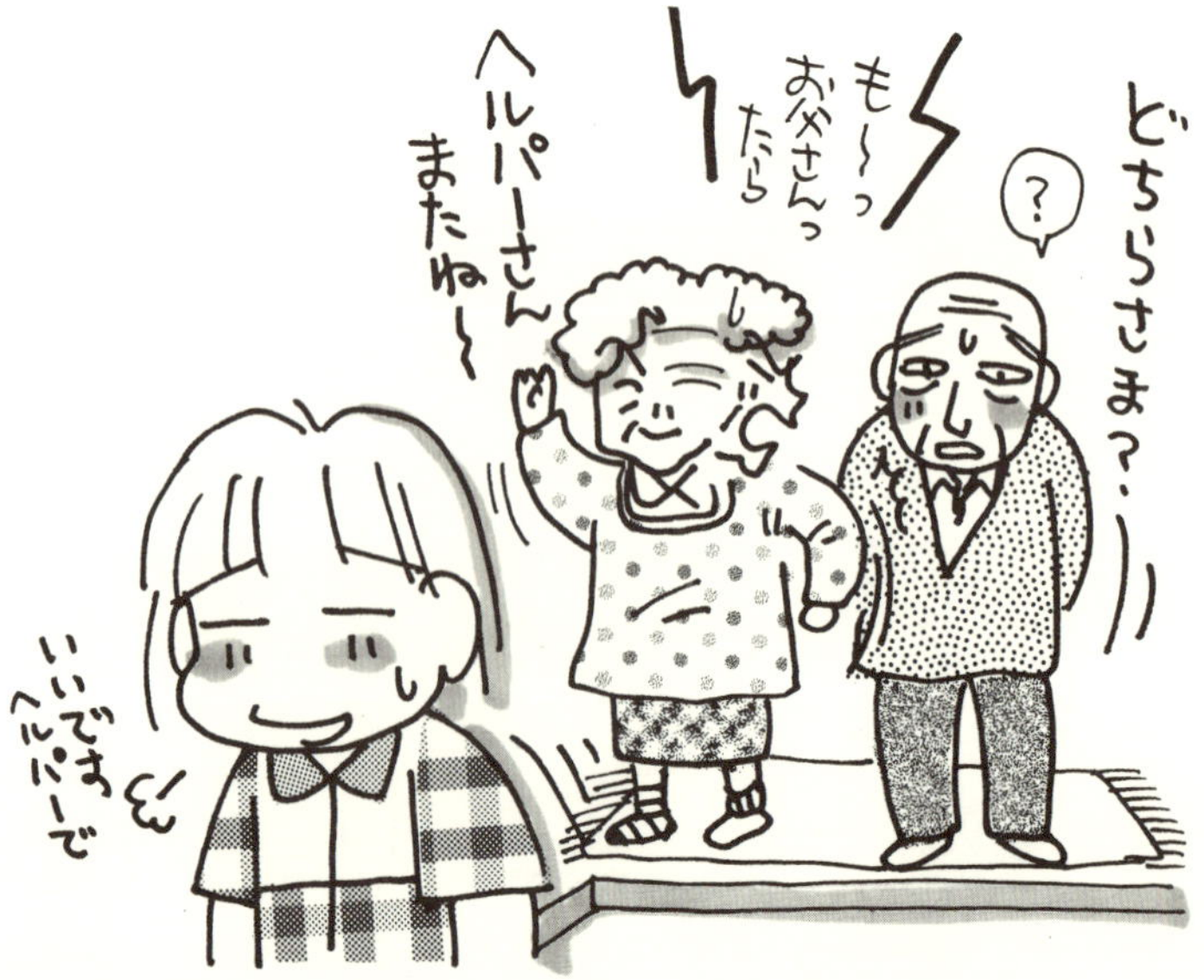
どちらさまっ？
？
も〜っ
お父さんったら
ヘルパーさん またねー〜
いいですよヘルパーで

雨にも負けズ？

「雷鳴ってますけど……」

「大丈夫、落ちませんよ」

「小雨も降ってますけど……」

「じゃあひどくならないうちに行ってらっしゃい。カッパ着せて。長ぐつにはすべり止めつけてますから」

以上、私と利用者さんの奥様との会話です。

利用者である川島さんは、九十二歳の品のいいおじいちゃん。妻が渡すステッキを素直に受けとり、小きざみ歩行で玄関に向かう。

「じゃあ、行ってきます」

あきらめて私も、折りたたみのイスを小脇にかかえて家を出る。イスは

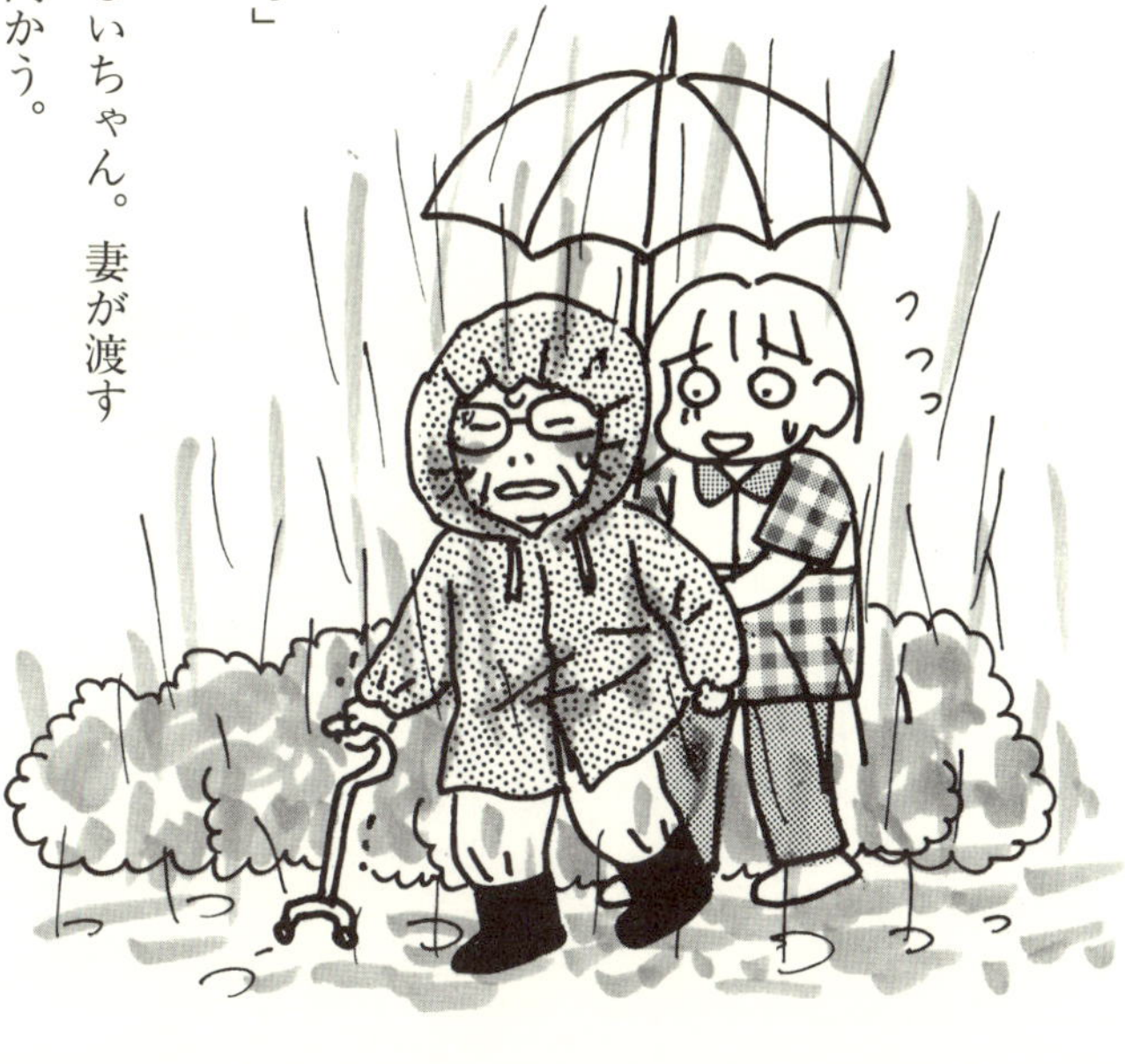

途中川島さんが休憩するためのもの、パーキンソン症状による運動障害のある川島さんの足どりは気まぐれ、かつ小きざみ。その日によって好・不調の波があり、前のめりになりがちで常に転倒の危険がある。歩行練習をかねた外散歩は、ご近所をほんの二、三百メートル歩くだけだが、安全第一。二、三回の休憩をとりながら二十分くらいかけて行う。私が受け持って以来、いやその前の看護師の時から欠かさず、

「お父さん、歩かなきゃ足がダメになるわよっ。行ってらっしゃい」

奥様の叱咤《しった》激励のもと、真夏の炎天下も、みぞれまじりの真冬の寒さの中も、そして台風が近づいている今日のような日も。

「看護師さんがいるから安心ね。おまかせします」

こんな時だけおまかせされても……。看護師として行かない方がいいとの助言はスルーされ、責任だけ押しつけてくれる奥様。

(仕方ない……)

覚悟を決めて横に立ち、川島さんの腰をサポートする。転倒防止スタイルだ。

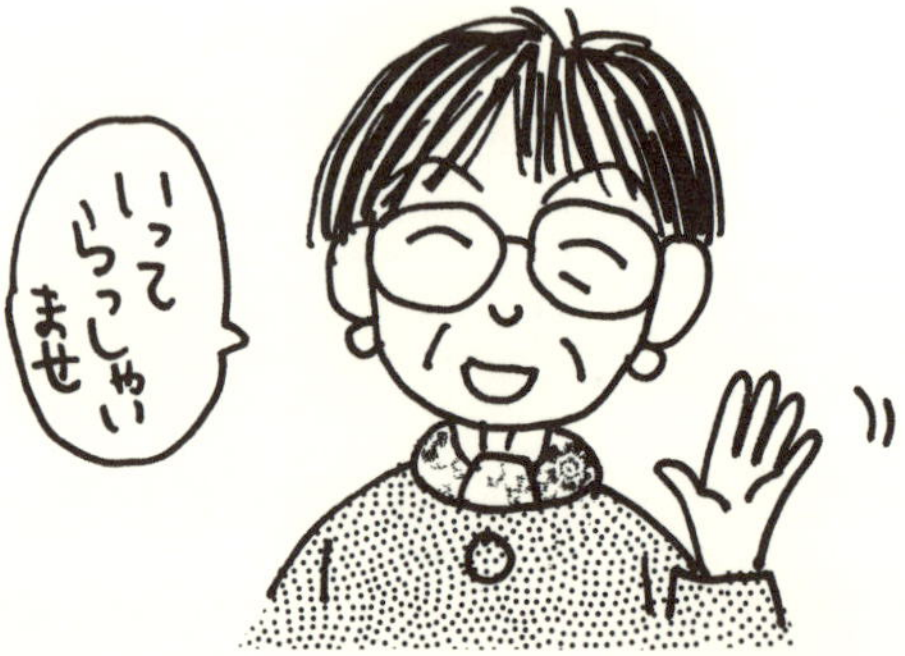

「ハイ、ゆっくり、大きく足を出して。上向いてー。遠くを見ながら行きますよー。ワン、ツー」

どんな時もリハビリはサボらせない、奥様の固い意志の力に後押しされ、小雨の中、散歩に出かける私たち。

「今日は大雨にならないうちに帰るために、休憩一回にして、極力歩きますよ。そのかわり短コースで行きますからね」

どこのスポ根ドラマだ？　ひたすら雨が激しくならないことを祈って、歩く。

「ワン・ツー」

号令に反して、

川島さんの歩みはスローモーション。かつ、無動。これもパーキンソン症状だ。

「止まらないで。行きますよ。ハイ、そこの線をまたいで」

道路の白いラインを指すと、スムーズに足が上がる。なぜかパーキンソンの人にはこれが効く。

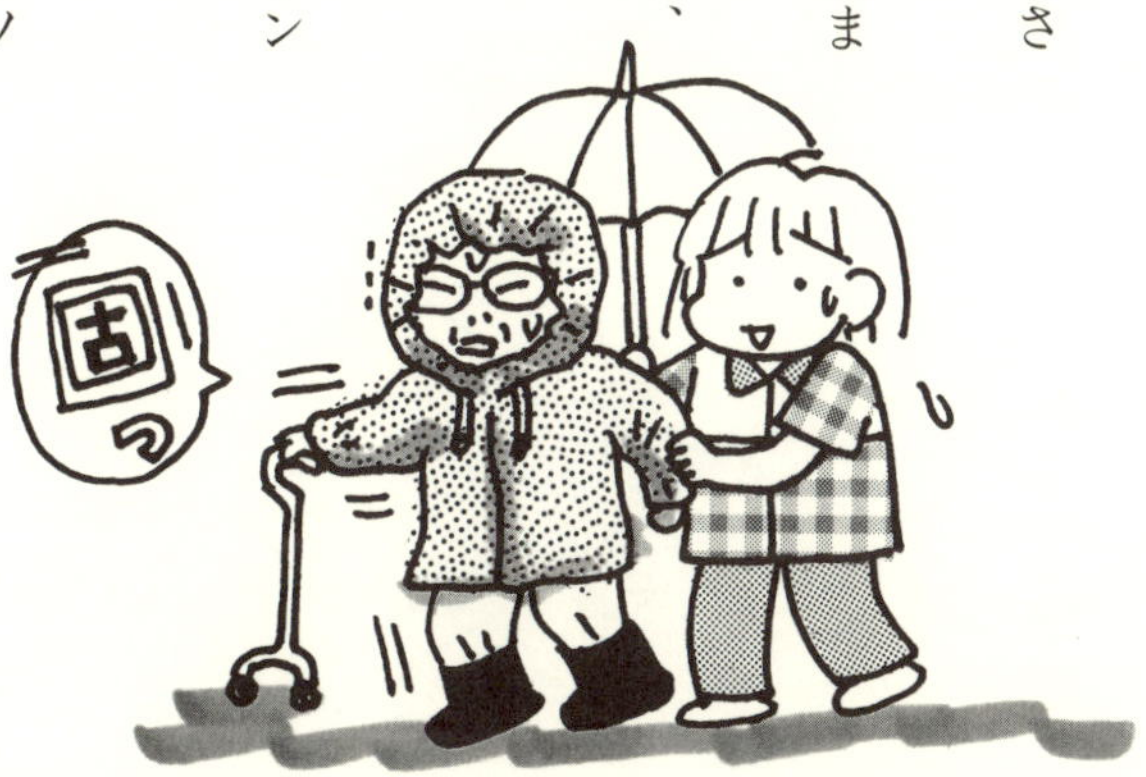

「もうすぐ家ですよ。ほら門がそこに」

とたんに足が止まる。目標物を意識した瞬間、間合いを計って体が固まってしまうのだ。

「ハイ。下見て、この溝《みぞ》をまたいでー」

足元の目標にしぼると、また足が出る。

（おもしろいなあ）

私の心の声が聞こえたかのように、川島さんも笑う。

「ハハハハ」

意味はない。

九十二歳、川島さんは年相応の認知症でもあった。


「お父さん、メガネとって。それは時計。メガネはこっちでしょ」

「ボタンはずしてっ。何で脱いだ服をまた着ちゃうの!?」

雨の中の散歩を終え、今度は入浴の準備中だ。

「もお、お父さんったら。すっかり耳が遠くなっちゃって。ダメですっ。

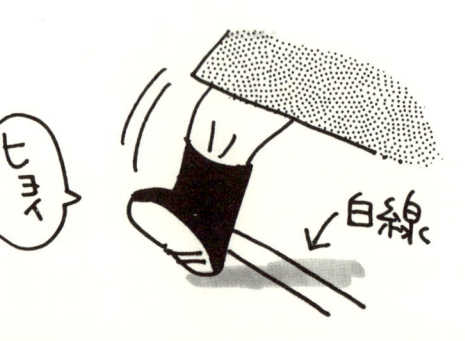

自分のことは自分でなさって下さい。これもリハビリなんですからっ」

ご主人のトンチンカンな行動も、奥様の中ではすべて『耳が遠い』に変換されているらしい。

（それなりの認知症だと思うけど……）

「大学の教授だったんですよ。ドイツ文学の研究をしてたから、ドイツ語なんかペラペラでねぇ」

奥様はあくまでも、認知症だとは認めない。

「パーキンソン病になってからは、思うように動けないし、最近は耳が遠くなったせいで、こちらのいうことがなかなか通じなくて……」

あくまでも耳が遠いといい張る奥様は、一日中大きな声で、ご主人の耳元で指示を出しまくる。

「ハハハ……」

入浴後、あいまいに笑いながら川島さんはメガネを腕にかけようとしている。

「あれ？　あれ？」

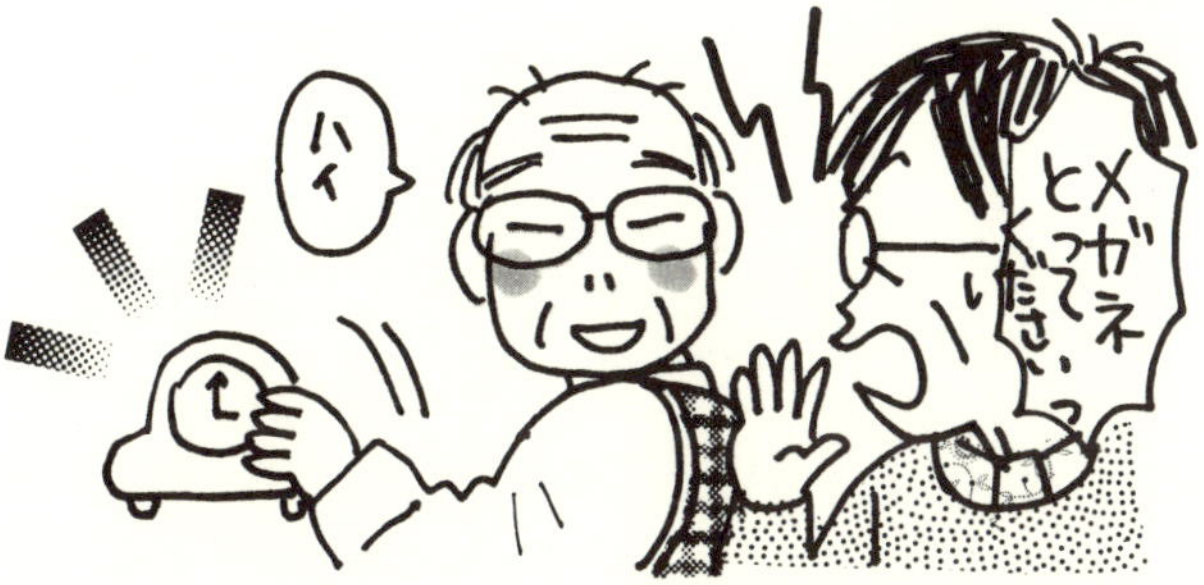

不思議顔の川島さんの手からメガネをとって、そっと顔にかける。

「……ああ」

合点のいった表情の川島さんに、つい吹きだす。

「看護師さん、おフロ終わりましたあ？」

と、奥様がベッドサイドに顔を出した。

川島さんを上から下まで目でチェックしている。

(さっきの、奥様に見られなくてよかった)

川島さんと目が合うと、

「ハハハ……」

わかっているのか、いないのか、いつもの笑顔だった。


「先週とちがって今日はいい天気ですねー」

今日も川島さんと散歩リハビリ。先週の分もと、長《ロング》コースをチョイスしたので、ただ今休憩中だ。

「川島さん、ドイツ語ペラペラなんですって？　何かしゃべって下さい

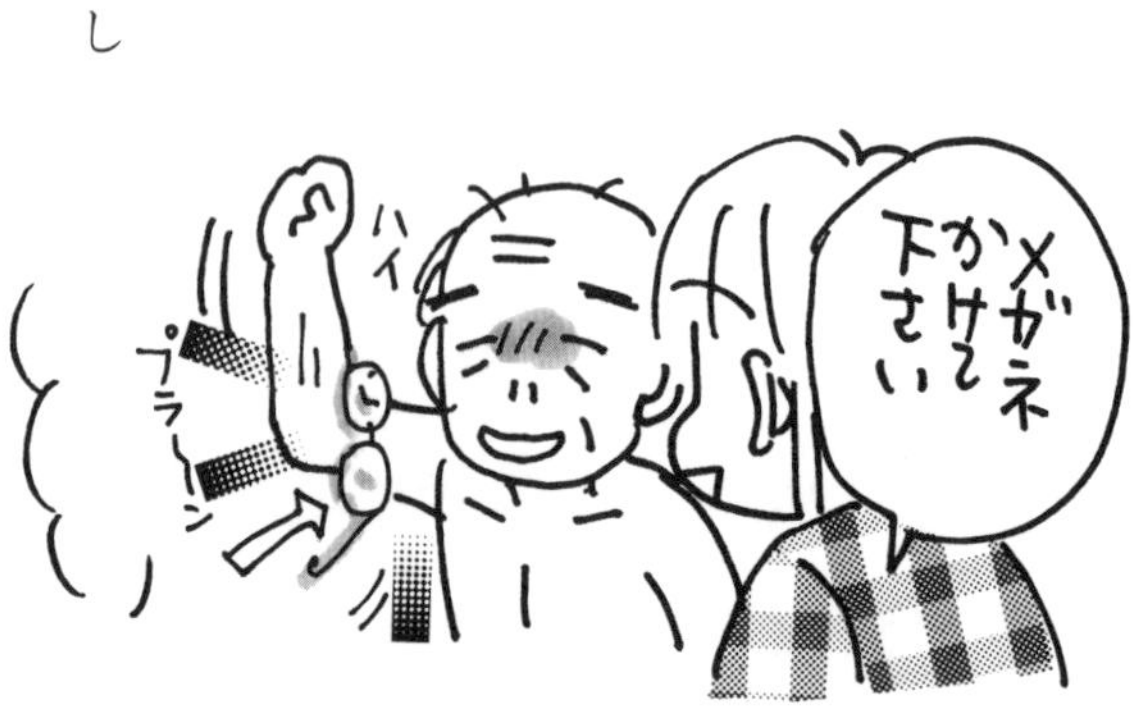

よ」

「ハハハ……」

いつものようにあいまいに笑う川島さんに、若かりし頃を思い出してほしくて、

（何か、記憶を引き出すようなドイツ語ないかな……）

と考える。

「シャウエッセン？」

すみません。出てきたドイツ語（？）これぐらいで。

「ハハハハハ」

その場にふさわしい川島さんの笑いに、ちょっとうれしくなる。

「さぁ、帰りますか」

帰ったらまた、奥様の叱咤激励が待っている。

「そういえば、外は静かですねー」

「ハハハ……」

川島さんが、また笑った。

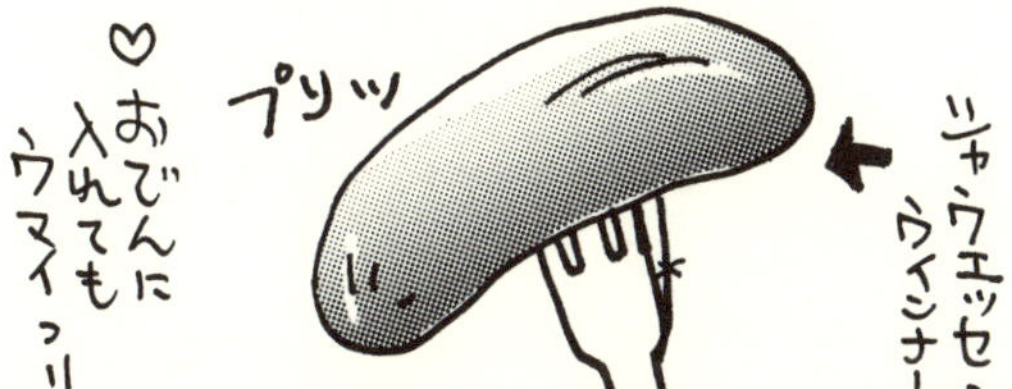

「お父さん、長女の孫の入学祝いどうしましょう。今度は私立だから、次女の公立の時といっしょってわけにも。でも差をつけたら姉妹の仲が悪くなるかしら。どうしましょう」

ある日、奥様が川島さんのベッドサイドで大声で相談していた。訪問のため、玄関にいた私にもつつぬけのいつもの大声だ。

「…………」

「またっ。お父さんたら笑ってないで考えて下さいよ。お父さんのいう通りしますからっ」

川島さんはいつものように笑ったんだろう。奥様もいつもの声で、だけど、

(ご主人のこと、立ててるんだなぁ)

いつもと違う、私の知らないご夫婦の関係がそこにあった。

(川島さん、愛されてるじゃん)

あのスパルタ式リハビリも、耳が遠いからとゆずらないのも、すべては

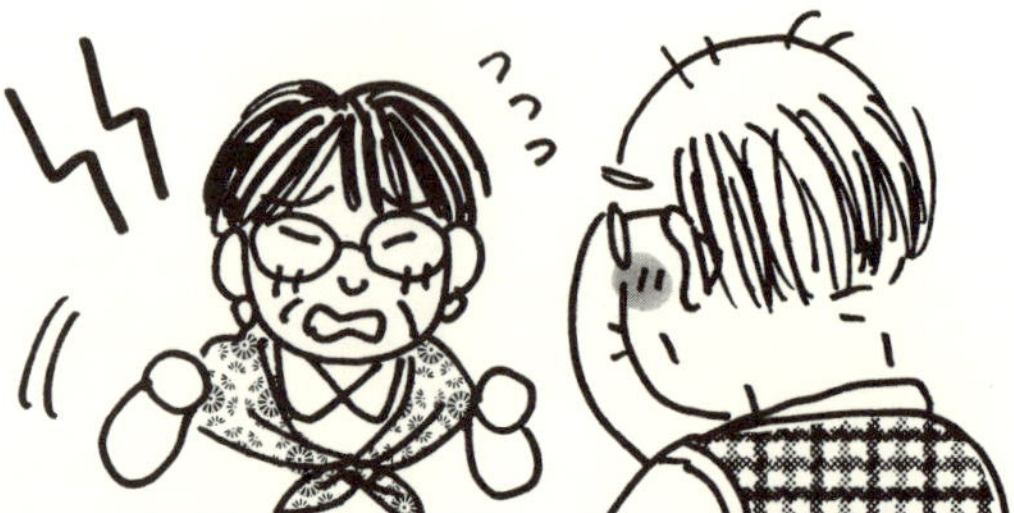

愛ゆえなのか。

「おじゃましまーす」

今日のお散歩では、休憩の時に奥様とのなれそめを聞いてみよう。

「ハハハ……」

川島さんは、照れて笑うだろうか。

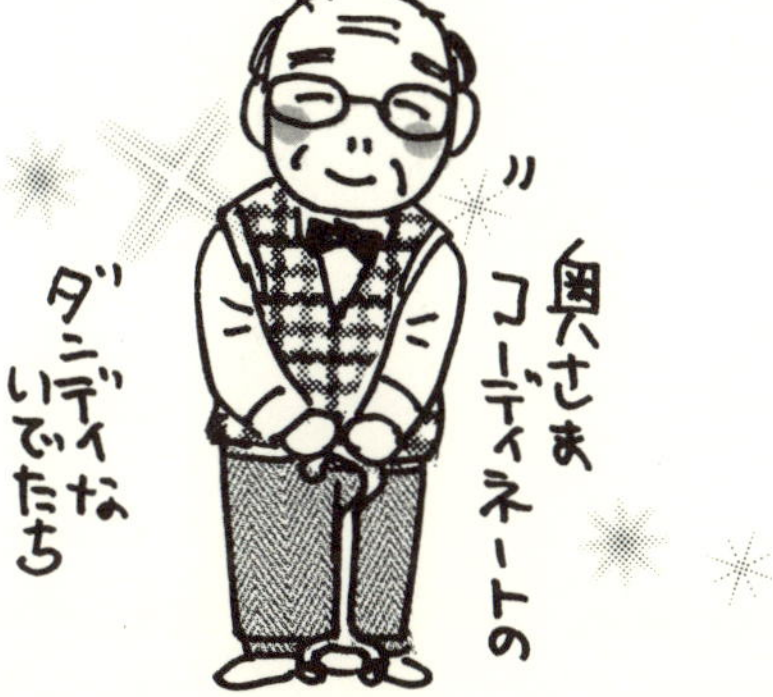
奥さまコーディネートの
ダンディないでたち

使えるヤツ その1

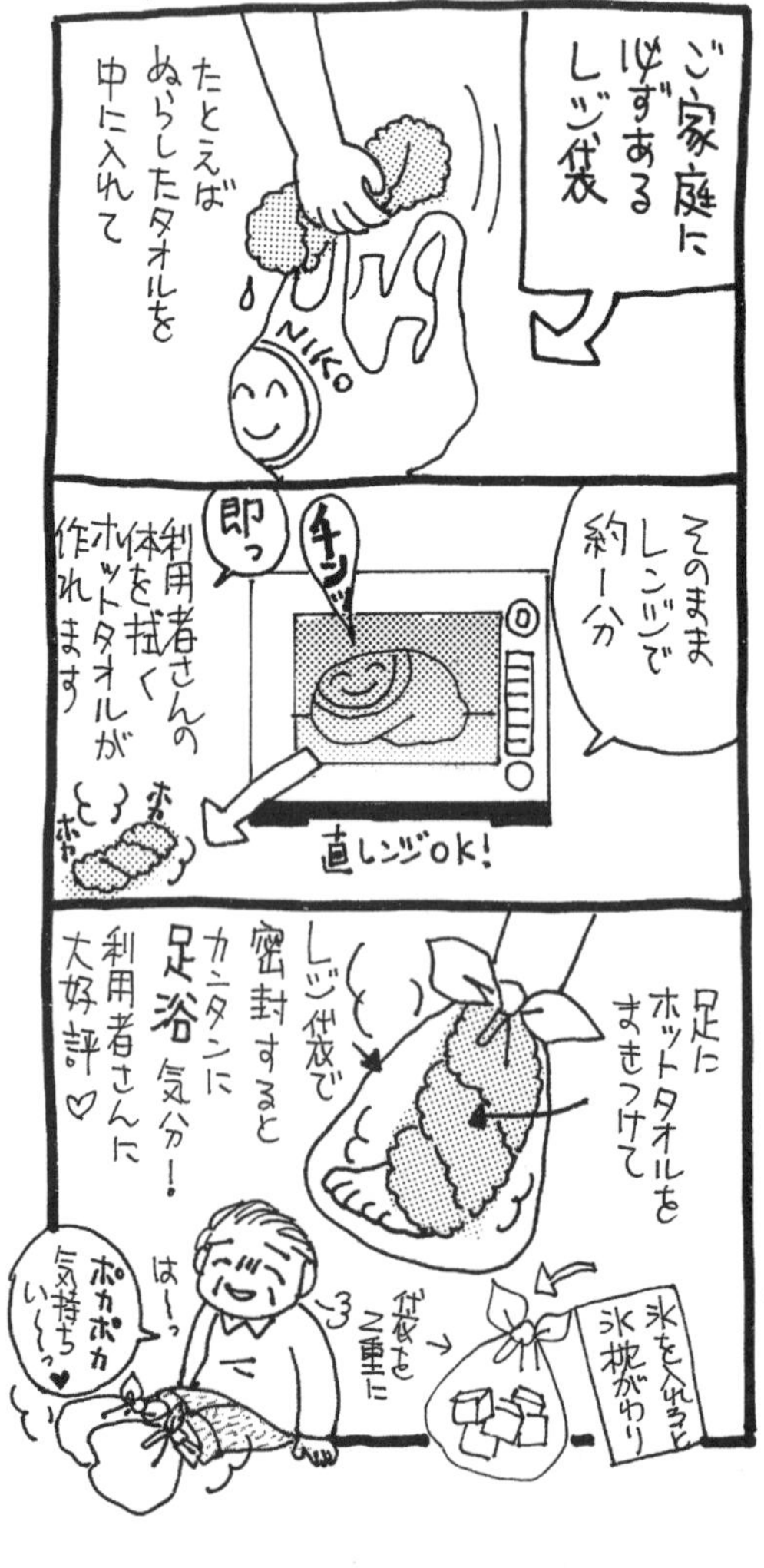
ご家庭に必ずあるレジ袋
たとえばぬらしたタオルを中に入れて
NIKO
そのままレンジで約1分
チンッ
即っ
利用者さんの体を拭くホットタオルが作れます
ホカホカ
直レンジOK!
足にホットタオルをまきつけて
レジ袋で密封するとカンタンに足浴気分!
利用者さんに大好評♡
はーっ
ポカポカ気持ちい〜っ♥
袋を二重に
氷を入れると氷枕がわり

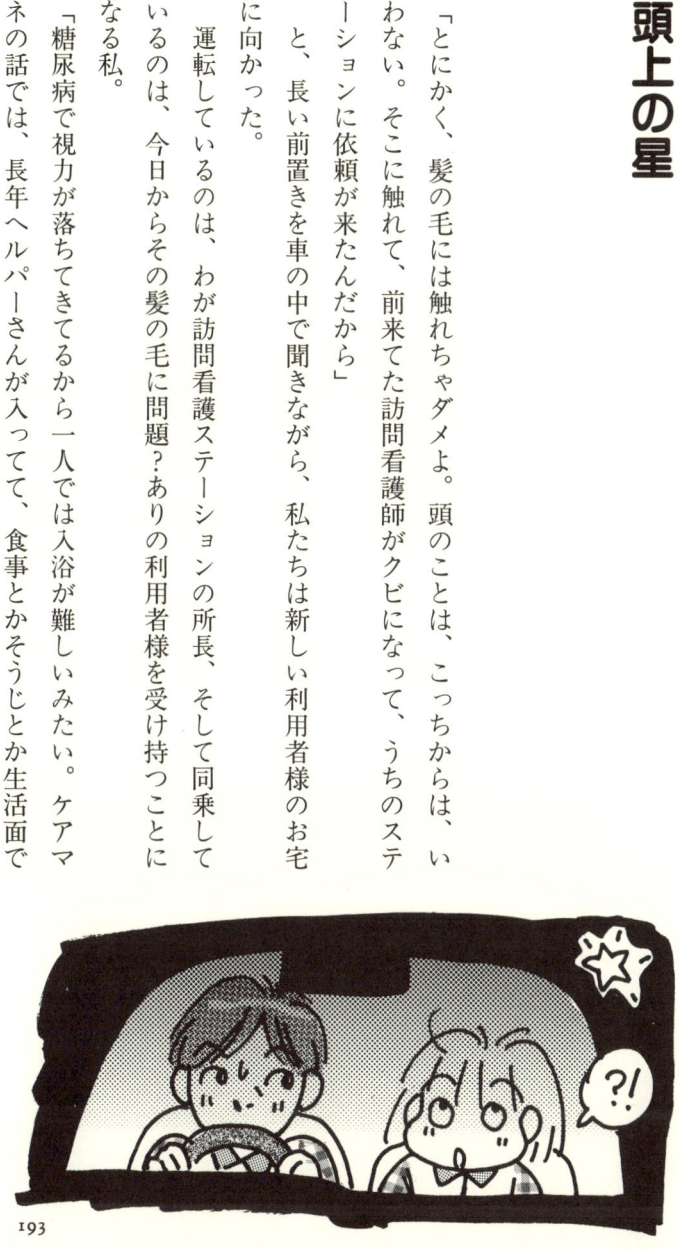

頭上の星

「とにかく、髪の毛には触れちゃダメよ。頭のことは、こっちからは、いわない。そこに触れて、前来てた訪問看護師がクビになって、うちのステーションに依頼が来たんだから」

と、長い前置きを車の中で聞きながら、私たちは新しい利用者様のお宅に向かった。

運転しているのは、わが訪問看護ステーションの所長、そして同乗しているのは、今日からその髪の毛に問題？ありの利用者様を受け持つことになる私。

「糖尿病で視力が落ちてきてるから一人では入浴が難しいみたい。ケアマネの話では、長年ヘルパーさんが入ってて、食事とかそうじとか生活面で

のサポートはできてるそうよ。糖尿のコントロールも、薬とインシュリン注射は自分でやってるって話だし、看護師には週一回入浴の介助で入ってほしいと。目もだけど最近肩を脱臼《だっきゅう》しちゃってるので、洗うのも介助してほしいって。でも大丈夫よ、そんなに難しいケースじゃないから」

と、所長は楽天的だ。

「でも、他のステーションのナースをクビにしたっていうし、気難しい人なんじゃあ」

なにせ私はブランク十数年のなんちゃってナース、私の頭の中では星一《ほしいっ》徹《てつ》バリのガンコじいさんが、ちゃぶ台をひっくり返す図が浮かぶ。

「だから、髪の毛にふれなければ大丈夫よ」

と、所長。

「それってどういうイミですか？」

不安がる私に、先日契約のために一人お宅訪問を終え、すでに利用者様と面識のある所長は、一言。

「見ればわかるわよ」

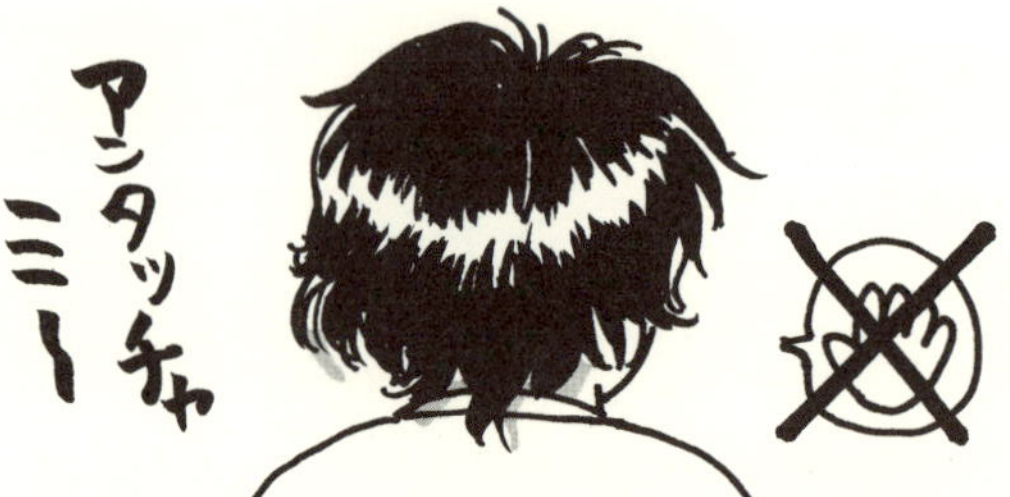

なるほど……

玄関が開き、利用者様を見た瞬間、すべてを理解した。

（これか……っ）

「瓜生《うりゅう》です。どうも……」

おじぎをする利用者様の髪の毛が、ズルッと前にスライドする。顔を上げると、前髪が不自然に長い。つむじが眉の上にある。

「中へ入れば……？」

ボソボソしゃべりつつ、廊下を先に立って歩く瓜生さんの後頭部に私の目は釘《くぎ》づけだ。ツヤツヤとした黒髪の下に、白髪がのぞく。まるでスカートの下にレースをのぞかせている今時の若いコの重ね着ファッションのような見事な二重構造。

（一目でわかるヅラ……）

しかもウイッグ程度の乗せ方ではなく、かぶっているのだ。スッポリと。帽子のように。しかも目深に。目深すぎる。

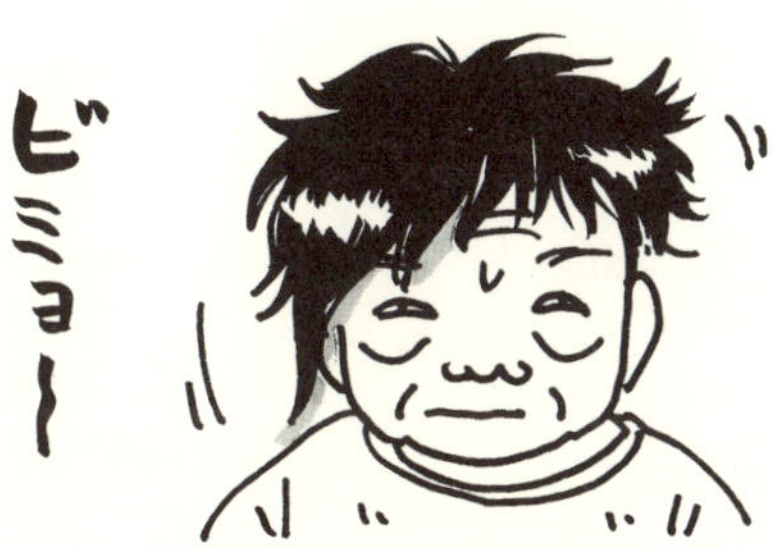

（目、目が離せない……）

見つめる私に、所長は目くばせし、そっと首を横にふる。

「いいわね？　頼んだわよ」


「じゃあ、おフロに入りましょうか」

とりあえず任務をはたすべく、声をかけてみる。

「……めんどくせえなぁ」

といいつつ、服を脱ぎはじめる瓜生さん。

動くたびに不安定にゆれる頭上のヅラ。今は斜め45度につむじがある。

髪だけ横向き。

（なおしたい、なおしたいけど……）

『髪の毛には、触れちゃダメよ』

所長の言葉がよみがえる。だけど、洗うのを手伝うのだ。髪に触れずにどうやって洗髪をすればいいのだろう。そもそも髪って、どっちの!?　まさかヅラごと洗うのか!?

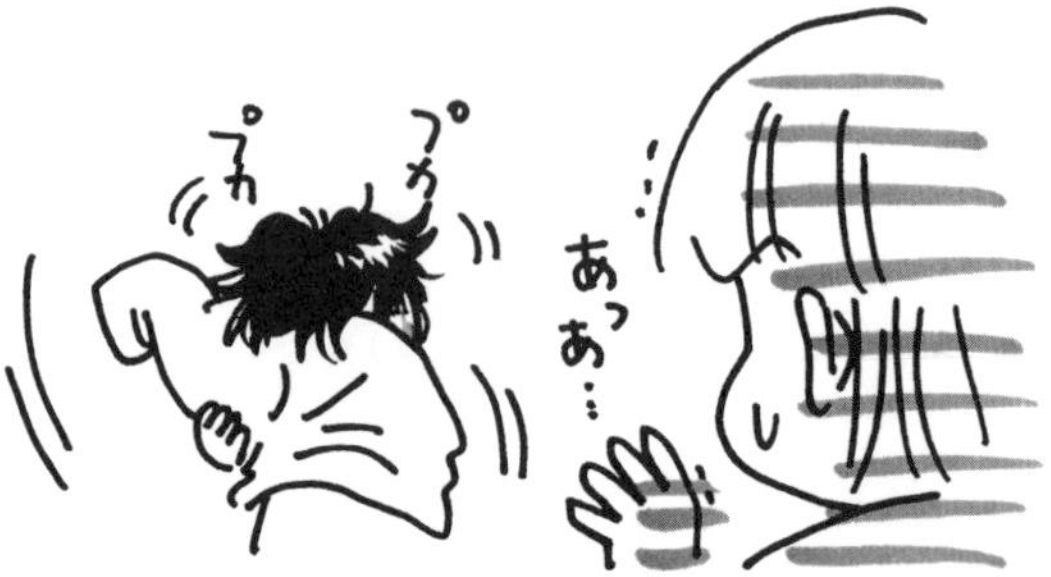

あれこれ思案する私の前で瓜生さんはすべてを脱いで丸裸になった。

あ、頭以外。

そして、

「今日は頭は洗わないから」

そう宣言して、タオルで器用にヅラを包んでから浴室に。

「右肩の脱臼がクセになってて、糖尿があるから手術はできないんだってさ。痛くて効き手が使えないから洗ってくれる?」

こうして私は瓜生さんのスミズミまでを洗った。ただひとつ頭を除いて。訪問を終えてステーションに帰った私に、所長は、ひとこと。

「誰もまだあの人の頭を見たことがないのよ。ムリに洗髪はしなくていいからね」

以前クビになったナースは、それをしようとしたのだろうか……。

頭《ソコ》には触れず、春に始まった訪問から三か月、ひとつの変化があった。

(髪が短くなってる……)

あ、短くなったのはヅラの分量、つまり夏バージョンのヅラにイメージ

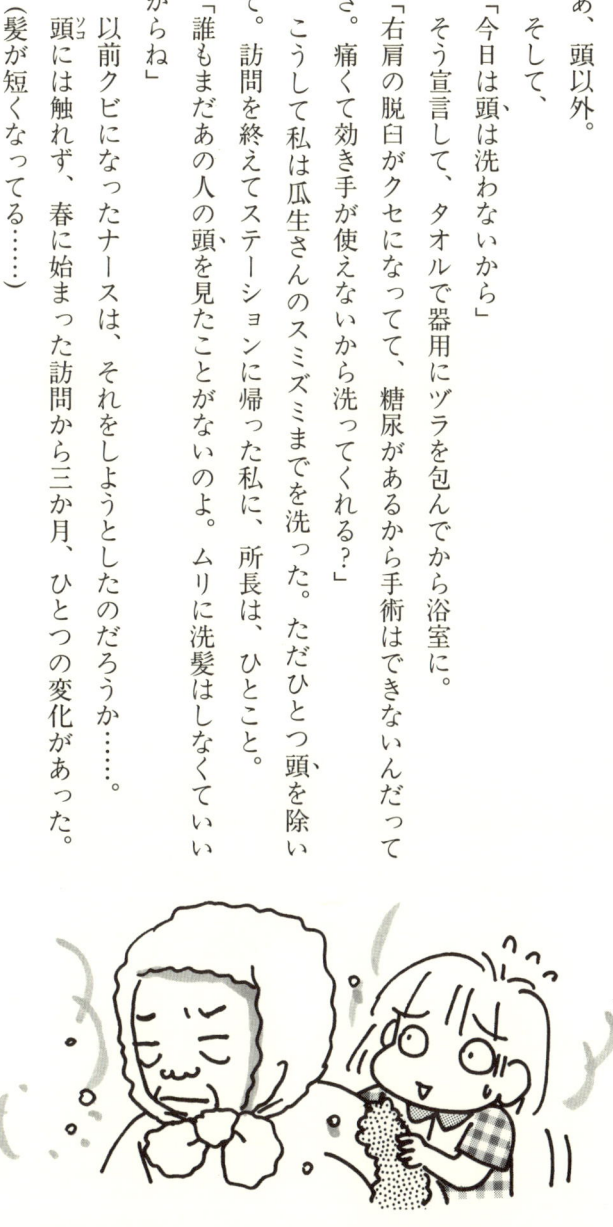

チェンジ？　か。冬バージョンは、全体的に毛量が多く前髪をたらすタイプ、木村拓哉風だったが、夏はセンター分けでえり足も更に短い。前から見るとスッキリなのだが、後ろは短いえり足の下から白髪が、まるで玉ネギの根のようにチョロチョロと出ている。

ヅラを後ろに引っぱって白髪をかくしたいという気持ちが、フッフッとわいてくる。そしてこの三か月で身につけたある技を使う。

（必殺！　見ないふり）

「瓜生さん、今日のご気分は？」

話をしつつ前へまわり込み、後ろを見ないことで危ない衝動をやりすごすのだ。

「……うん。悪い」

と、瓜生さん、最初は人見知り気味で、あまり感情を出さなかった瓜生さんだが、少しずつ気持ちをしゃべってくれるようになっていた。

「そういえば調子のいい週と、悪い週がありますよね。糖尿病の方は？　血糖値は大丈夫っていってたけど？」

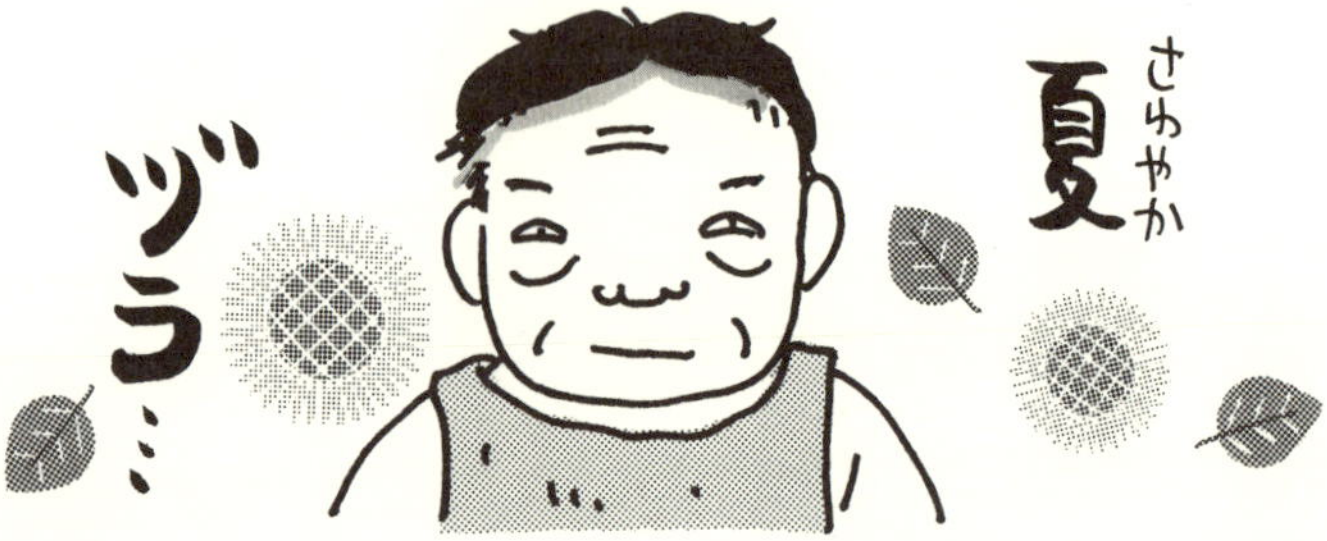

「……うん」

「朝・晩の食前の血糖値を計ってますよね？　どのくらい？」

「……それが」

きまり悪そうに、血糖値を記録したノートを見せる瓜生さん。そこには、二、三日に一度書いたり書かなかったりの虫くいの血糖値、ミミズのはったような数字で、まるで暗号のようだ。

「目も弱くなってるし、いちいち書くのめんどうくさくて……」

「書くのは時々でも、朝晩ちゃんと計ってる？」

「……」

「血糖値を上げないお薬は、飲んでます？」

「たぶん飲んでるけど。わかりにくくて……」

薬袋の中には食前、食後、眠剤までもが全部一緒に入っていた。案の定、数が合わない。

「ごはんは？　ヘルパーさんが、カロリー制限通り作ってくれてるんですよね？」

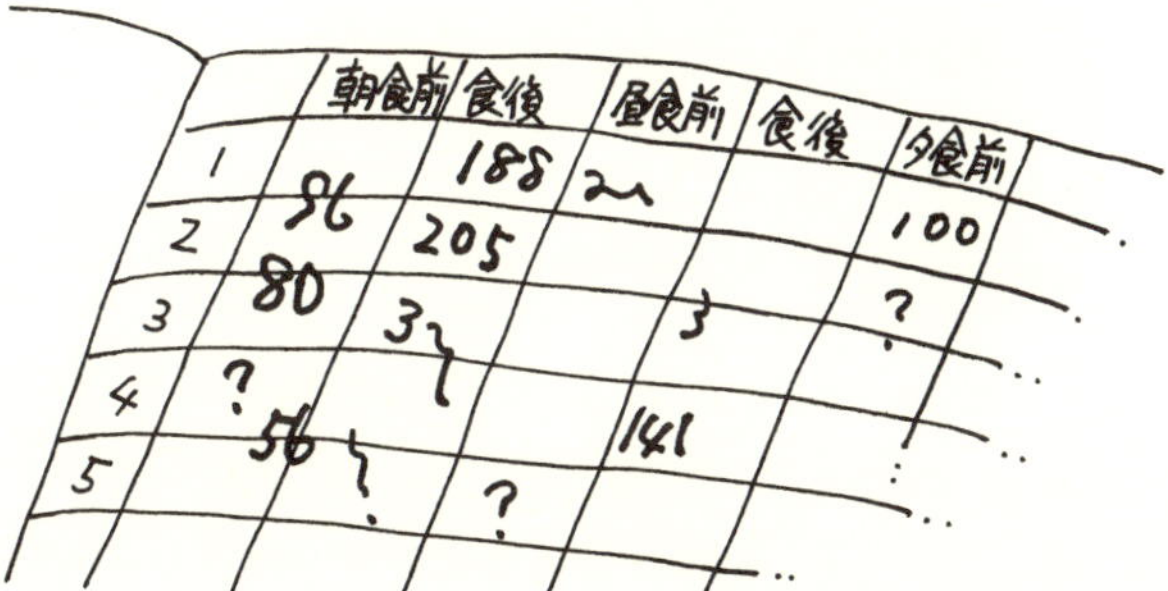
朝食前
食後
昼食前
食後
夕食前
1
188
100
2
96
205
3
80
3
?
4
?
141
5
56
?

「冷蔵庫にあるもので、こっちの食べたいものを、おいしく作ってくれてるけど？」

「味より、量は……？」

「いっぱいで一度に食べきれないから、二、三回に分けて……」

瓜生さんの声が、どんどん小さくなる。

「あのね、瓜生さん……」

なんだか悲しくなってしまった。これまでの三か月、私は何をしてたのか。気になったのは瓜生さんの頭だけ？　体はキレイに洗っても、肝心の体調のことは何ひとつ……。ただ熱や血圧を計ってただけ。

「だって、看護師さんはおフロに入れてくれる人だろ？　糖尿《びょうき》のことはヘルパーさんに教えてもらってるから、血糖値は上がったり下がったりするのは仕方ないって。そのせいで気分が悪くなるのもわかってるし、この病気になって長いから、よくはならないよ」

と、苦笑いする瓜生さん。だるそうにため息をつく。確かに治る病気じゃないけど、今のままでいいハズない。いくらなんちゃってナースの私で

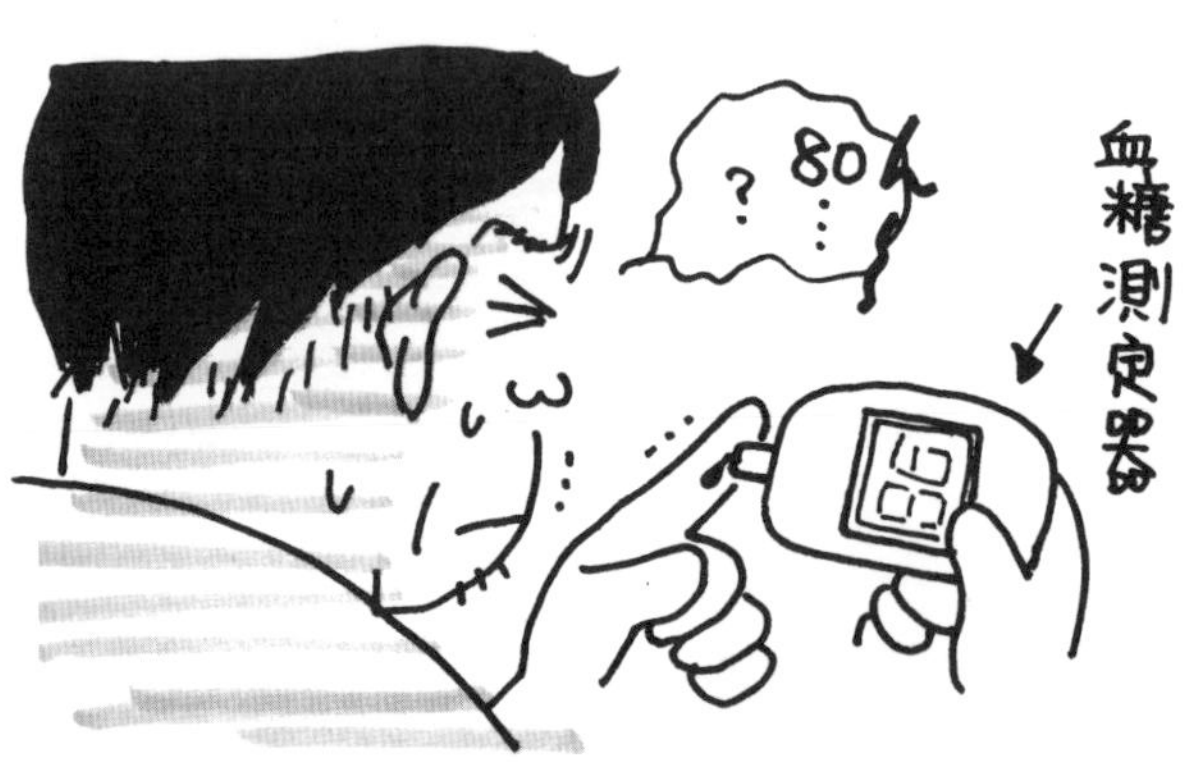

も、今よりよくなる方法が、少しはわかる。

「でも調子のいい日が多くなった方が、いいですよね?」

「そりゃあ、そうだけど」

「じゃあまず、お薬がキチンと飲めるように、一週間分の薬を食前と食後、眠剤に分けてセットしましょう。日時と曜日も大きな字で書いて、飲み忘れのないように」

「そんなことまでしてもらっちゃあ……」

と、恐縮する瓜生さん。

「それが看護師の仕事なんですよ?」

というと、瓜生さんは驚いた顔で、

「へえ~」

その返事に、
脱力しつつ、苦笑い。私は投薬をセットした。

「今日は何だか調子いいよ」

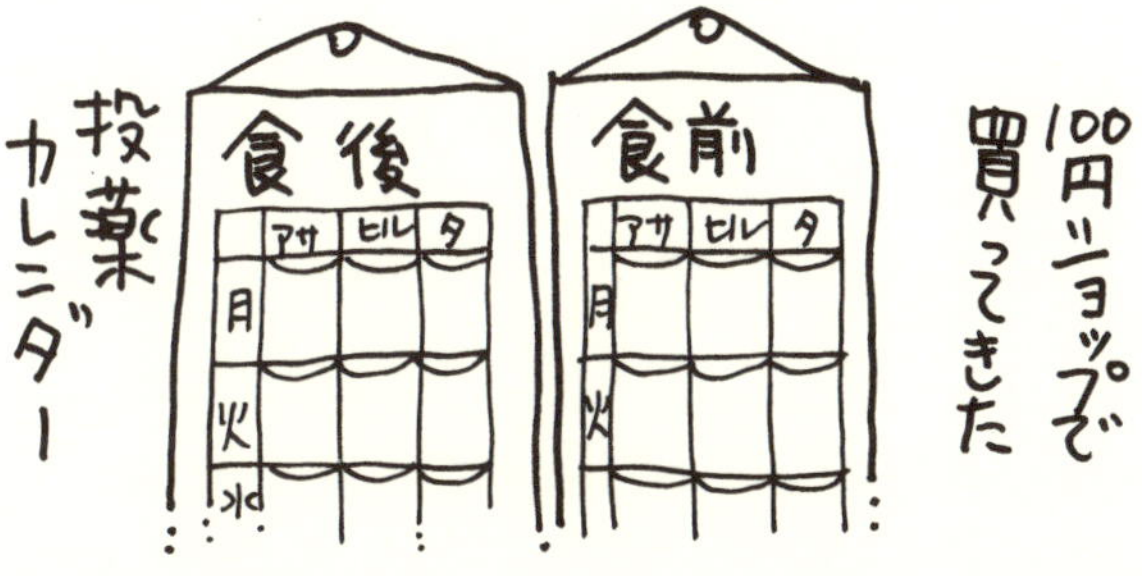

先週セットした薬はなくなっていた。

「今日は糖尿病食のカロリー表を持ってきたんですよ。ヘルパーさんに連絡しておいたから、今週から計りを持ってきてキチンと作ってくれる予定です。瓜生さんは一日1200キロカロリーだから、コンビニの幕の内弁当なら半分で一食分くらいかなぁ」

私の説明を聞きながら、瓜生さんはカロリー表を天眼鏡で拡大しつつ、興味深げに見ている。

「そろそろ、おフロに入りましょうか」

いつものように入浴の準備をする私に、なぜか新聞紙とハサミを持ってくる瓜生さん。

「今日は、髪を切ってもらおうかと思って……」

「えっ!?」

切るってヅラを!? 思わずたじろぐ私に、

「汗かいて暑くって……」

スポッ。

ブッ●オフで買ってきた
カロリーBook
100円
瓜生さん用
写真入り
カロリー早見表

思い切りよく帽子、いえカツラを脱ぐ瓜生さん。

下からは湯気が立ちそうに上気したゆで卵ならぬ頭が現れた。白髪まじりの毛がその周囲に守るように生《は》えている。

(初日の出……)

ではなくて、初お目見えの瓜生さんの生頭に、自然と呼吸も荒くなる。

「ど、どのくらい切りますか?」

「丸刈りでいいよ」

っていわれても、ほとんどそうですけど。といいたいのをグッと押さえて、おそるおそるその髪の毛に触れる。

『髪の毛には触れちゃダメ』

初日の所長の言葉を思い出し、なぜか胸が熱くなる。

「今日は頭も洗ってくれる?」

はじめて触れた瓜生さんの髪は硬く、ちょっとちぢれていた。

「低血糖の時は、甘い物を食べればいいだろ? じゃあ高血糖の時は?」

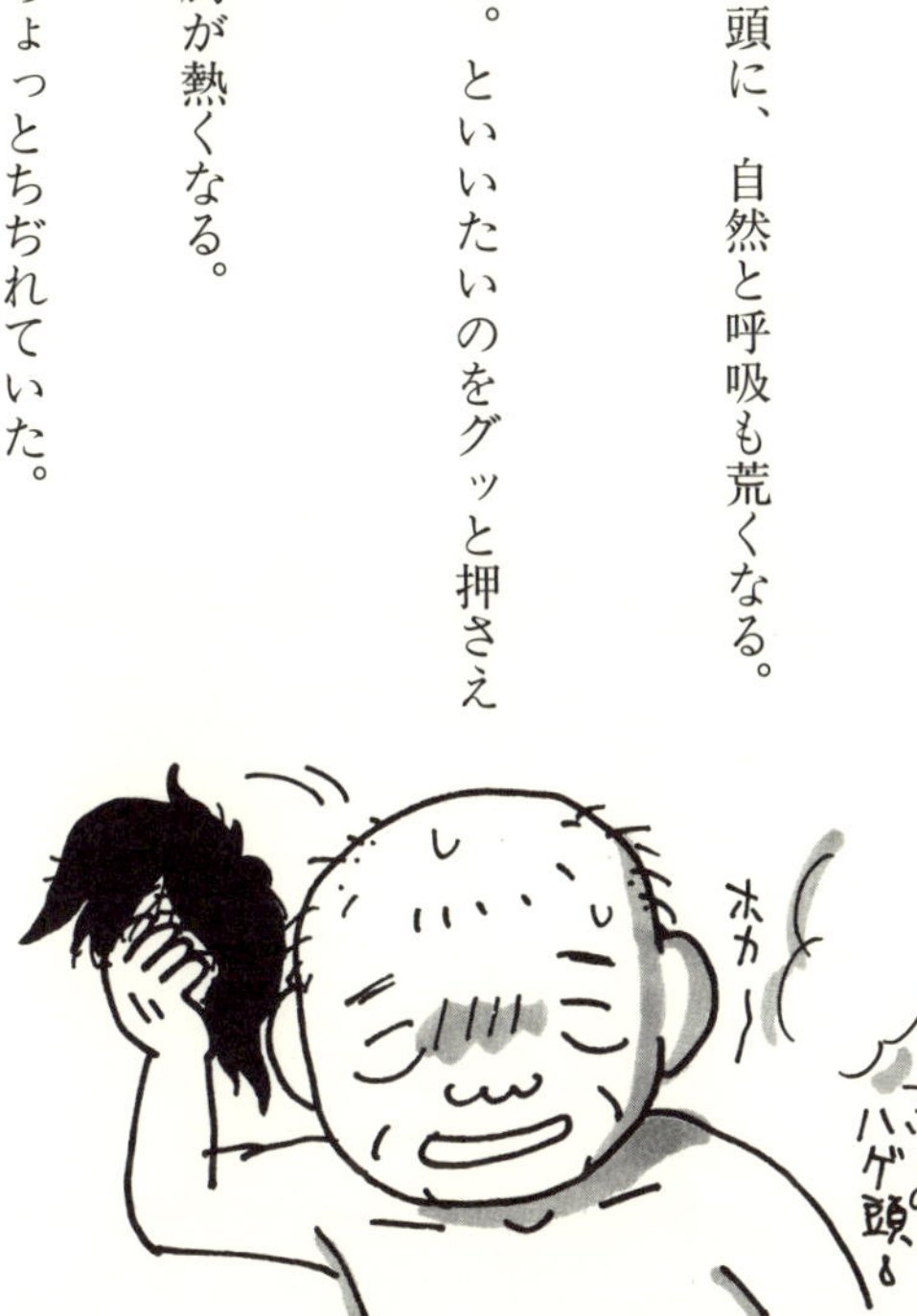

「インシュリンにはいろんな種類があるだろ？　何で？」

瓜生さんは訪問する度、わからないこと、困ってること、何でも聞いてくれるようになった。

「えっ、えっとー」

時には想定外なこともあり、その度私はしどろもどろになる。

「すみませーん。ステーションに帰って、私よりよく知ってる看護師さんに教えてもらってきますね」

冷や汗をかきつつ、返答する。いいかげんなことをいうより、わからない時は正直にいって次回までに調べておく。いつも頼りになるナースでいたいからついついミエを張りたくなるが、そこはガマン。信頼してほしかったら、ここは正直にならなくては。

「またぁ？　しょうがないなぁ」

と、苦笑いする瓜生さん。

「来週までの宿題、じゃあフロに入ろうか」

あわてて準備する私の後ろで、瓜生さんは丸裸になる。もちろん頭も。

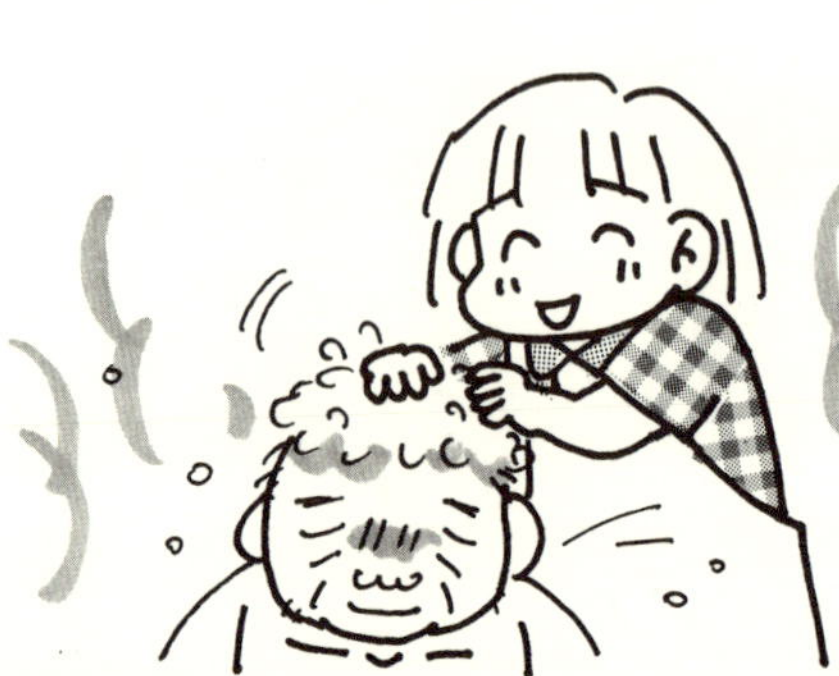

脱衣場の洗たく機の上が、はずした帽子のいつもの置き場所だ。早いもので、先週冬バージョンにチェンジした。

「頭、洗いますねー」

瓜生さんと私の間には、もはや禁句はない。

いい日、泡《あわ》立ち。

瓜生さんの頭はシャンプーのいい香りがする。

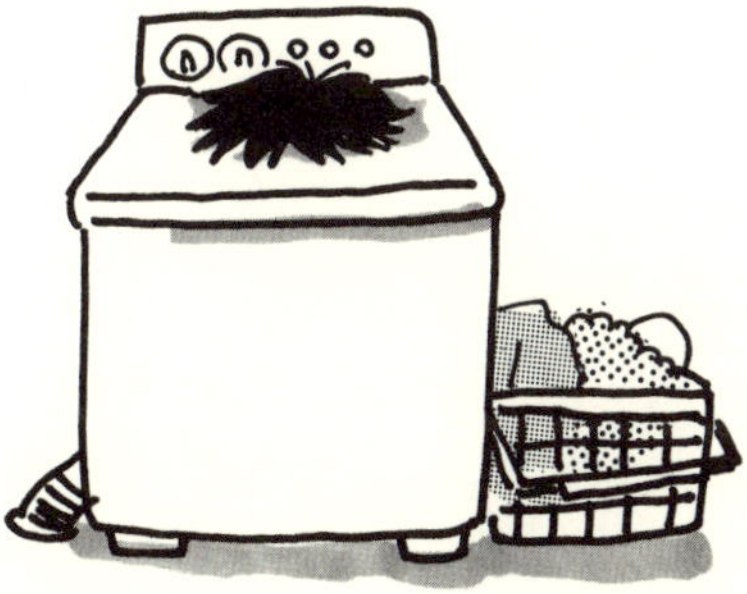

使えるヤツ　その2

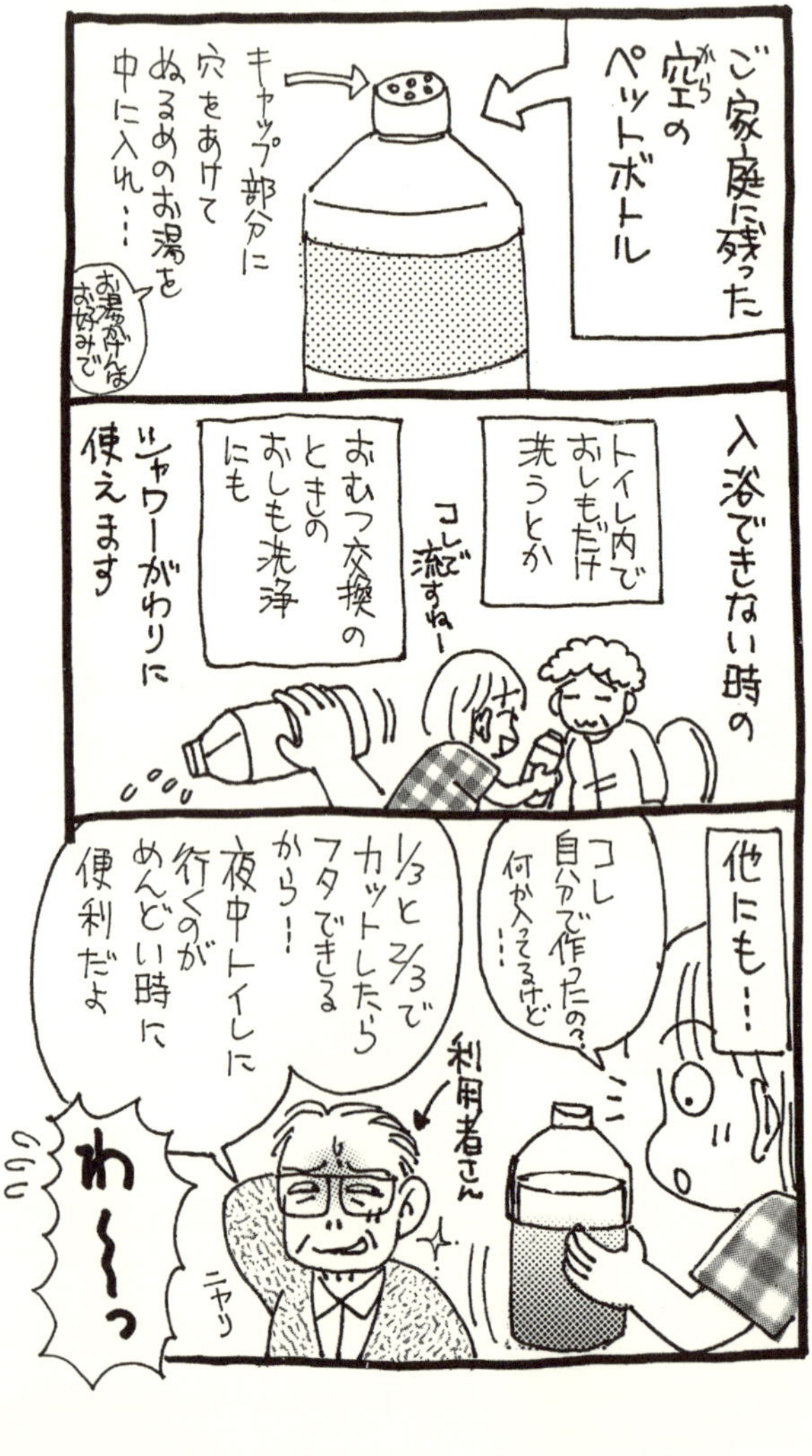
ご家庭に残った
空《から》の
ペットボトル
キャップ部分に
穴をあけて
ぬるめのお湯を
中に入れ…
お湯かげんは
お好みで
入浴できない時の
トイレ内で
おしもだけ
洗うとか
コレ
流すねー
おむつ交換の
ときの
おしも洗浄
にも
シャワーがわりに
使えます
他にも…
コレ
自分で作ったの?
何か入ってるけど…
1/3と2/3で
カットしたら
フタできる
から!!
夜中トイレに
行くのが
めんどい時に
便利だよ
利用者さん
ニヤリ
わ～～っ

俺の介護道

日本人の平均寿命は長い。男性でも八十歳近く、女性は更に九十歳に届く勢いで伸びている。そんな昨今、長い老後をいかに過ごすかが、切実な問題になろうとしている。

田畑がある田舎の老人は、自分の作った野菜を趣味の値段で近所の朝市などに出して、ささやかな楽しみを見つけたりしているが、都会の老人はそうもいかない。定年したものの、まだまだ気力充分、けれど六十歳すぎての再就職は厳しく、ヒマつぶしにデイサービスに行くには、まだ若すぎる。そんな六十代のお父さんの母親は八十～九十代、そろそろ足腰、記憶力のおぼつかない年頃である。

昔は病院や施設に入れっ放しにもできたが、この頃の医療はそれを許さ

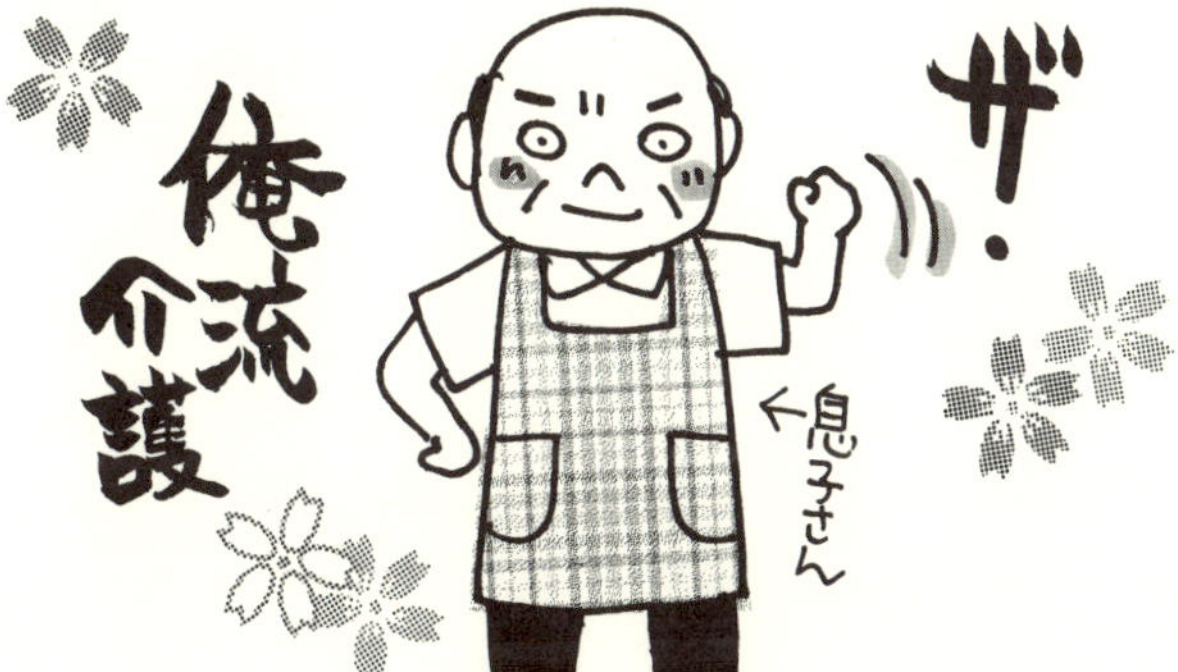

ない。昔のように老人医療はタダではなく、入れっ放しには金がかかる時代になった。それでは、と奮起するお父さん。最近は、母親を介護する息子というのが増えている。昔は嫁の仕事だった母親の介護が、定年後のお父さんの第二の仕事になったのだ。

氏家《うじいえ》ヨネさん八十六歳と、その息子さん六十五歳のお宅は、まさにそれだった。


「何ですか？　これ？」

天井から長いヒモが、たれ下がっている。ベッドで寝たきり状態のヨネさんの顔の両脇に、一本、二本。腕が通せるようにループ状になっている。

「いいだろう？　今週作ったんだよ。オレが」

ヨネさんのベッドのそばに立つ六十五歳の息子は、自分のはげ頭をなでつつ、得意げに胸をはる。

「先週看護師さんが来た時、ばーさんの体の向きを変えるのに、握力が弱

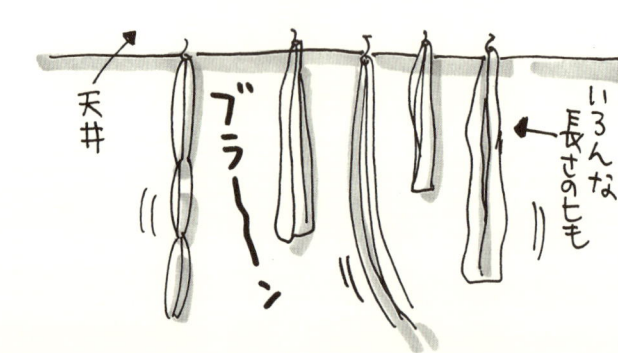

くてベッドさくがなかなかつかめないから、こーいうのあるといいっていってただろ？」

　どんなもんだいとばかりに、こちらを見る。

「だから作って下さったんですか？　スゴーイ」

　私のほめ言葉に、さも当然というようにうなずき、ご満悦だ。

（確か、先週はTシャツと古い布団の綿を使ってリメイクした足枕と、その前は自分の体をひっかかないようにって、なべつかみを使って作った手袋《ミトン》だったっけ……）

　この家では、毎週なにかしらの新たな介護アイテムが出現する。

（全部、息子さん手作り《オリジナル》っていうのが、スゴイよな。でも、このヒモの位置……）

「さあさあ、看護師さん。さっそく使ってみてよ。これで一人でも傷の手当てがしやすくなるだろ？」

　息子さんのいう傷の手当てとは、最近はめったにみなくなった褥瘡《じょくそう》（床ずれ）の処置だ。実はヨネさん、脳梗塞やら骨折やらで寝たきりにな

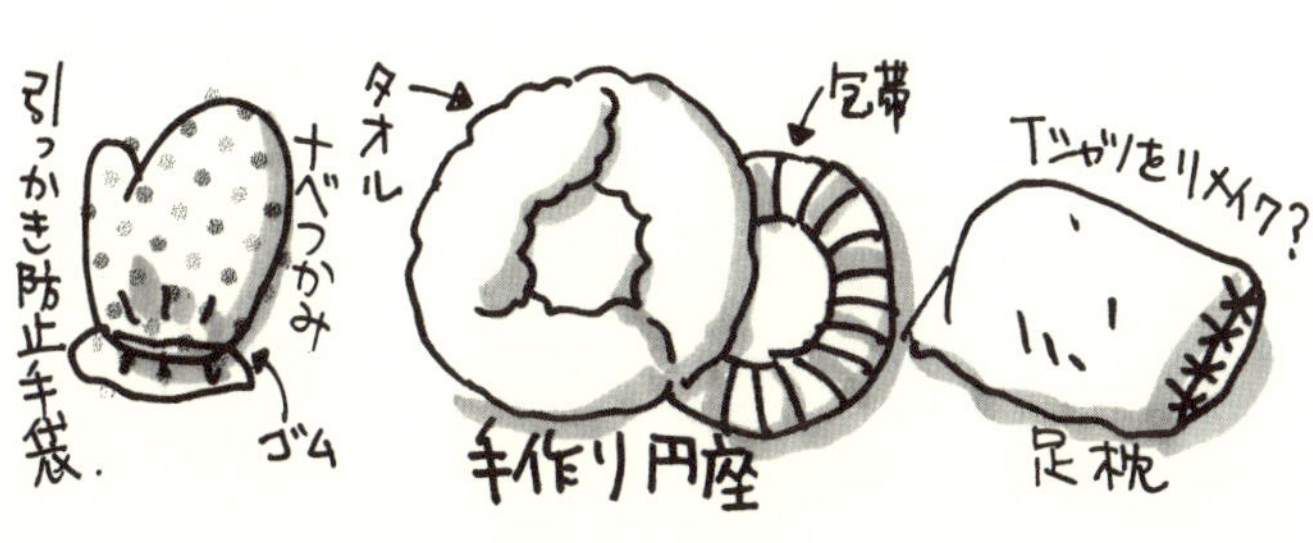

って以来、つい最近まで施設にいたが、息子さんが定年を機に自宅にひきとり、自ら介護しはじめたのだ。

「私には全然何もさせてくれなくて……」

と、息子の嫁はとなりの部屋から顔だけのぞかせてすまなそうにしている。

「オレのお袋だから、オレが介護して当たり前だろ。おまえはいいから、看護師さんにさし上げるお茶でも準備してろよ」

と、嫁さんを追い出し、

「お母さん、傷の手当てしてもらおうな」

と、やさしい声で寝たきりの母親をふりかえる。どうだ、オレは立派な息子だろといわんばかりのパフォーマンス？　と思いつつ、

「じゃあ息子さんが作ってくれたヒモに手を通して、あっちを向こうか？」

と、ヨネさんの腕をヒモに通す。

（……やっぱり）

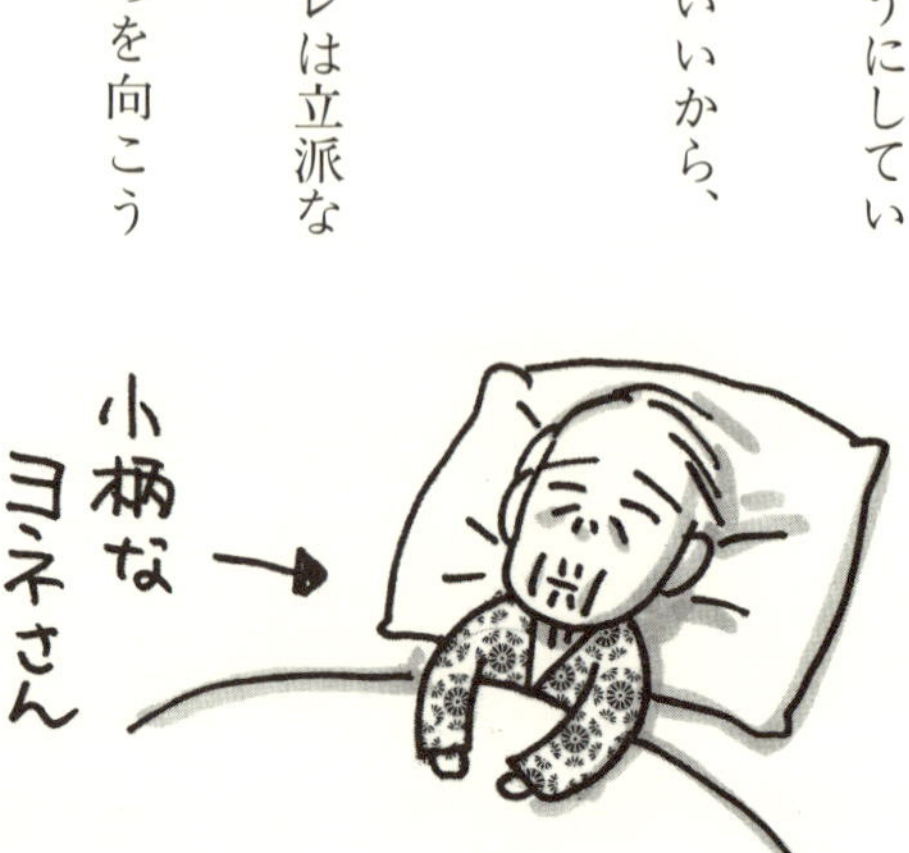

案の定、ヒモの位置が上すぎる。顔のすぐ横にあるヒモには腕でなく、首が通りそうで恐ぃ。

(これじゃあ首つり……)

に、ならないように肩までヒモを通し、結局ベッドさくをなんとかつかんでもらう。

「ちっ。位置が高すぎたか……」

見ていた息子は、残念そうにつぶやく。

(きっと来週は、もう少し下にこのヒモがたれ下がってんだろーなぁ)

早くも来週のリメイクを想像し、ほほえましい気分になる。

「だいぶ良くなりましたね」

おしりや足にできた床ずれに水を流して洗いつつ、床ずれ用のシートを貼る。このシートができて、施設や病院でも昔のような床ずれの患者さんは格段に減ったが、ヨネさんは、

「ったく、施設なんかに入れてたもんだから、こんな傷だらけになっちゃって……。ごめんな、母さん」

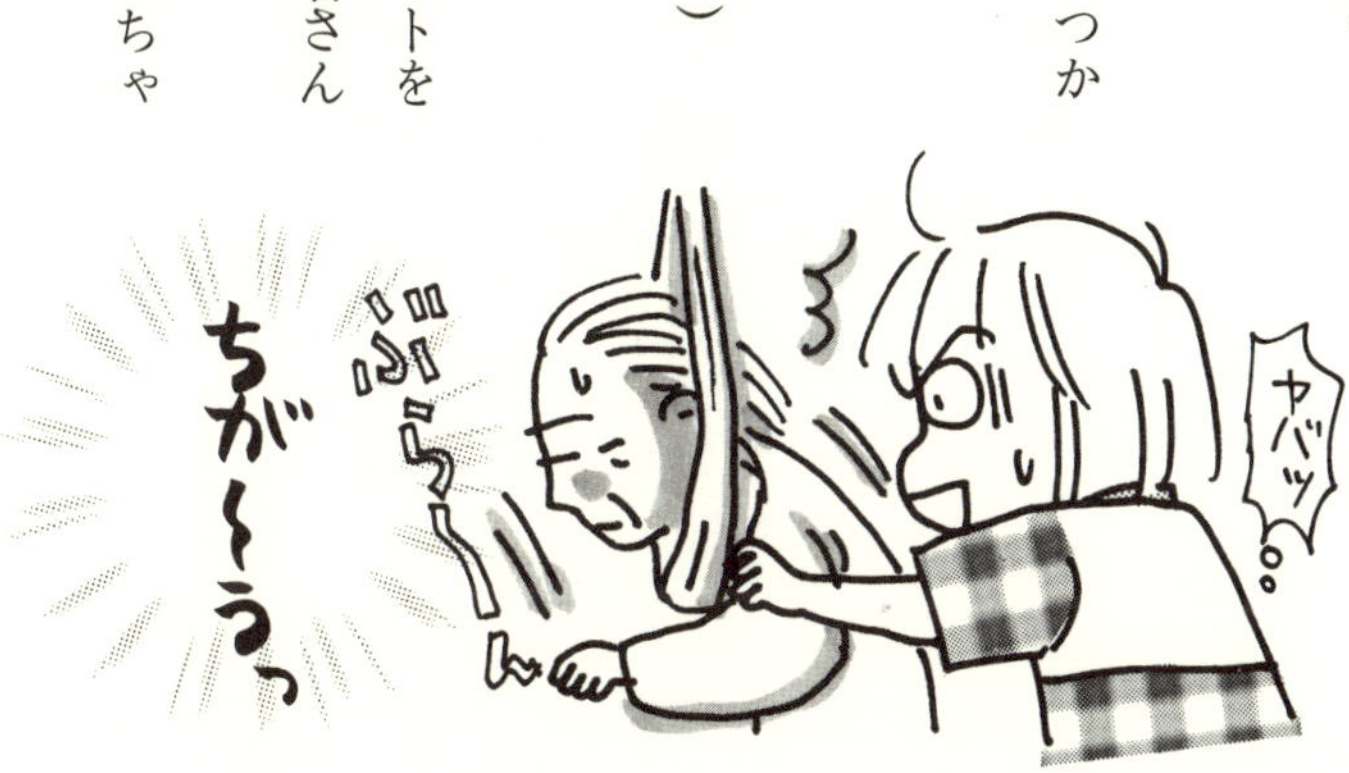

息子の言葉を流しつつ、先週はなかった傷もさりげなく消毒する。本当は施設でできた床ずれではなく、この家で息子さんの介護が作ってしまった傷なのだ。

(まだ使ってるのかなー)

ベッドの下には、こちらも手作りのポータブルトイレ。どこがオリジナルかといえば、小柄なヨネさんのお尻が落ちないように、木をくりぬいて作った便座カバーがはまっている。

(この木が硬くて、お尻に痛そうなんだよなぁ……)

すっかり下肢《かし》の筋力がなえ、枯れ木のようなヨネさんの足は、もちろん自力でベッドを降りることも、すぐ横のトイレまで歩くこともできない。

「人間動かなきゃ。オレは母さんを寝たきりにしないんだ。トイレには必ず行かせてやるから」

と、力まかせに起こし、引きずるようにしてトイレまで降ろしていたらしい。しかも、

「オレ一人でやるから」

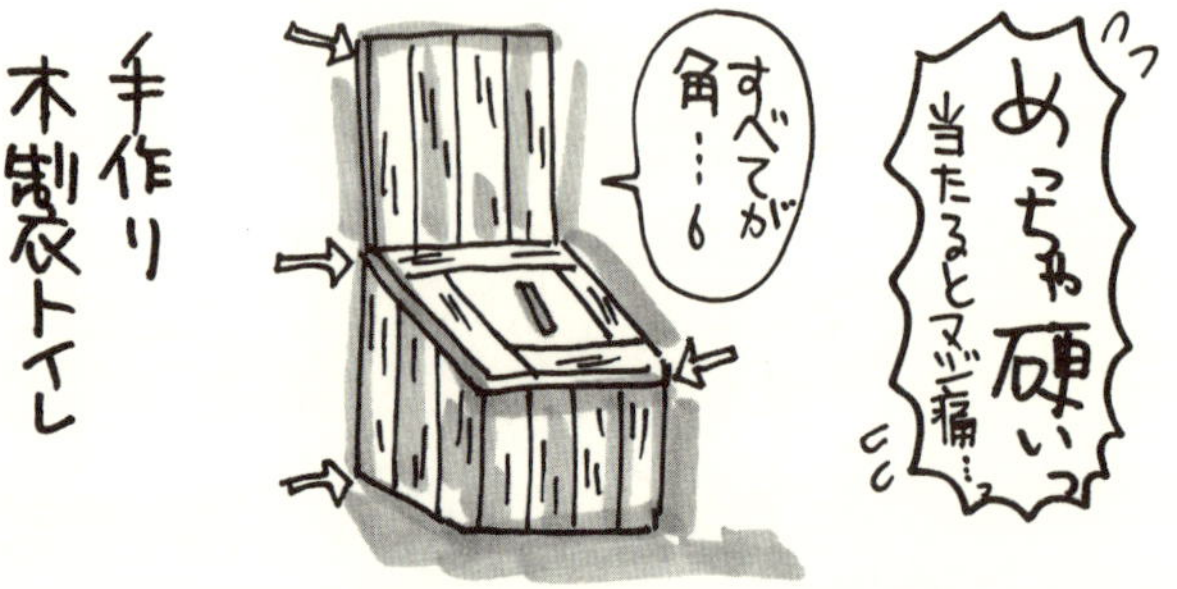
めっちゃ硬いっ
当たるとマジ痛…
すべてが角…
手作り木製トイレ

と、嫁にも手伝わせないようだ。そのせいでできた傷だ。

「まだ足の力がないから、トイレよりおムツを使ってもらった方が、ヨネさんも楽だと思いますよ」

床ずれの処置が終わり、紙オムツをはかせながらいうと、

「今はそうしてるよ」

と、うなずく息子さんだが、新しい傷もあるとこを見ると、それもあやしい。

「皮膚も乾燥してうすくなってるから、ちょっとぶつけても傷つきやすいので、厚手のソックスをはいておきましょうね」

せめてもの傷対策をしながら、ヨネさんに聞いてみた。

「痛いとこ、苦しいとこはないですか?」

私の問いに、ヨネさんは小さな声で、

「……ごはんを食べるのが、しんどい」

と、ポツリと答えた。もしかして、飲み込みの機能も低下してるのかもしれない。食欲がないのも問題だ。

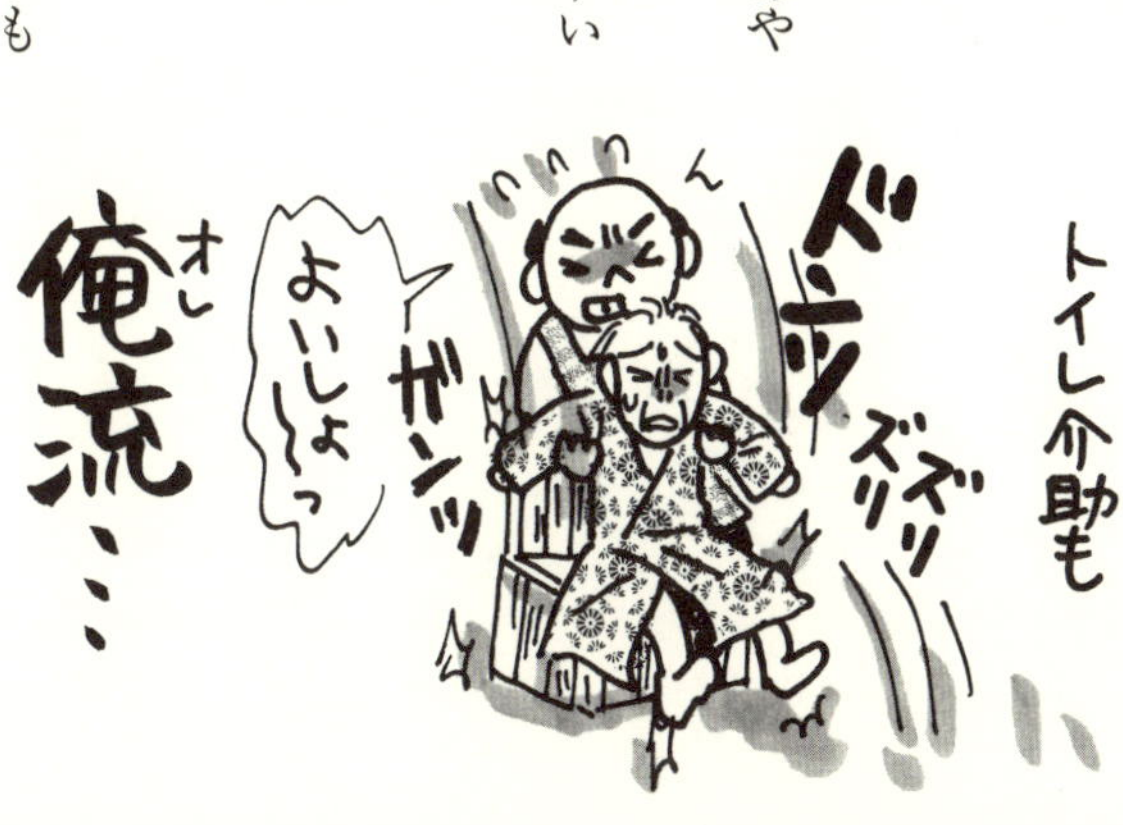
トイレ介助も
ドシン
ズリズリ
ガンッ
ん
よいしょ〜っ
俺《オレ》流、、

「ヨネさんは、ごはん食べてますか？　むせたり、食べにくそうにしてません？」

と、息子さんに聞いてみる。

「飯食うのがおそくって、いっぱい食べろってすすめてるんだけど」

という息子に、嫁さんは、

「あんなに食べろ食べろいわれたら、うるさくって。せっかちなんだから」

「なんだとぉ!?　オレは母さんのためを思って……」

あやうく夫婦ゲンカになりそうなところをなだめつつ、ヨネさんのしんどい理由に思いあたる。

（きっと、食べろ食べろせかされるのが、しんどいんだな）

「老人は飲み込みも悪いので、あまり急いで食べさせると、あやまって気管に入ってむせたりして、それが肺炎の原因にもなるから、気をつけてあげて下さいね」

と、息子さんにクギをさすが、聞いているんだかいないんだか、

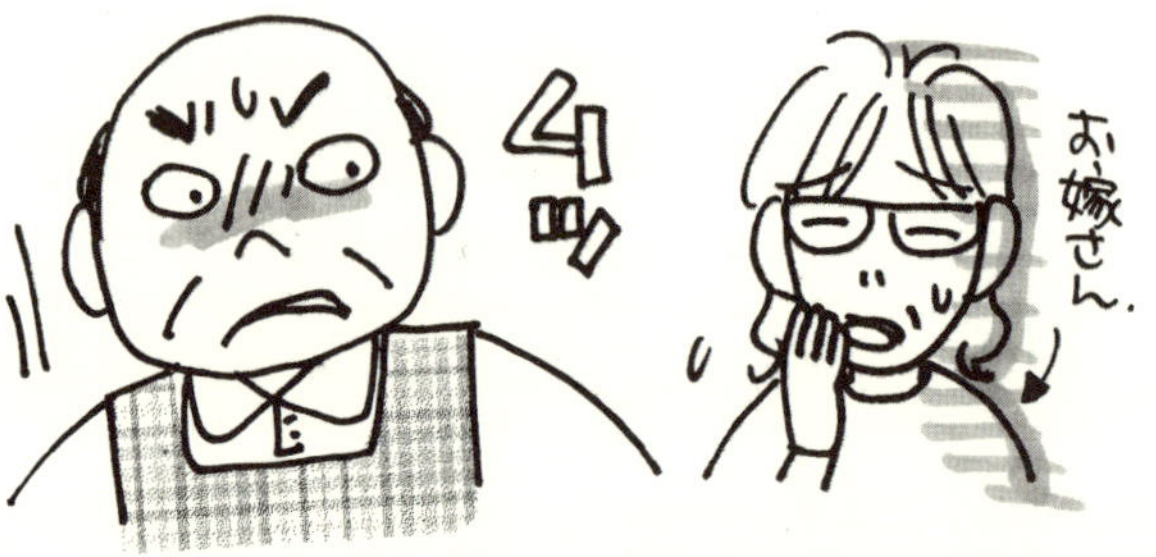

「あ、もう時間だ。ありがとうございました」

と、玄関先に送り出されてしまう。帰りぎわ、

「でもまぁ、よくお世話されてますね。なかなかできませんよ」

と、いつもの決めゼリフに、

「いやあ。それほどでも」

と、鼻の穴をふくらます息子さん。

(ほめ言葉は、聞こえるんだよなー)

私の最後の言葉に気をよくして、玄関先で手を振ってくれる。いい笑顔だ。

この人にとって、訪問看護は、自分の介護の成果を発表する場なんだろうな。週一回の、がんばってる自分のオン・ステージ。看護師は観客だ。見て拍手してもいいが、批判は、されたくないのだろう。それが地味な自宅介護の中の唯一の楽しみなら、少しぐらいの間違いには目をつむりつつ、見守っていくしかないのだ。

「お母さんのために……」

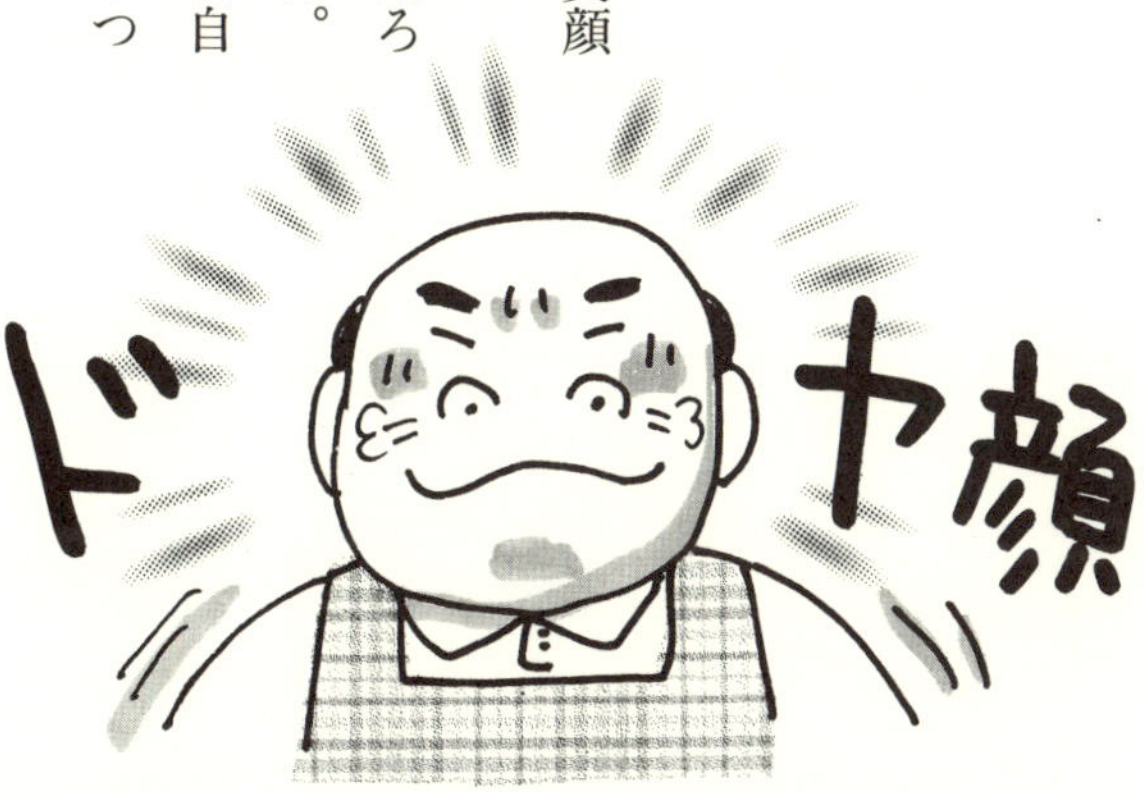

あの言葉には、うそはない。
介護の技量はたらないが、愛はあるのだ。

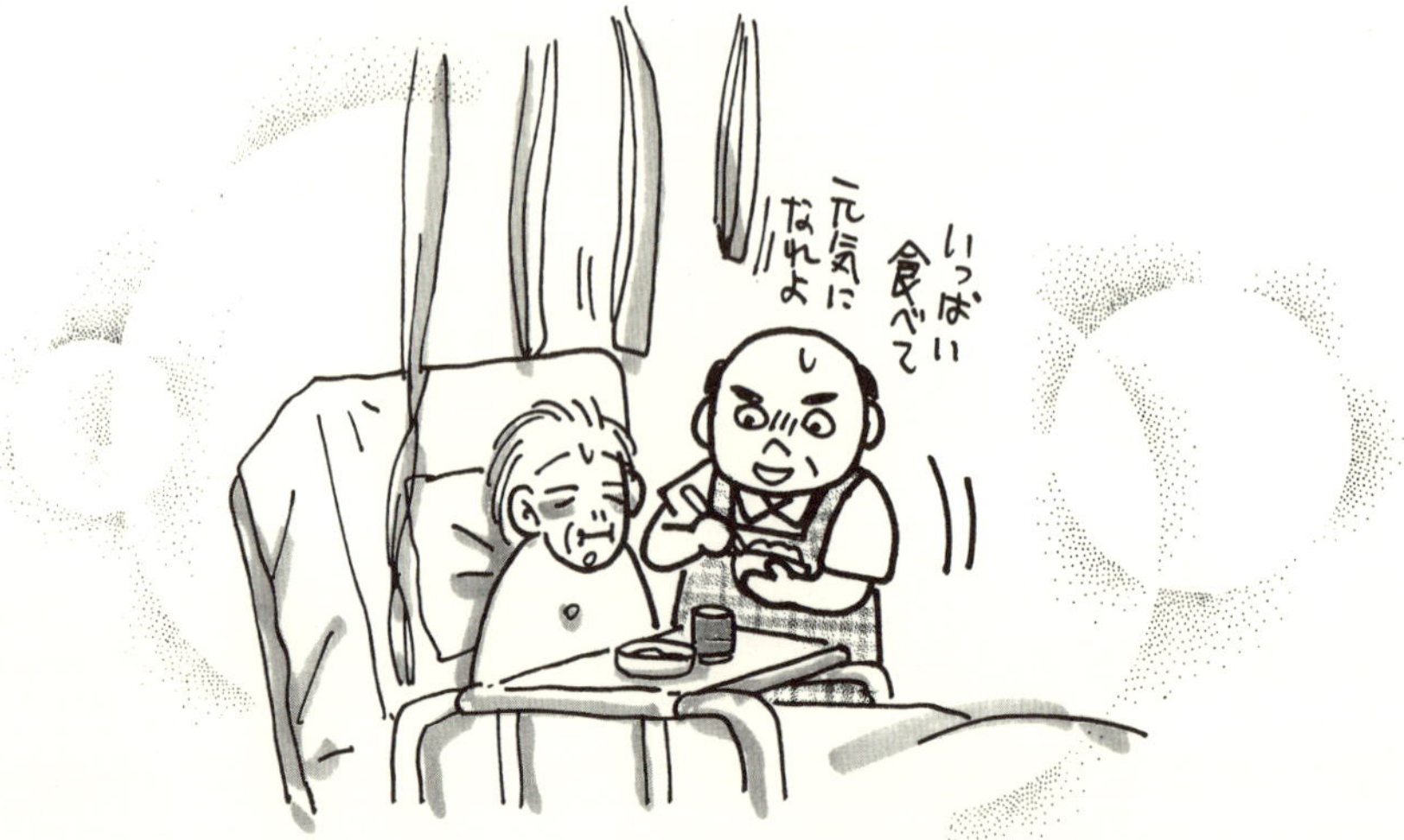

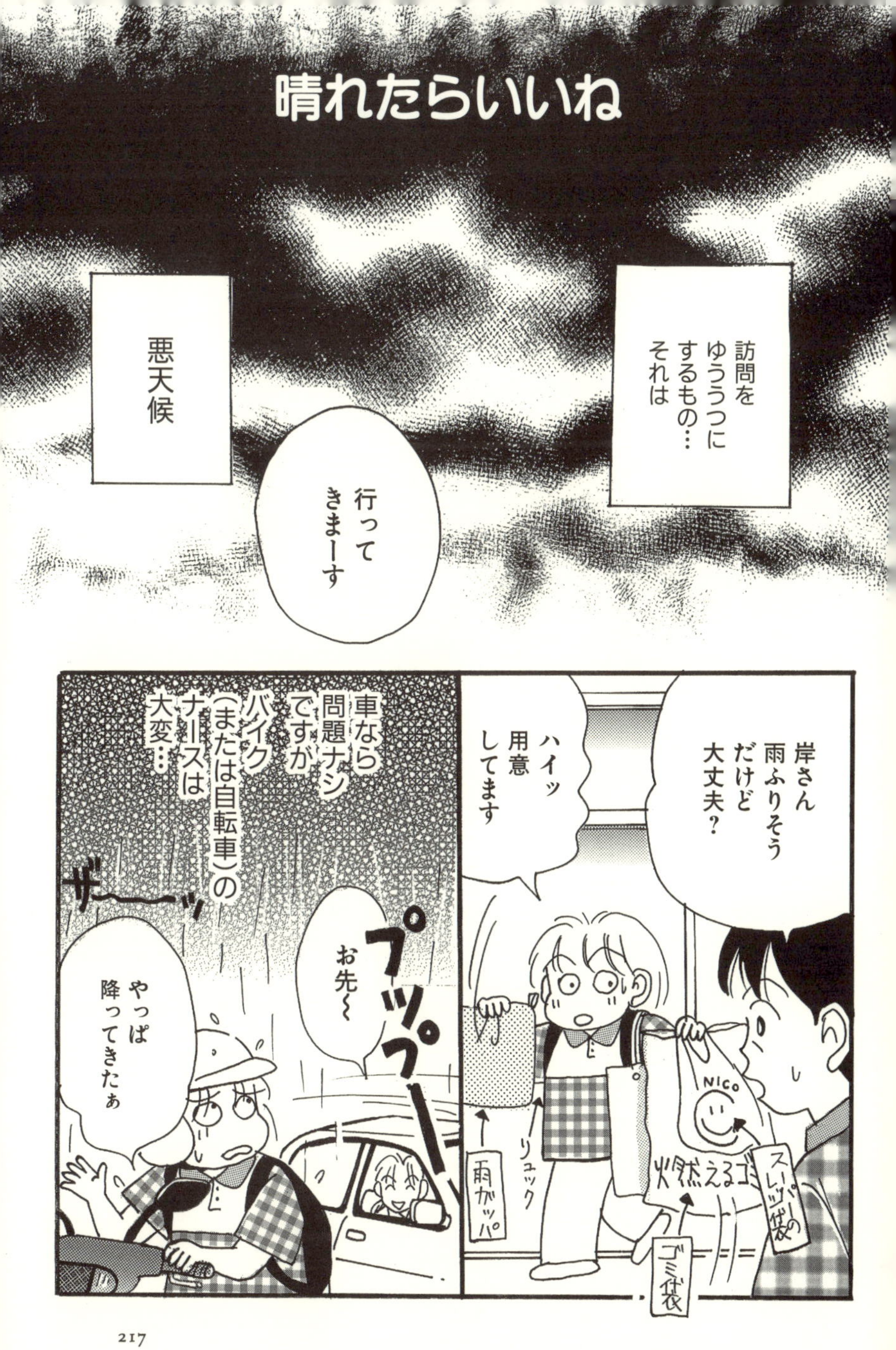
晴れたらいいね
訪問をゆううつにするもの…それは
悪天候
行ってきまーす
岸さん雨ふりそうだけど大丈夫？
ハイッ用意してます
雨ガッパ
リュック
燃えるゴミ
スーパーの袋
ゴミ袋
車なら問題ナシですがバイク（または自転車）のナースは大変…
ザ～～ッ
プップー
お先～
やっぱ降ってきたぁ

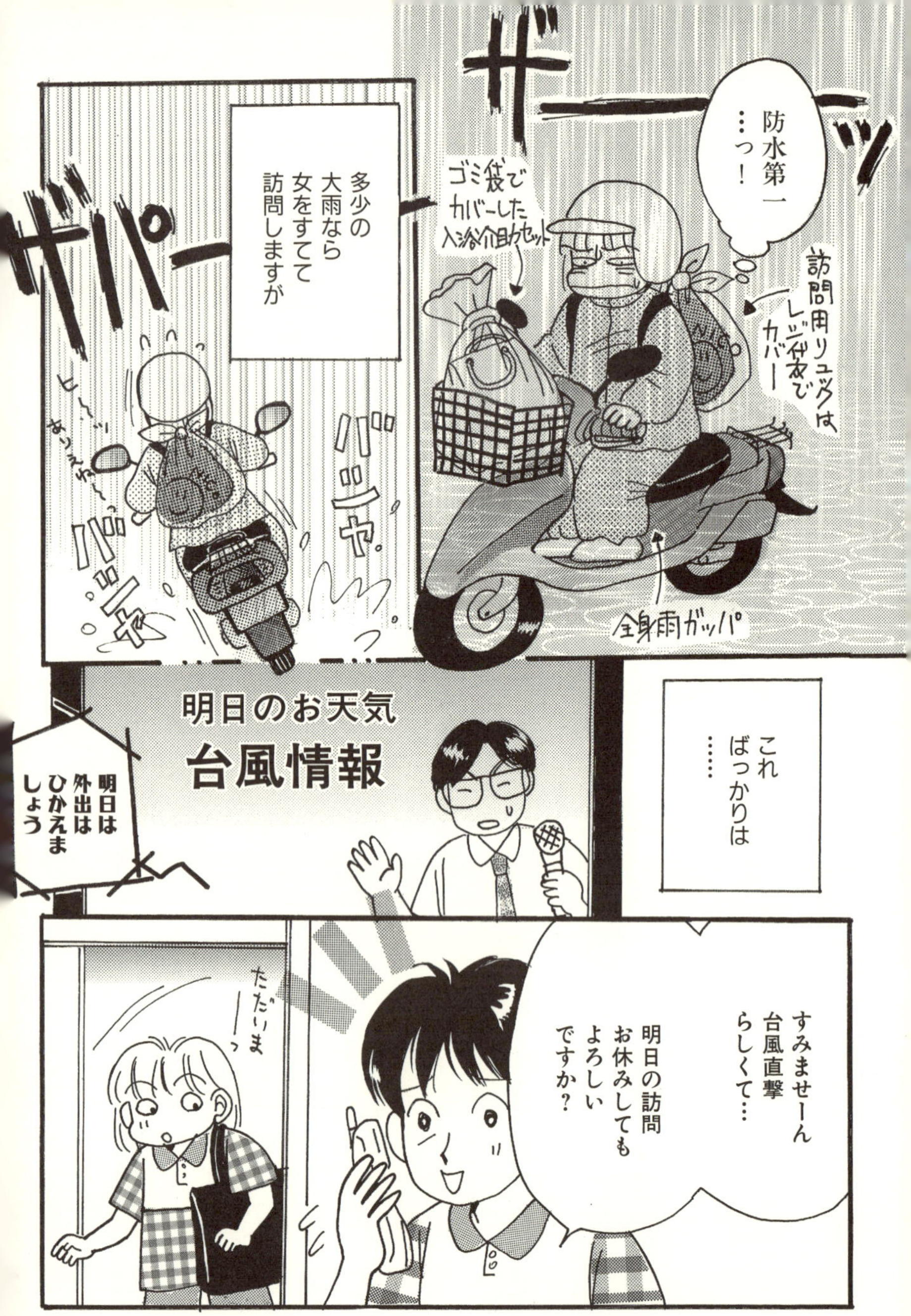
ザーーーッ
防水第一…っ!
ゴミ袋でカバーした入浴介助セット
訪問用リュックはレジ袋でカバー
全身雨ガッパ
多少の大雨なら女をすてて訪問しますが
ザパーー
バシャ
バシャ
明日のお天気
台風情報
明日は外出はひかえましょう
こればっかりは……
すみませーん台風直撃らしくて…
明日の訪問お休みしてもよろしいですか?
ただいまーっ

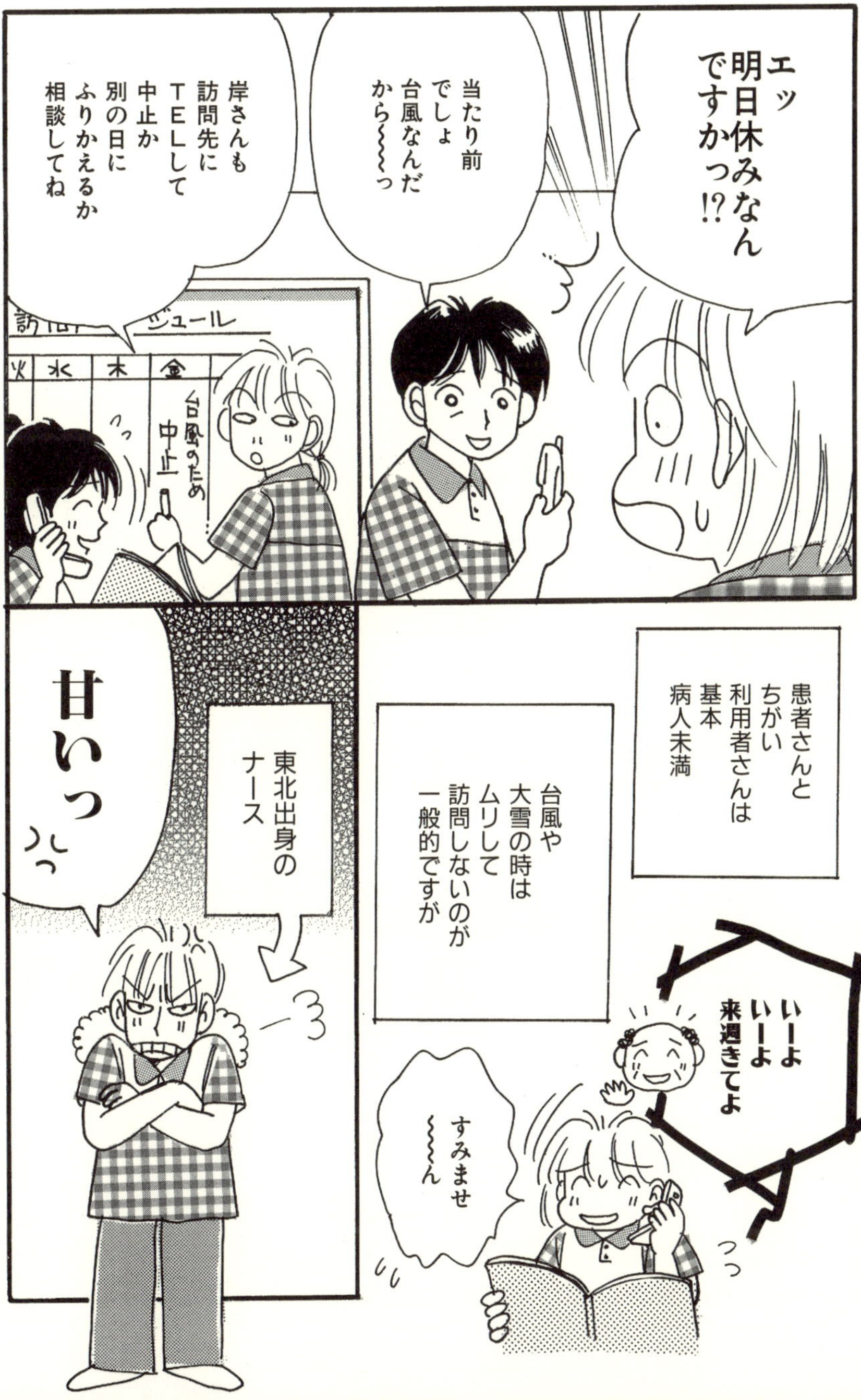

エッ明日休みなんですかっ⁉
当たり前でしょ台風なんだから〜〜〜っ
岸さんも訪問先にTELして中止か別の日にふりかえるか相談してね
訪問スケジュール
火 水 木 金
台風のため中止
患者さんとちがい利用者さんは基本病人未満
台風や大雪の時はムリして訪問しないのが一般的ですが
いーよいーよ来週きてよ
すみませ〜〜〜ん
東北出身のナース
甘いっ

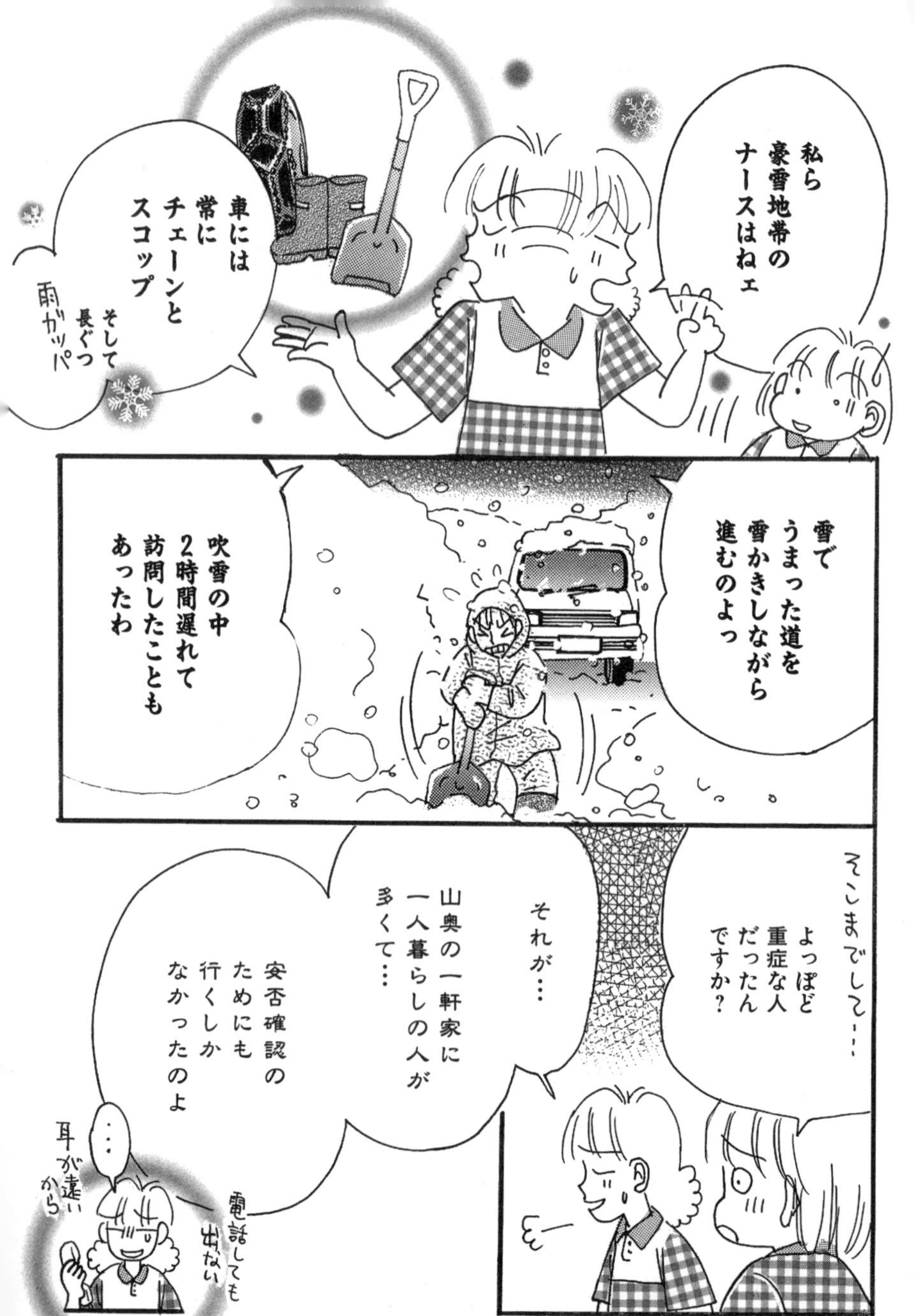

私ら豪雪地帯のナースはねェ
車には常にチェーンとスコップ
そして長ぐつ雨ガッパ
雪でうまった道を雪かきしながら進むのよっ
吹雪の中2時間遅れて訪問したこともあったわ
そこまでして…
よっぽど重症な人だったんですか？
それが…
山奥の一軒家に一人暮らしの人が多くて…
安否確認のためにも行くしかなかったのよ
電話しても出ない
耳が遠いから
…

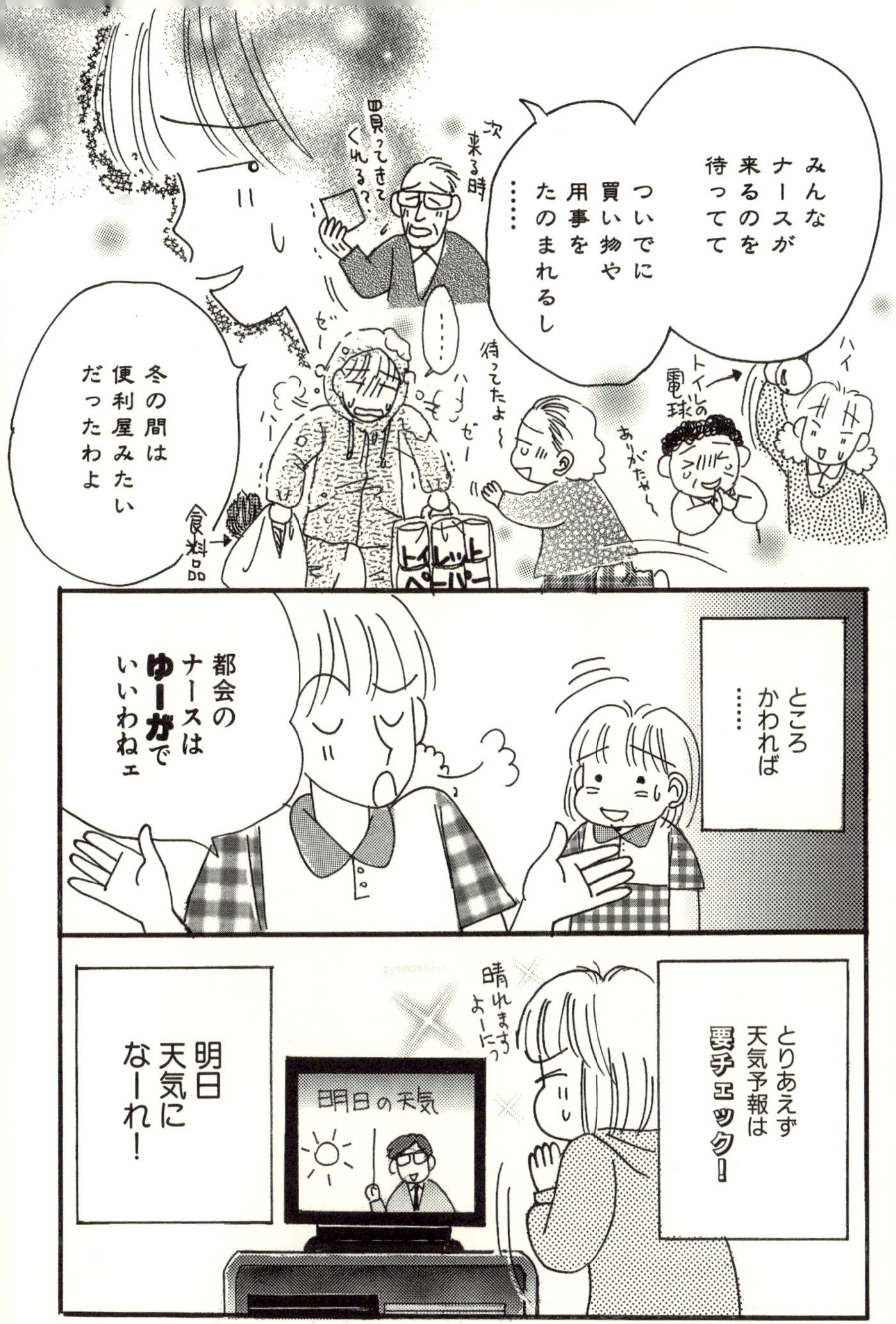
みんなナースが来るのを待ってて
ついでに買い物や用事をたのまれるし
……
次来る時
買ってきてくれる?~
……
ハイ
トイレの電球
ありがたや~
待ってたよ~
ハーゼー
ゼー
冬の間は便利屋みたいだったわよ
食料品
トイレットペーパー
ところかわれば……
都会のナースはゆーがでいいわねェ
とりあえず天気予報は要チェック!
晴れますよーにっ
明日の天気
明日天気になーれ!

キミこそわが命

『男ヤモメにウジがわく』

鈴木さんは、まさにそれだった。

「いらっしゃい。待ってたよ」

玄関まで迎えてくれた鈴木さんは、今日もヨレヨレのジャージにどてら姿。私が訪問しはじめて一か月、下着はともかく上に着ているセーターもいつものボーダー。全く着がえた気配はない。

「おフロ、入ってらっしゃいますか？」

ガマンできずに、声はひかえめに、でもストレートに聞いてしまう。鈴木さんは慢性の腰痛持ちで運動不足。訪問看護はリハビリのためで、麻痺もなく生活が一応自立しているということで、入浴の介助はしていない。

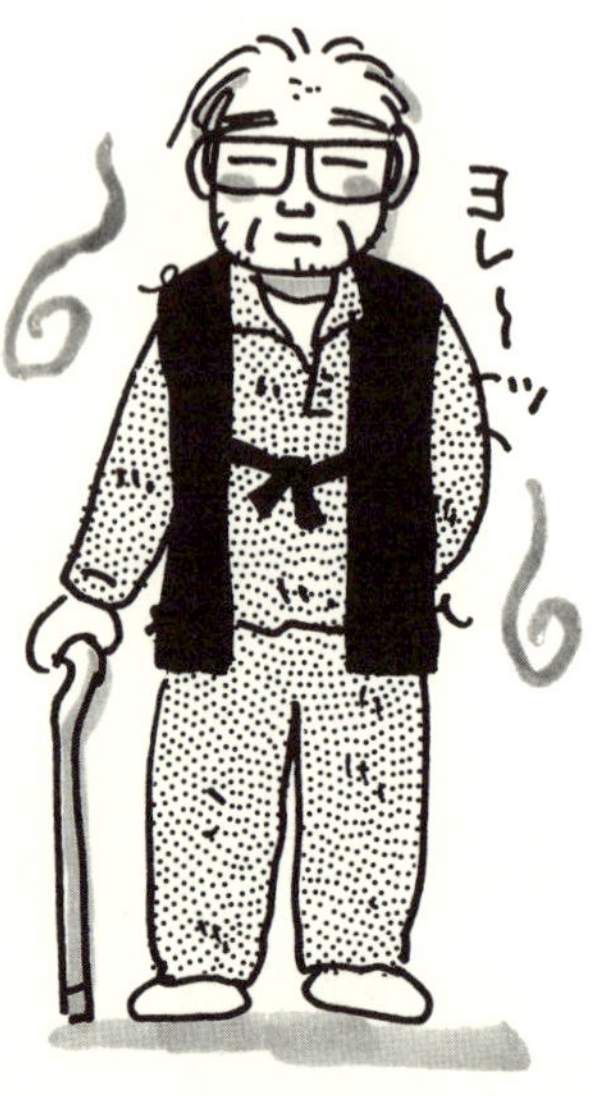

「ああ、入ってるよ。時々……」

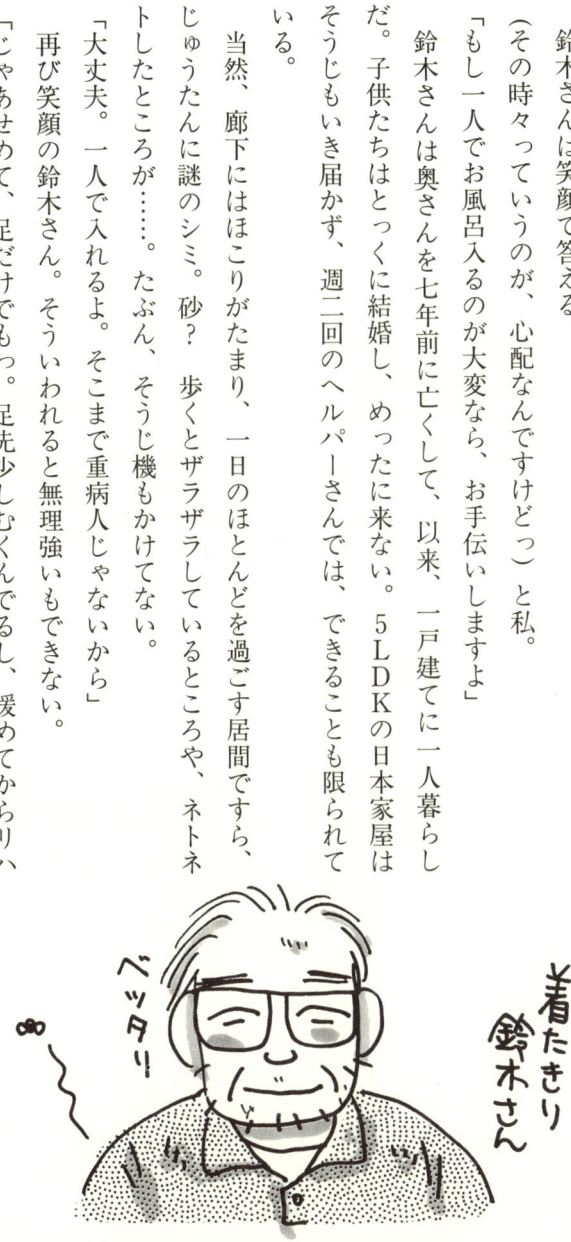

鈴木さんは笑顔で答える。

（その時々っていうのが、心配なんですけどっ）と私。

「もし一人でお風呂入るのが大変なら、お手伝いしますよ」

鈴木さんは奥さんを七年前に亡くして、以来、一戸建てに一人暮らしだ。子供たちはとっくに結婚し、めったに来ない。5LDKの日本家屋はそうじもいき届かず、週二回のヘルパーさんでは、できることも限られている。

当然、廊下にはほこりがたまり、一日のほとんどを過ごす居間ですら、じゅうたんに謎のシミ。砂？　歩くとザラザラしているところや、ネトネトしたところが……。たぶん、そうじ機もかけてない。

「大丈夫。一人で入れるよ。そこまで重病人じゃないから」

再び笑顔の鈴木さん。そういわれると無理強いもできない。

「じゃあせめて、足だけでもっ。足先少しむくんでるし、暖めてからリハビリすると、血行がよくなって足もよく動きますよ」

いうが早いか、鈴木さんを残しリビングを後にする。こうでもしなきゃ、始められない。なぜなら、

「オイ、ちょっと。そんなことよりさぁ、アルバム見てよ。先週は何見せたっけ？　今日は長崎旅行の……」

リビングの真ン中の腰高なイスが鈴木さんの定位置だ。そしてすぐ手にとれるところに、私に見せるために準備されたアルバムがうず高く積まれている。週一回、一時間の訪問看護のほとんどが、この鈴木さんの思い出話の聞き役で終わる。

「じゃあ、そろそろリハビリを……」

「まーまー、これを見てよ。ほらキレイだろー。これはねえ……」

鈴木さんは若い頃から旅行が趣味だったらしく、ご夫婦でもよく出かけたらしい。アルバムはリビング作り付けの壁いっぱいの棚に、ズラリ並ぶ。すべて見終わるには何年もかかりそうだ。

（あれを開かれる前に、今日は足だけでも洗わせてもらうぞっ！）

思えば担当になってから一か月、来る早々はじまる鈴木さんのマシンガ

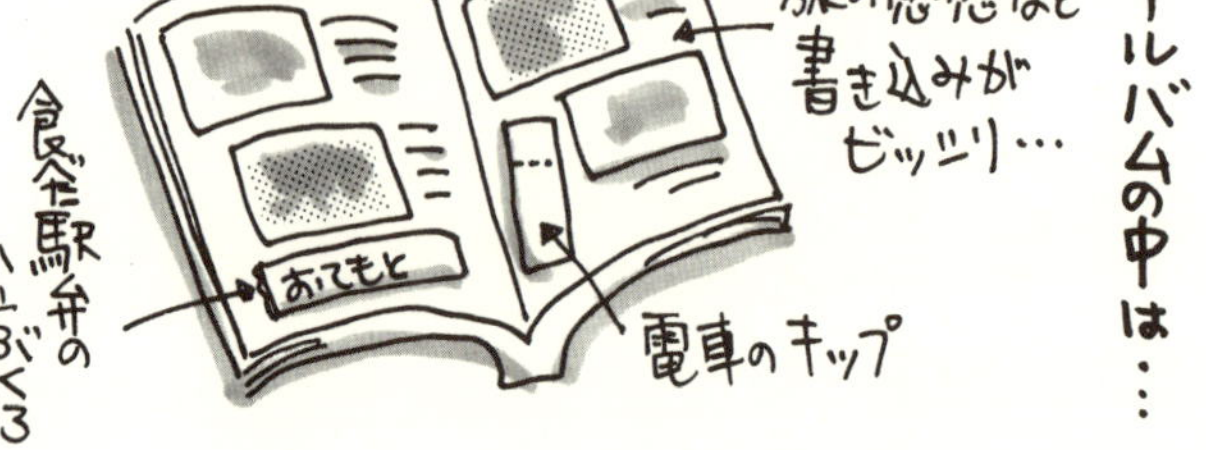
アルバムの中は・・・
旅の感想など
書き込みが
ビッシリ…
電車のキップ
おてもと
食べた駅弁の
ハシぶくろ

ントークと、アルバムに圧倒され、バイタルチェックをする以外、ほとんど何もさせてもらえなかった。ただ、話に合いの手を入れ、うなずくだけ。

（今日こそは、看護師らしいことをしなきゃ）

「オーイ。早くもどってきてよぉ」

追いすがる鈴木さんを尻目に、足浴の準備のため、お風呂場にむかうのだった。

出た。

両足がいっぺんに入る大きめのタライいっぱいの、白い膜《まく》のようなもの……。まるで野菜を煮込んだ時に出る、大量のアク。じゃなくアカ。

（人間、アカじゃ死なないっていうけどさぁ）

よくここまで、ためこんだもんだ。足の指間、足の裏、出るわ出るわ……。

（こすれども、こすれども、彼のアカ、出なくならず、じっと手を見る）

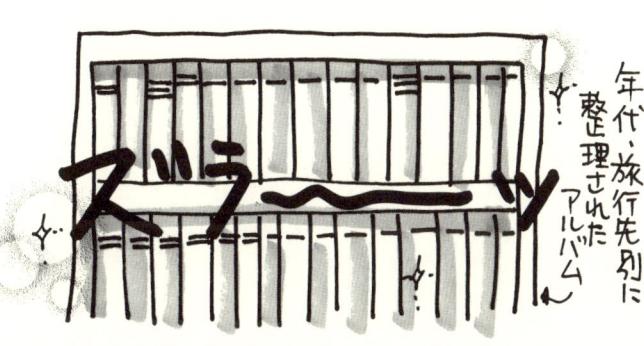

私の手もお湯につかりすぎて、シワシワになっている。

(これは、今日だけでキレイになるシロモノじゃないな)

「また来週も、やらせて下さいね」

疲労感を隠しながら、笑顔で鈴木さんを見上げる。目が合うと、待ってましたとばかりに、

「それより、コレッ。どこだと思う!? 長崎にもこんな隠れた名所があるんだよぉ」

アルバムをめくりながら、マシンガントークの再開だ。

「あのー。次はリハビリを……」

「こっちは中華街。長崎ちゃんぽんって、食べたことある?」

全然聞いてませんね。どうやら、鈴木さんは足浴でロスした時間をとりもどすつもりらしい。アルバムをめくるのも倍速だ。

「ホラホラ、時間ないんだからぁ」

相づちを打ちながら、せっかく足浴した足指がやわらかいうちにと、もみほぐす。せめてもの運動《リハビリ》だ。

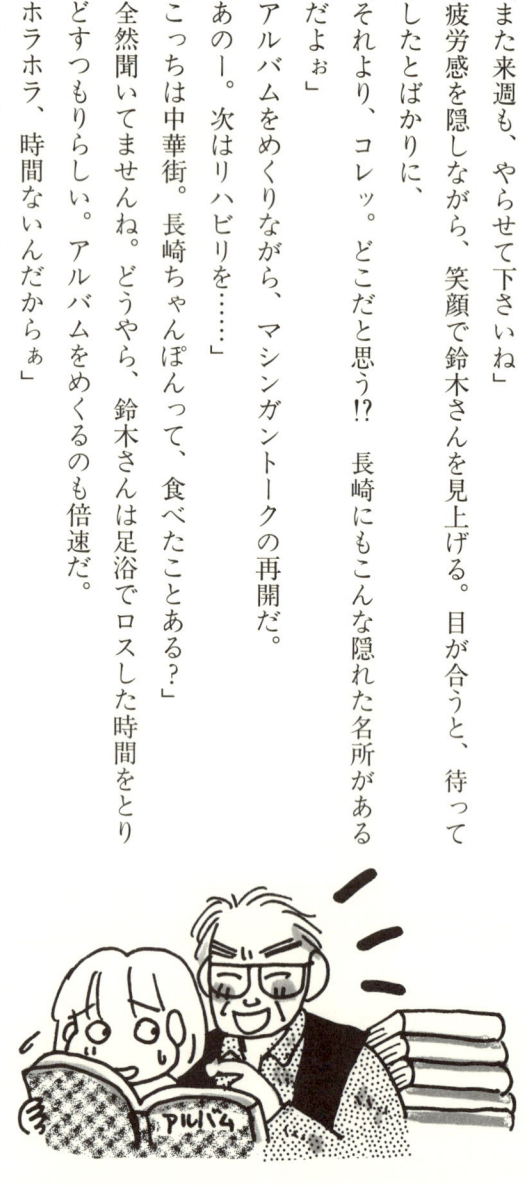

（でも、足であれだけアカが出るってことは……）

たぶん、きっとお風呂に入ってない。

（でも、いつから!?）

想像するのが、恐い……。


その日は、何でもない日だった。

クリスマス、バレンタイン、お正月など世間的なイベントなど何もない日。

「いらっしゃい」

いつものように、玄関まで出迎えてくれた鈴木さんは、ジャージではなかった。どてらでも、ボーダーでもなく、ワイシャツとオリのきいたズボン姿。いつもボサボサの髪はキチンと散髪され、無精ヒゲはキレイにそられていた。

「す、鈴木さん？」

思わずの疑問形。だって、いつもとは真逆なのだ。今日は清潔感あふれ

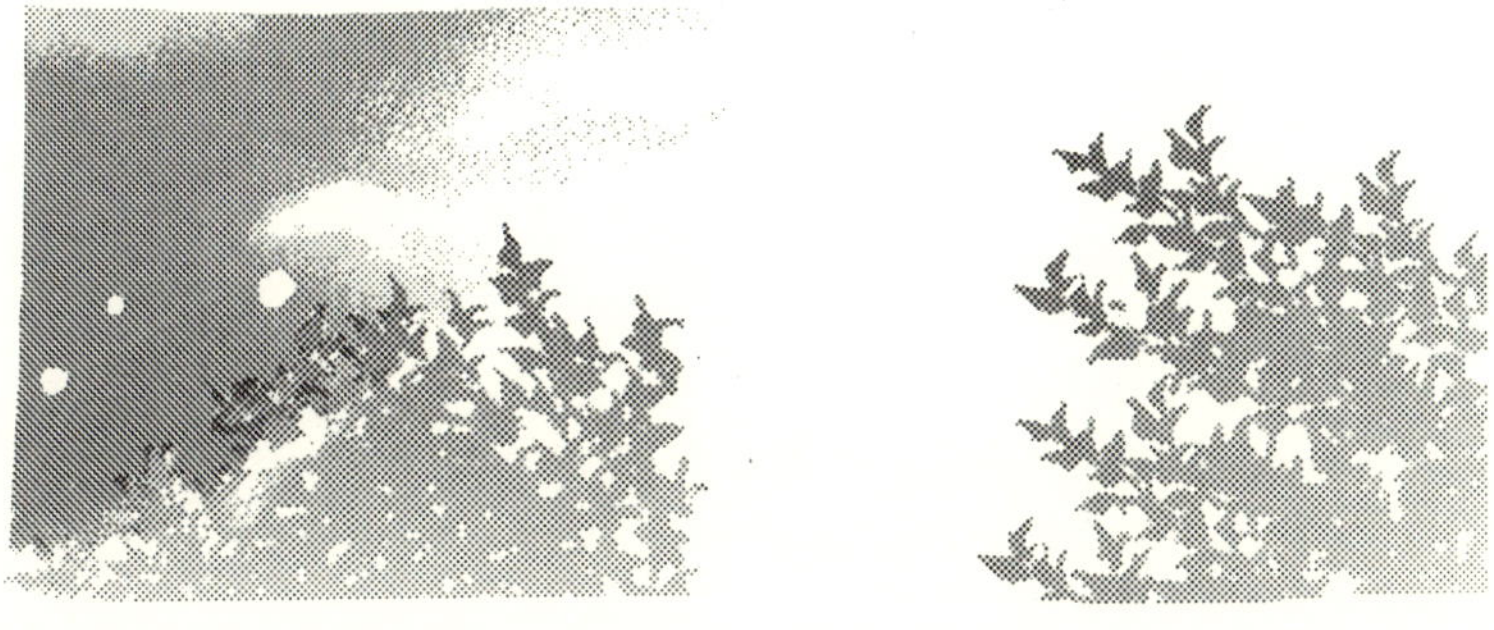

るロマンス・グレーのおじさま風。いつもを知らなければ、かなりイケてる。

「何か月ぶりかで風呂に入ったから……」

鈴木さんは、照れ笑いする。

ん？　何か月、そこにどんな数字が入るのか、思わずつっこみたくなるのをガマンして、話を進める。

「どっどうしたんですか!?　今日は？」

「うん……。特別な日なんだ、だから毎年この日だけは……」

と、わずかに赤くなる鈴木さん。

「年に一度？　誕生日ですか!?」

「バカヤロウ。自分の誕生日なんかもう嬉しくもなんともないよ。今日はね、記念日なのっ。妻との……」

「ああ、結婚記念日？」

そういえば、鈴木さんのアルバムには夫婦で旅行した写真がいっぱいだった。納得しかけた時、鈴木さんは首を横にふり、思いもよらない一言を

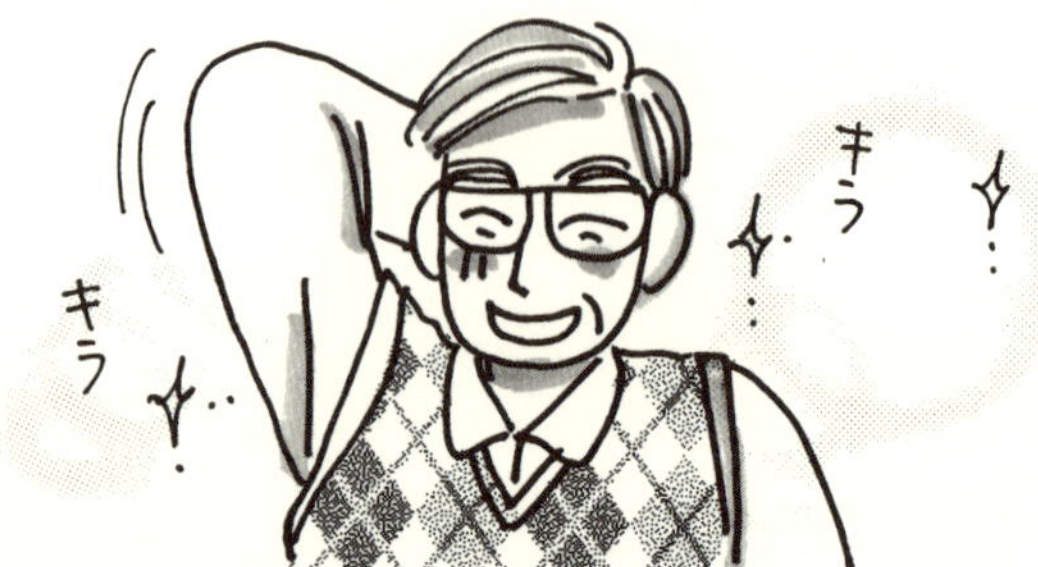

いった。

「そうじゃなくて、今日は妻とお見合いした日なの。四十八年前、はじめて会った記念日だから」

そして、ますます赤くなり、

「だから、キレイにしなきゃ、妻に嫌われちゃうだろ」

鈴木さんの目は、廊下の横の床の間の一角にある仏壇に飾られた、たくさんの奥さんの写真に注がれ、照れくさそうに目を細めた。

『男ヤモメにウジがわく』

それを地でいく鈴木さんの家は、どこもかしこもほこりにまみれている。けれど、いつも仏壇の花だけは新しかった。奥さんの写真の周りだけは整理されていたのだ。

「コレ、妻のお見合い写真。コレを見た時から、会うのが楽しみでドキドキして、今日が待ち遠しかったんだよ」

四十八年前の今日、はじめて会った日が、妻が亡くなった後もずっと記

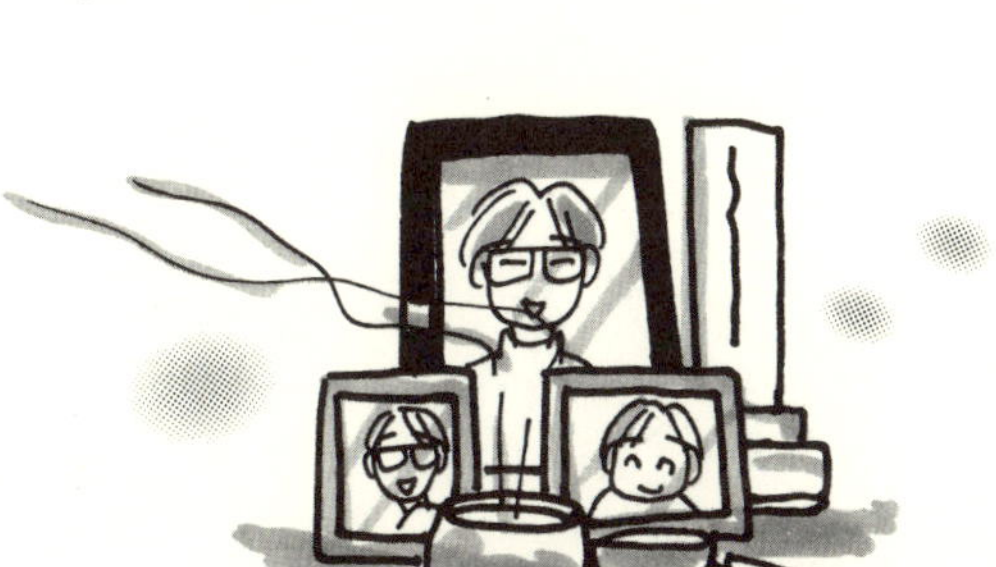

念日で、この日だけは毎年お風呂に入り、散髪し、新しい服を着て、

「もう一回、妻に会っても好きになってもらえるようにさぁ」

奥様の写真の前で、四十八年前の青年のようにはにかんだ表情で笑う。

そして仏壇の前にいつも置かれているイス、今まで気付かなかったけど
もしかしたら……。

「いつもここで写真の妻と話すんだよ。人ってさあ、死にたい時を選べないんだよねぇ。僕は、あと何年生きるかなぁ……」

リビングの定位置に戻ると、さっきまでの青年はとたんに現実の七十六歳の老人の顔になる。

なぜか、リハビリしようといえなくなった。

足浴も、そうじも、この人は望んでない。必要なのは、

「奥様との新婚旅行は？　アルバム見せてもらえますか？」

「用意してあるよ」

とたんに笑顔全開の鈴木さん。マシンガントークの始まりだ。でもこれが正解なのかもしれない。

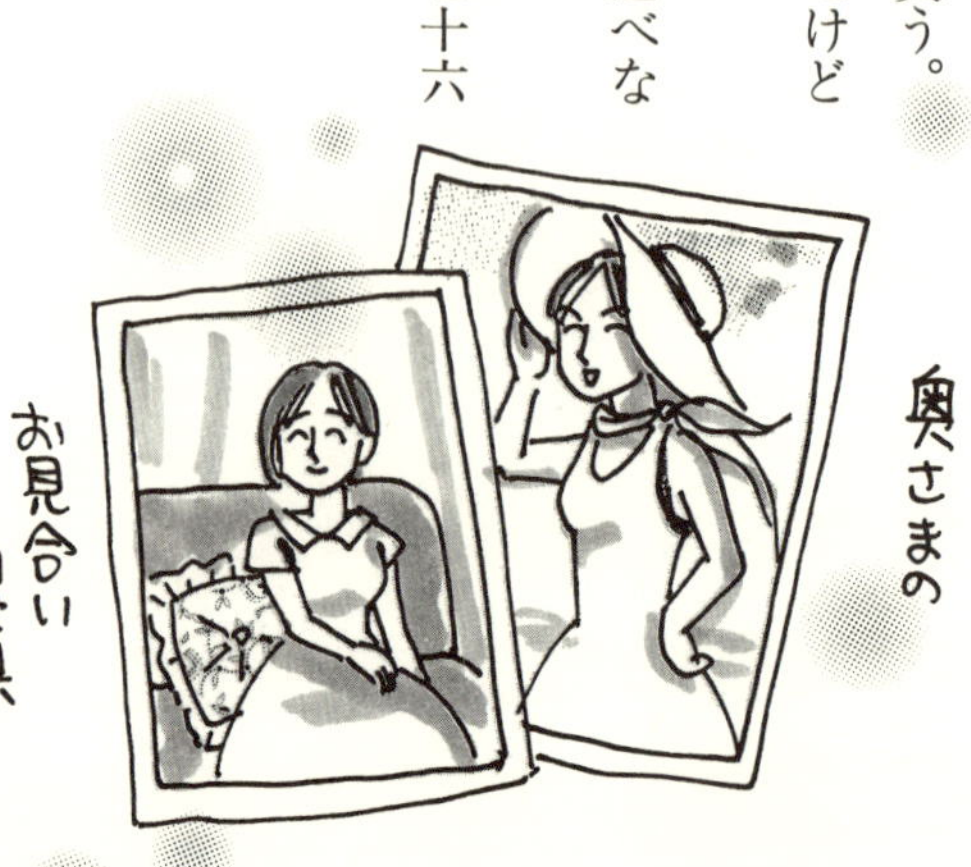

リビングの壁いっぱいのアルバムは鈴木さんの人生。奥様との大切な思い出。それを語ってるこの時間が、きっと鈴木さんをささえているのだ。
奥様と出会った日から始まった、
素晴らしき人生。
さあ、何年でもつきあうぞ。

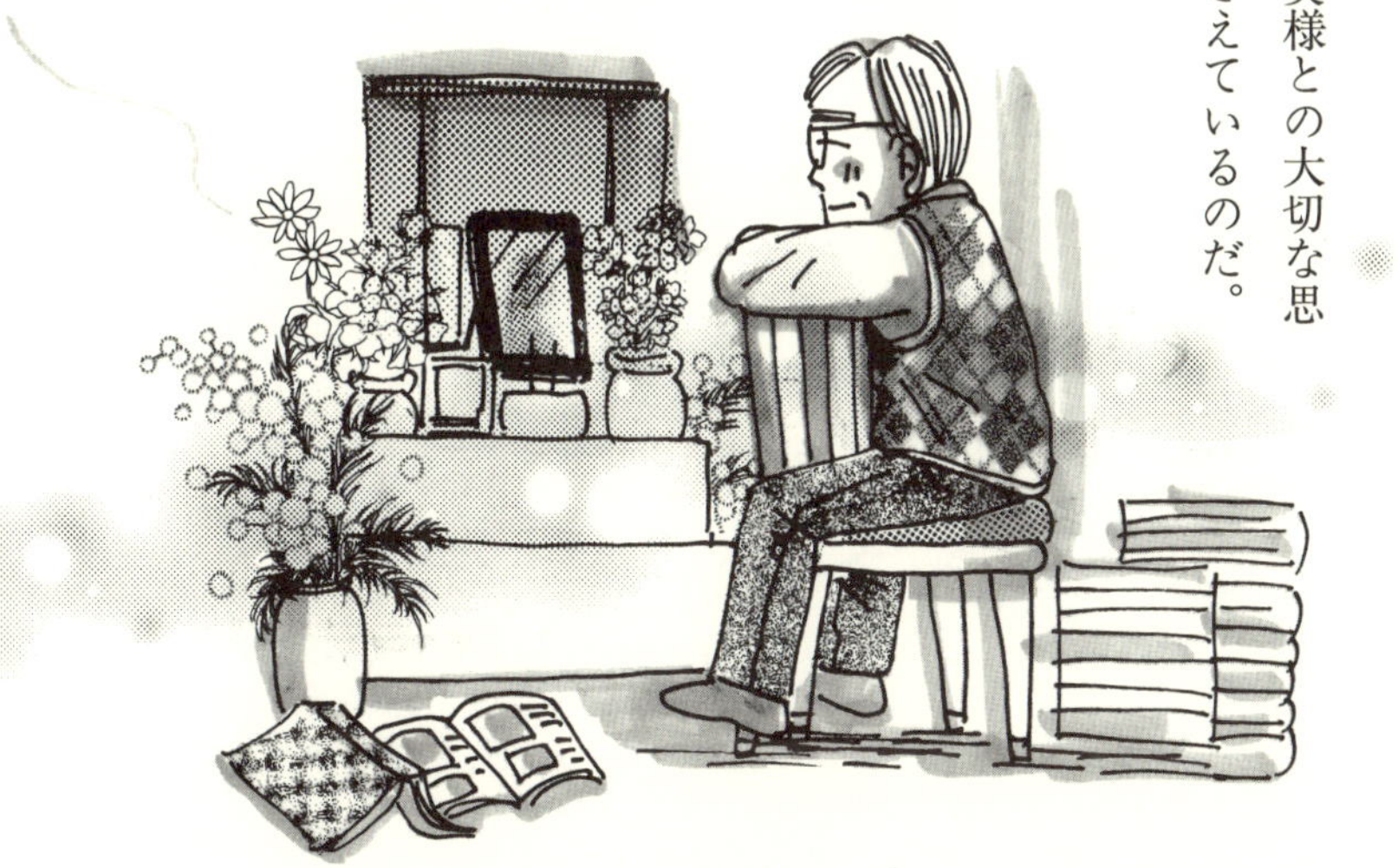

人生は大河ドラマ

「人間五十年」

昔、織田信長はいった。そして今、平均寿命は九十に近い。そのうち百歳も夢ではないだろう。織田信長の二倍、四十代の私にも先は長い。

百歳の人生って、どんな人生？

それに答えてくれる利用者様がいた。

生瀬《なませ》さん、今年九十五歳のおばあちゃま。百歳までには、あと五年あるが、彼女の人生は半端じゃない。

「子供の頃は、父の仕事の関係で満州にいてね。ご存じ？　満州鉄道といって当時はとても景気がよくてね。私の父は、そこの重役だったの」

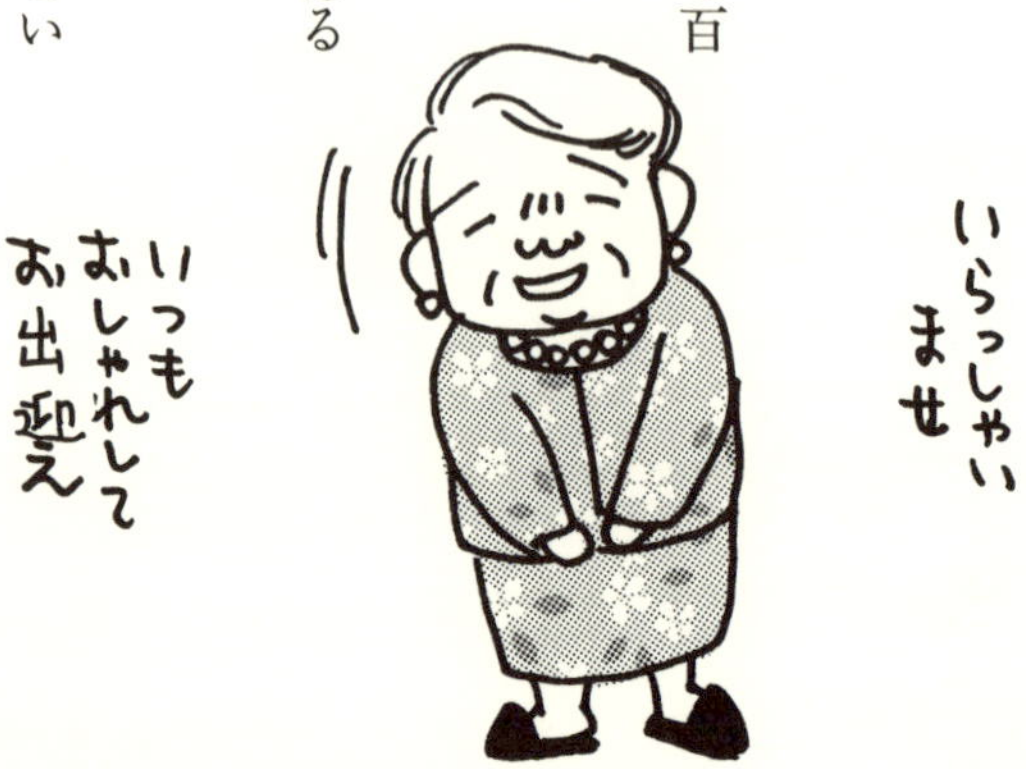
いらっしゃいませ
いつもおしゃれしてお出迎え

「へぇ。じゃあ生瀬さんはお嬢様だったんですねー」

「まあ、ホホホ、そうなるかしら」

そういって優雅に微笑む生瀬さんは、見るからに品のいい老婦人。小柄でポッチャリした体型も、家庭でも必ず口紅をつけて薄化粧しているところも、訪問に行く度違う洋服を着て迎えてくれるところも、いかにも良家の奥様だ。

ご主人は二十年前に亡くなっているが、息子さん夫婦と孫と二世帯住宅で暮らしている。昼間は一人だが、ヘルパーさんが家事全般の援助をし、週一回の訪問看護で、今のところ問題はない。

「グリーンティをもう一杯いかが？」

彼女は緑茶をグリーンティと呼ぶ。それがまた、似合うのだ。

「ハイ。いただきます」

通常、看護師は利用者様の家の物をいただいてはいけない。病院でも、患者さんからの心づけを断るなど、物をもらわないことは原則だが、そこは人対人、特にお年寄りの場合受けとらないことが、かえって関係を悪く

しかねないので、そこは臨機応変に対処する。

生瀬さんの場合、まずお茶、それが彼女が人をもてなす時の礼儀らしい。訪問看護師といえど家に来た人は皆、お客様というワケだ。

「家には昔からお客様が多かったので、私は人が来て下さるとうれしくなるの。もてなすのが大好きなのよ。おひとつどうぞ」

と、今日もお茶菓子にようかんが出される。

「ありがとうございます。ですが……」

実は私、和菓子は大好きなのだが唯一、ようかんがダメなのだ。こういう場合、食べないと遠慮してると思われ、更にすすめられるので、正直に嫌いだと告げる。

「あら？　あらそう、そうだったわね」

実は生瀬さん、年相応の物忘れがあり、新しいことはなかなか覚えられないのだ。けれど、

「子供の頃住んでた家は広くてね、大人が乗れる大きなブランコや、すべり台もあって、近所の子供たちがみんな遊びに来てたのよ」

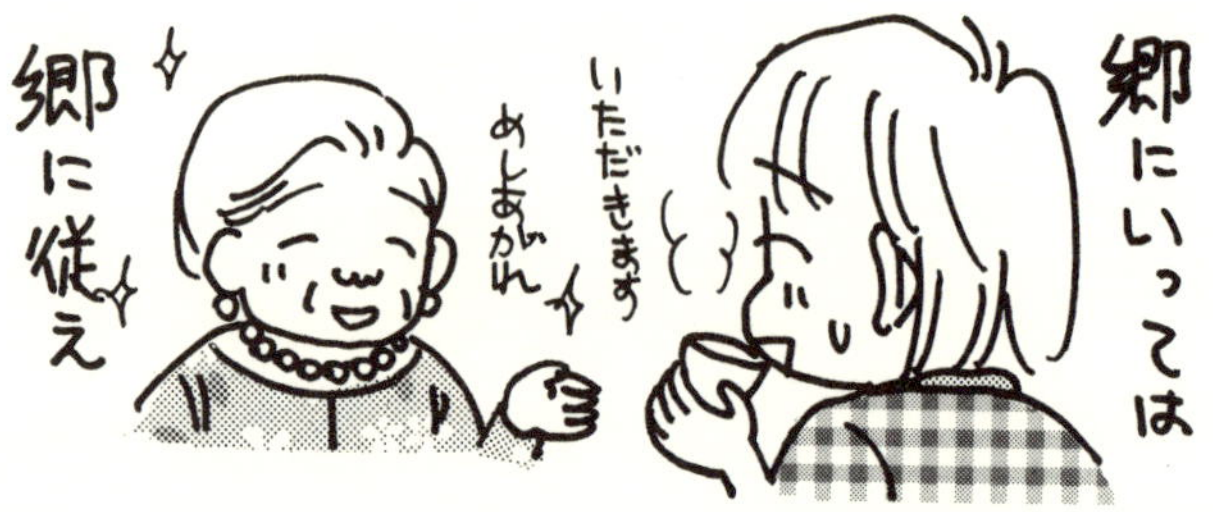
郷にいっては
いただきます
めしあがれ
郷に従え

今日の話は満州の子供時代。横目で時計をチラ見、残り時間を確認、血圧測定など進めながら、続きをうながす。

「でね、私の家の隣りに、ラストエンペラーの溥儀《ふぎ》の弟が住んでたのよ」

(来たー)と思いつつ、

「ええぇ。そうなんですか? スゴーイ」

はじめて聞いたようなリアクションで聞き返す。実はこの話、何十回聞いたかわからない、ほとんど来るたびに聞かされているのだ。

(でも、はじめて聞いた時には本当に驚いたけど)

「弟さんはね、お兄さんと違って小柄で、お兄さんの方が背も高くて、いい男でしたけどね」

「お兄さんって溥儀!? 溥儀にも会ったんですか!?」

「だって弟の家の娘さんとは友達で、お家にも遊びに行ってたんですもの。そうそう、川島芳子《よしこ》も見ましたよ」

「川島……芳子って、あの!? 男装して軍服着て、スパイ容疑でつかまって銃殺されたっていう、あの!? ドラマとか出てくる人ですよねー!?」

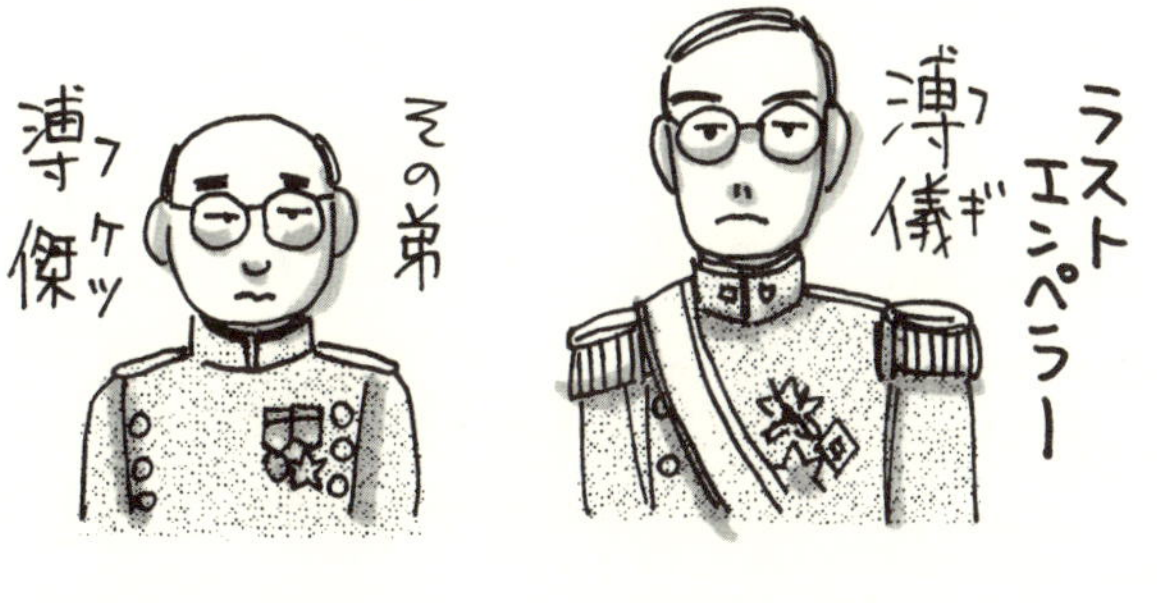

「でも、どうみても女だったわよ。軍服着てたけど、華奢《きゃしゃ》でねぇ」

と、遠い目。ラストエンペラーと、川島芳子をリアルに思い出せる人って日本に何人いる!?

「キュリー夫人の孫にも会ったのよ。うちの息子が外務省で通訳やっててねぇ」

今度はキュリー夫人!?

「つい最近だけど、庭にワニがいてねぇ。新聞にも載ったし、ワイドショーにも出たのよ」

と、新聞の切り抜きを見せてくれる。

昭和四十八年、つい最近って……。

「朝起きて庭に出たら、ワニが歩いてたの。前の日動物園に運ぶ途中でオリが落ちたらしくて、ワニも一晩見つからずに家の庭まで歩いてきて、疲れて休んでたらしいわ、オホホホ」

ラストエンペラーからワニまで、生瀬さんの人生にネタはつきない。そして、訪問する度、今思い出したように話してくれ、とても楽しそうなの

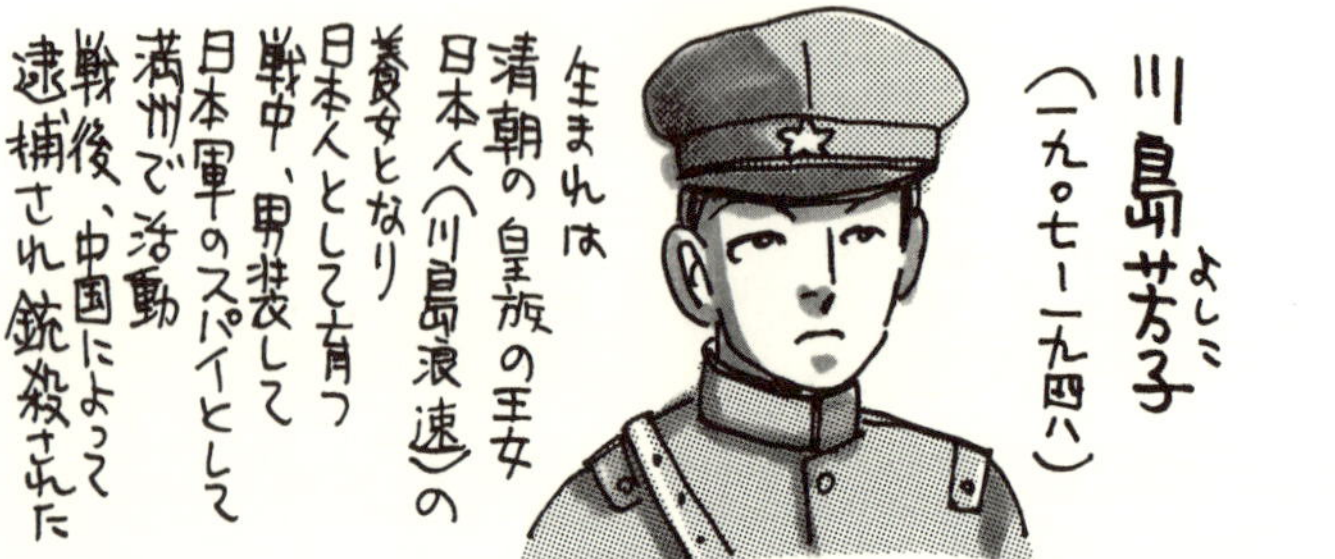
川島芳子《よしこ》
(一九〇七－一九四八)
生まれは
清朝の皇族の王女
日本人(川島浪速)の
養女となり
日本人として育つ
戦中、男装して
日本軍のスパイとして
満州で活動
戦後、中国によって
逮捕され銃殺された

だ。その笑顔が見たくて、私もつい、

「へぇぇ、すごいですねぇ。それで？　それで？」

と、はじめて聞いたようなフリをしてしまう。今日も、生瀬さんの唯一の持病である変形性膝関節症に伴う痛みをやわらげるためのマッサージをしながら、おなじみの人生劇場を拝聴する。

時には、戦時中の苦労話や、父親が破産して後、がんばってOLして一家をささえた話なども入るが、生瀬さんがくりかえすのは、満州時代、そしてキュリー夫人、ワニの三点セットだ。どうやら彼女の人生のメインイベントらしい。楽しい話は、人を幸福にすることを知っている、九十五歳の知恵なのかもしれない。私に膝をマッサージされながら、

「でもね、今が一番しあわせ。体はやっと生きてるけど、こんなによくしてもらって、人様のお世話になって、安心して暮らせるんだもの。平和っていいわね」

九十五年生き抜き、最後にしわあせっていえる人生って、いいなぁ。

「私も、生瀬さんから、ラストエンペラーや川島芳子の話が聞けて幸せで

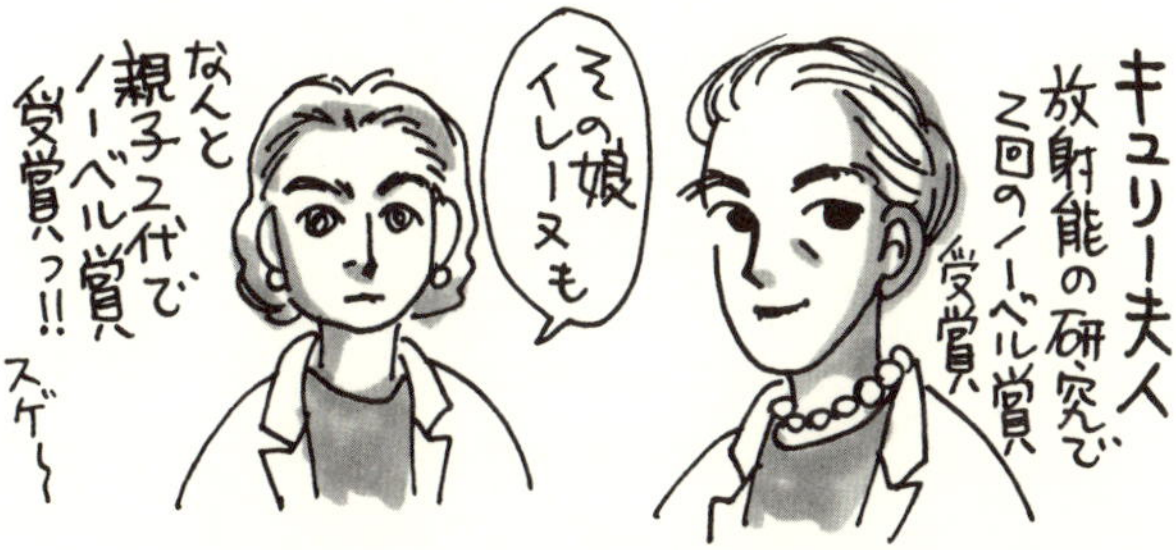
キュリー夫人
放射能の研究で2回のノーベル賞受賞
その娘イレーヌも
なんと親子2代でノーベル賞受賞ハッ!!
スゲ〜

す」

心からいうと、

「…………」

マッサージが気持ち良くて、眠ってしまったらしい。

（お疲れさまです）

生瀬さんが百歳になった時も、こうしてマッサージできたらいいな。

「マッサージさん、また来週もよろしくね」

生瀬さんが玄関まで送ってくれる。

（私、マッサージ師じゃなくて、看護師なんだけど）

生瀬さんは新しいことが覚えられない。昔のことは、あんなに鮮明なのに。

（ま、いっか）

「来週また来ますねー」

生瀬さんのお宅を去る時は、少しだが歴史の風を感じる。

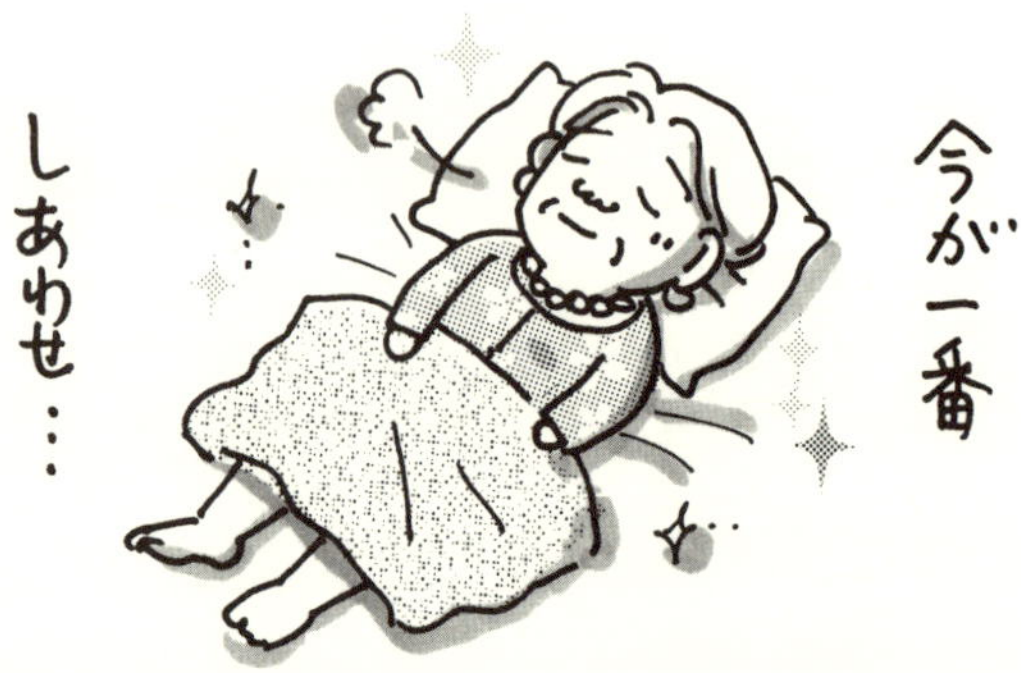

教科書にはのってない普通の人の人生。人はだれでも、ありそうでどこにもない、自分だけの物語をもっている。

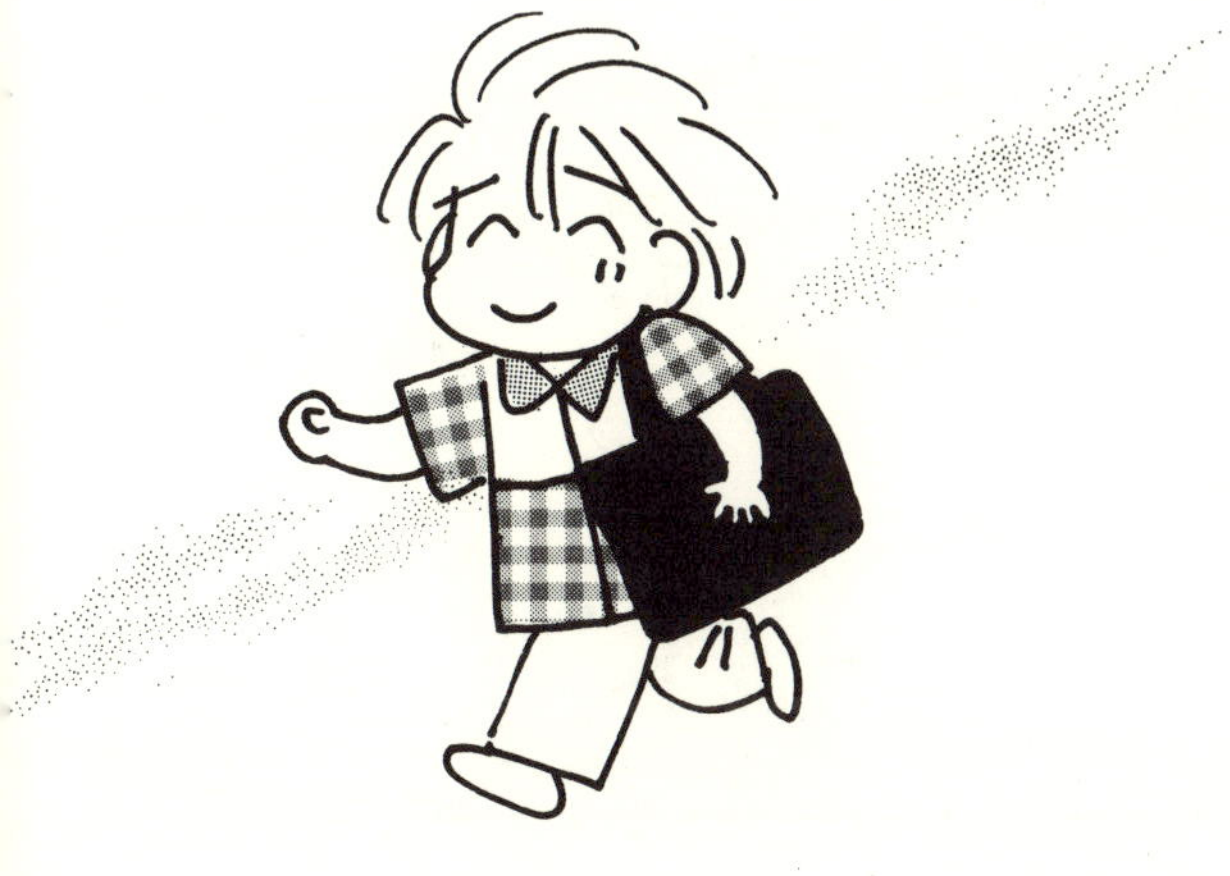

そして……今

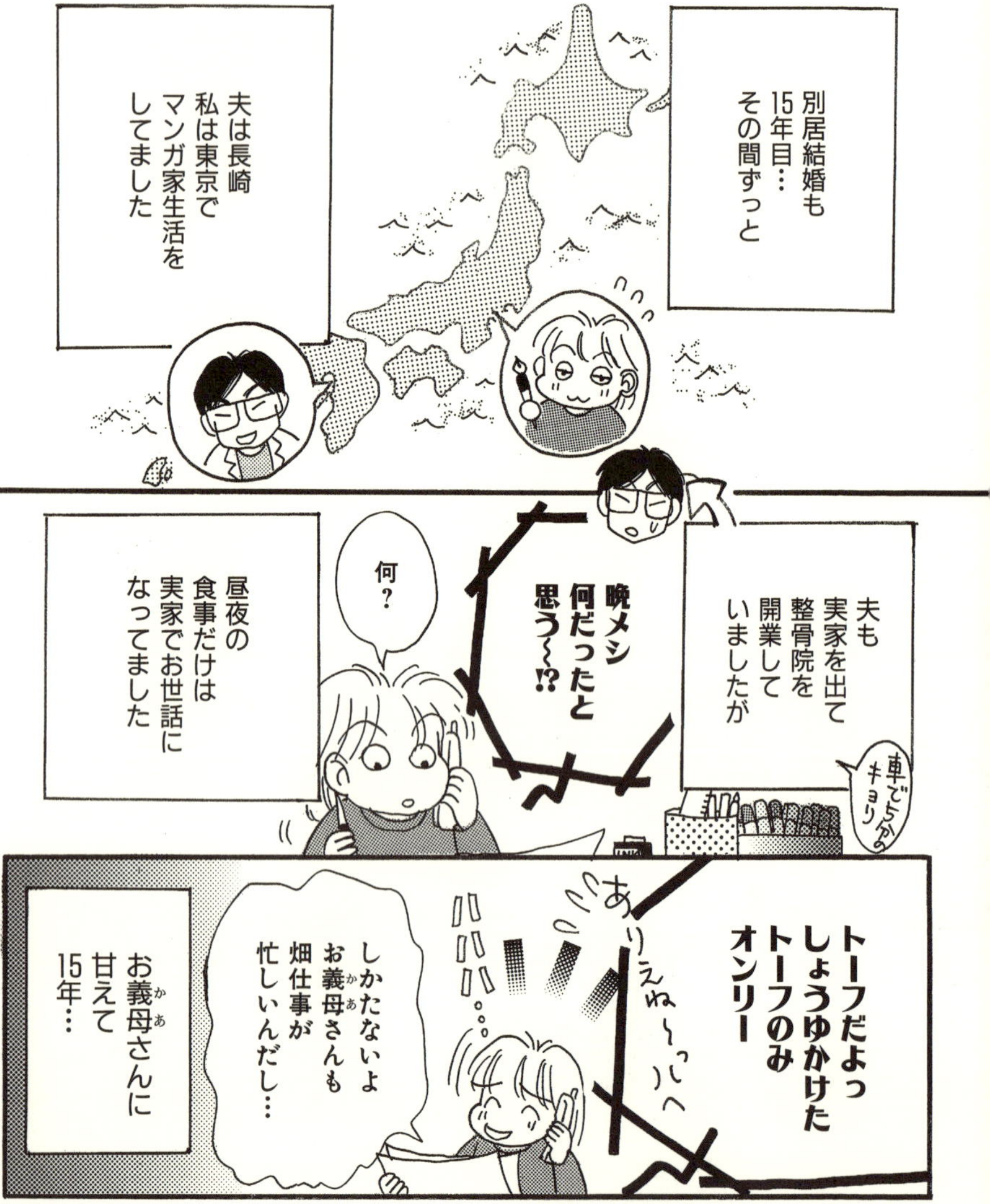

別居結婚も15年目… その間ずっと
夫は長崎 私は東京で マンガ家生活を してました
夫も実家を出て整骨院を開業していましたが
車で5分のキョリ
晩メシ何だったと思う～⁉
何？
昼夜の食事だけは実家でお世話になってました
トーフだよっ しょうゆかけたトーフのみ オンリー
ありえね～っ
ハハハ。。。
しかたないよ お義母《かあ》さんも畑仕事が忙しいんだし…
お義母《かあ》さんに甘えて15年…

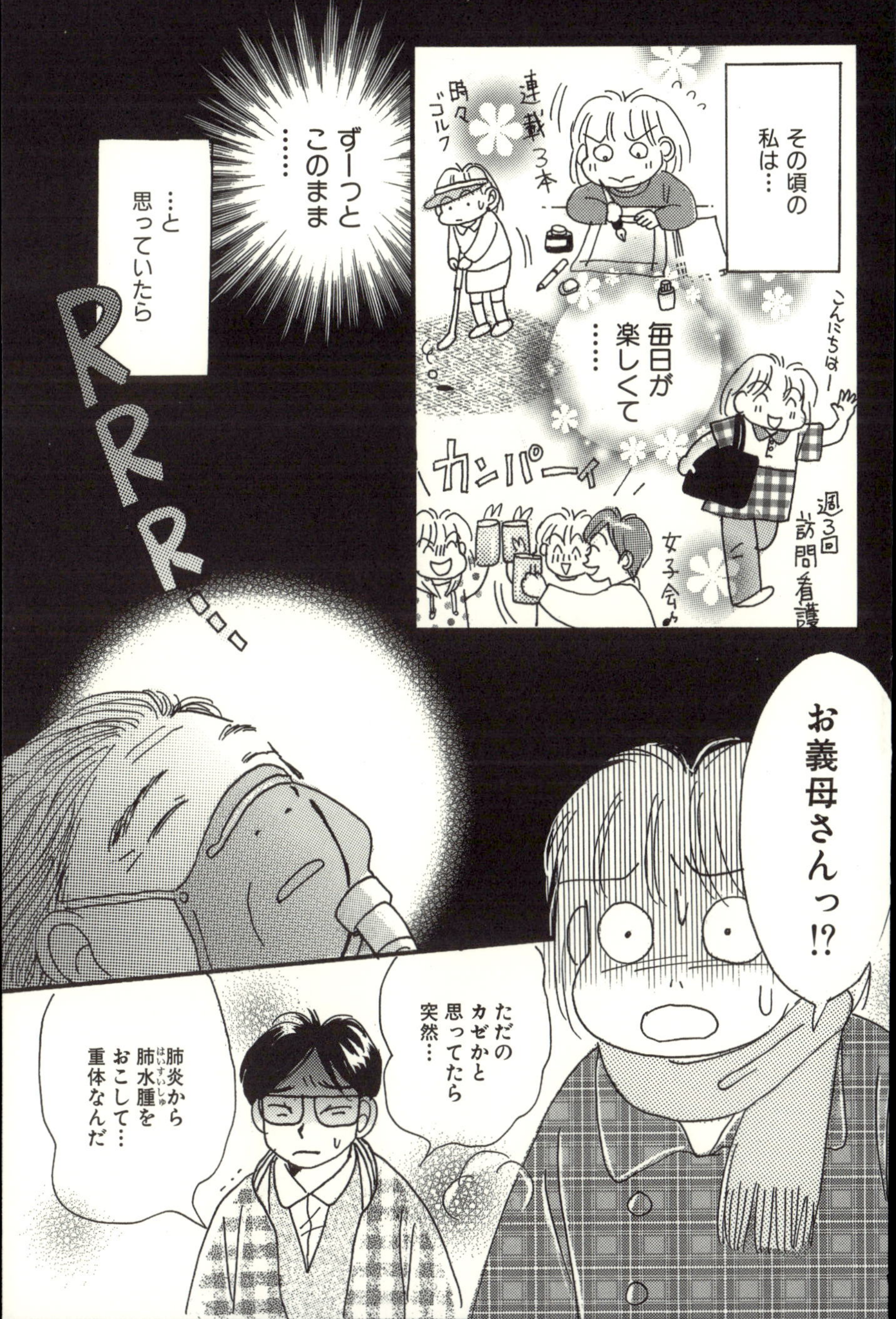
その頃の私は…
連載3本
時々ゴルフ
毎日が楽しくて……
こんにちはー
週3回訪問看護
カンパーイ
女子会♪
ずーっとこのまま……
…と思っていたら
RRR…
お義母さんっ!?
ただのカゼかと思ってたら突然…
肺炎から肺水腫《はいすいしゅ》をおこして…重体なんだ
…

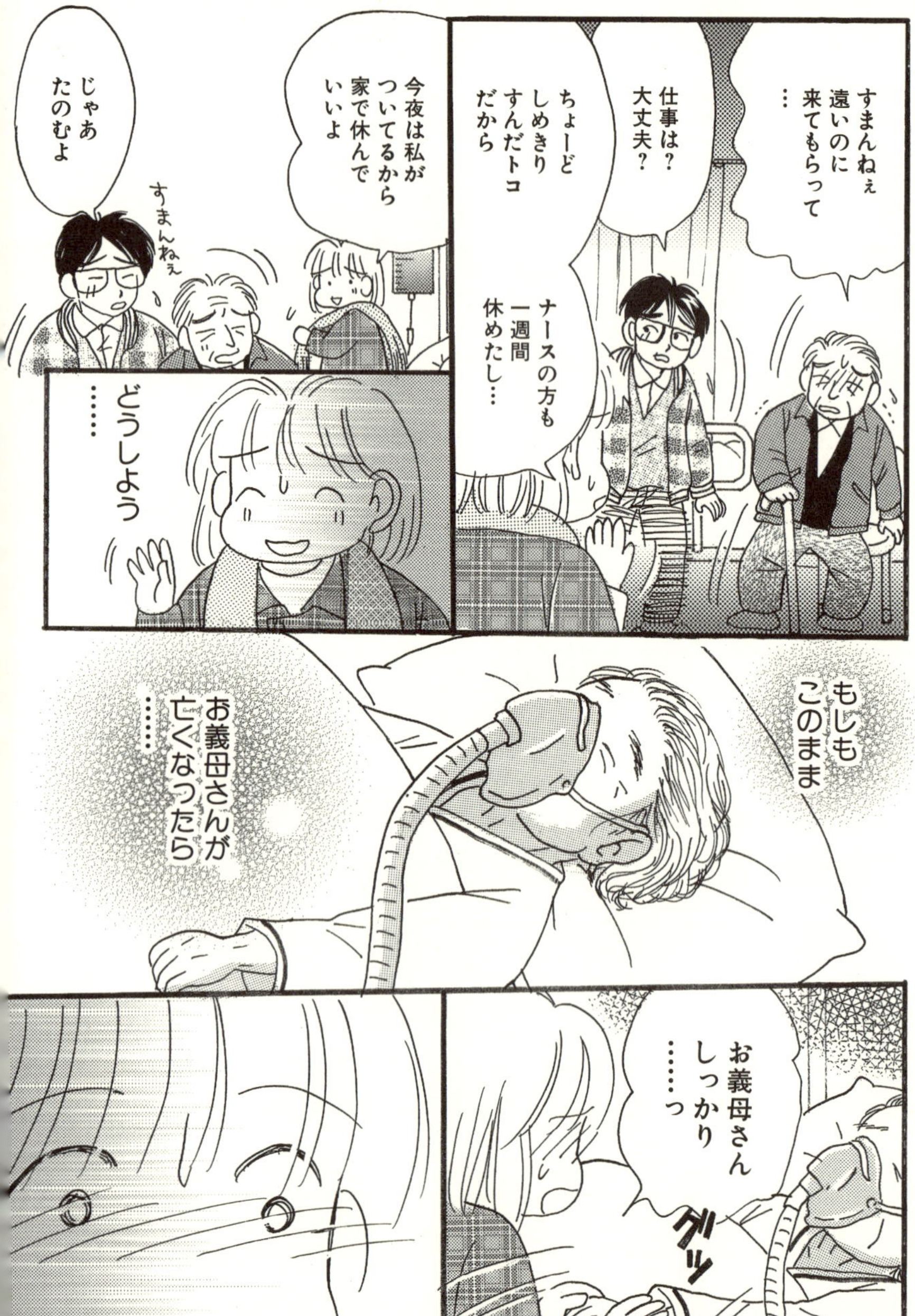
すまんねぇ
遠いのに
来てもらって
…
仕事は？
大丈夫？
ちょーど
しめきり
すんだトコ
だから
ナースの方も
一週間
休めたし…
今夜は私が
ついてるから
家で休んで
いいよ
すまんねぇ
じゃあ
たのむよ
どうしよう
……
もしも
このまま
お義母さんが
亡くなったら
……
お義母さん
しっかり
……っ
グッ

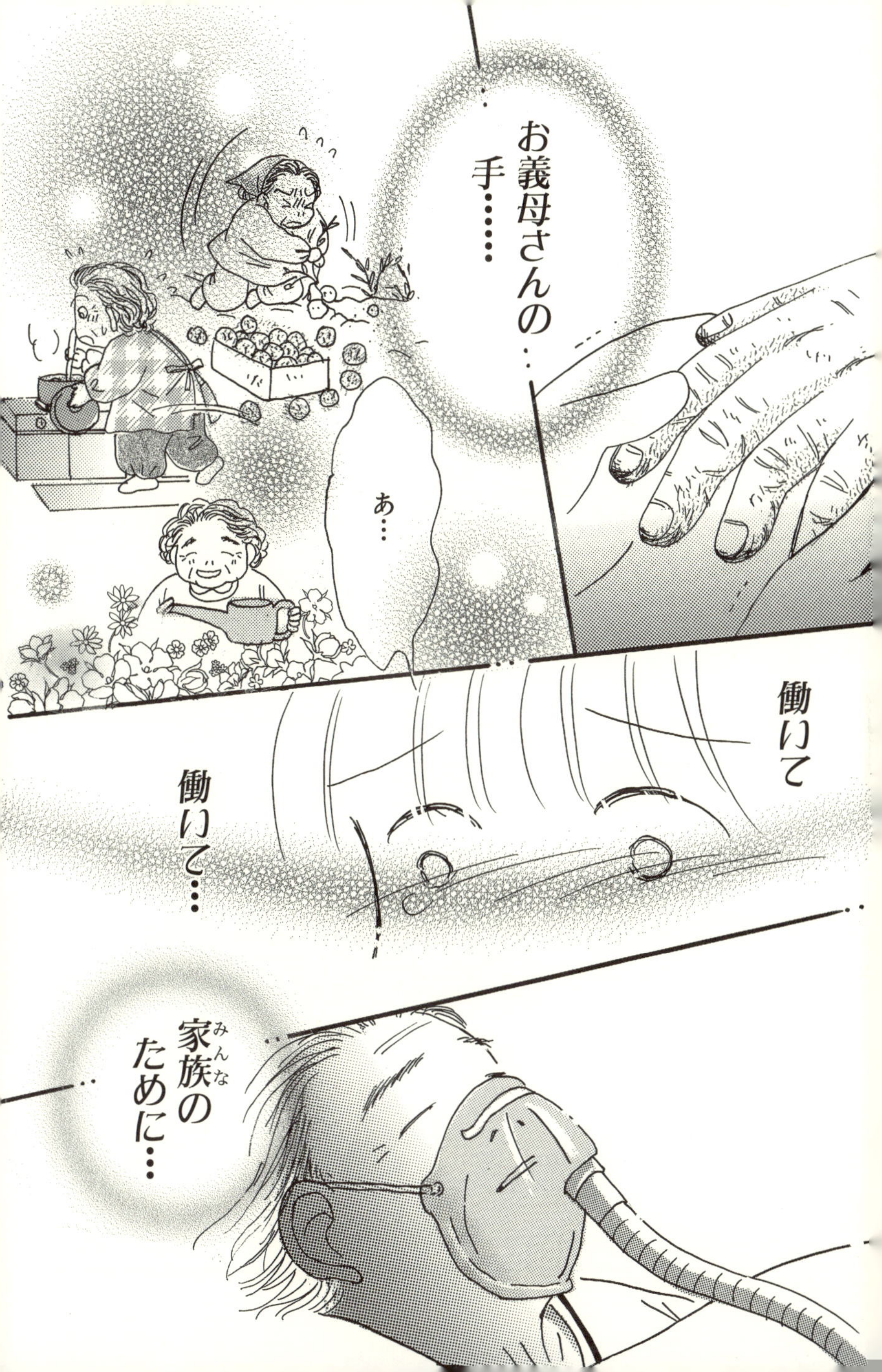

お義母さんの手……
あ…
働いて
働いて…
家族《みんな》のために…

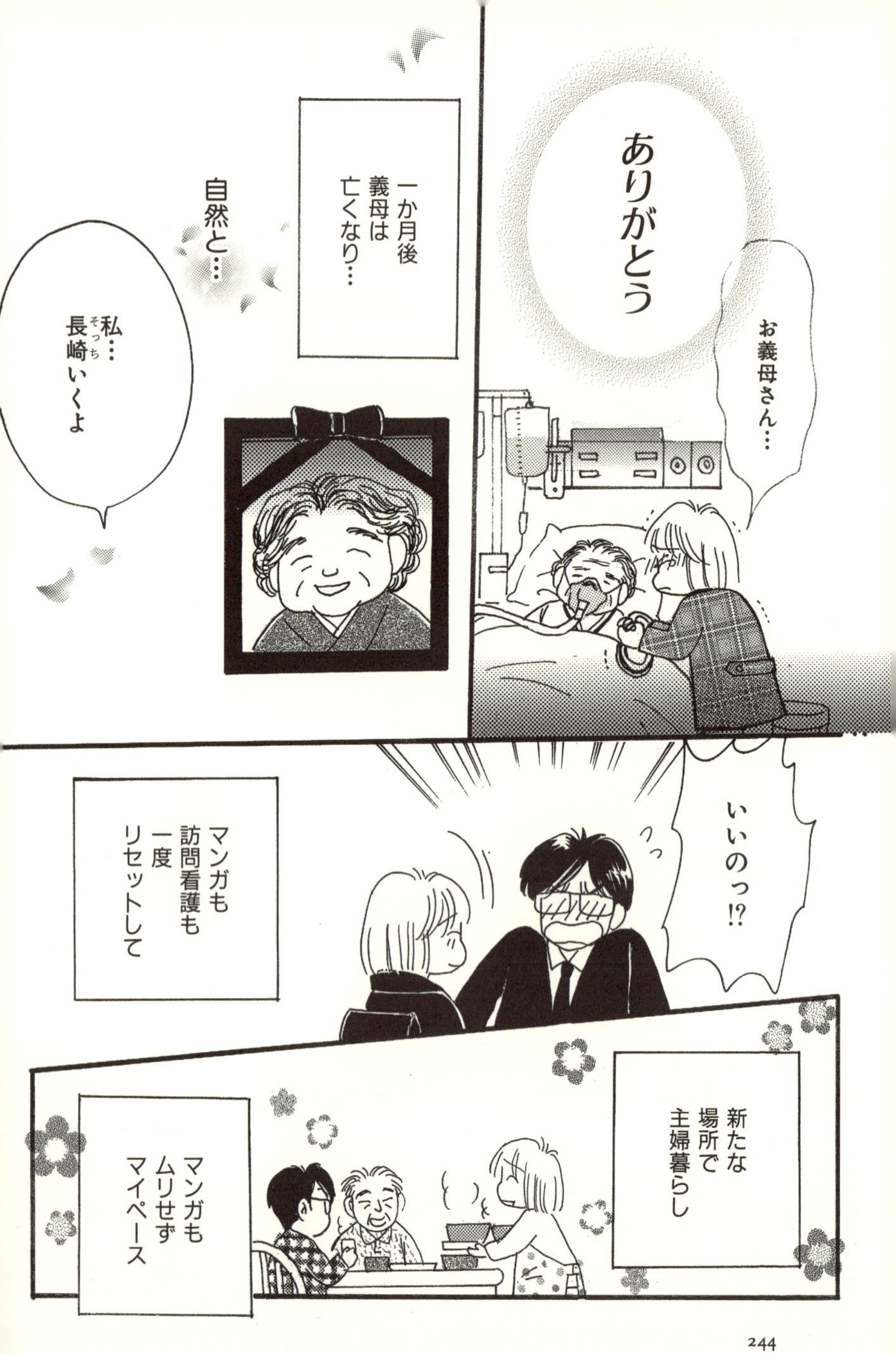

ありがとう
お義母さん…
一か月後
義母は
亡くなり…
自然と…
私…
長崎《そっち》いくよ
いいのっ!?
マンガも
訪問看護も
一度
リセットして
新たな
場所で
主婦暮らし
マンガも
ムリせず
マイペース

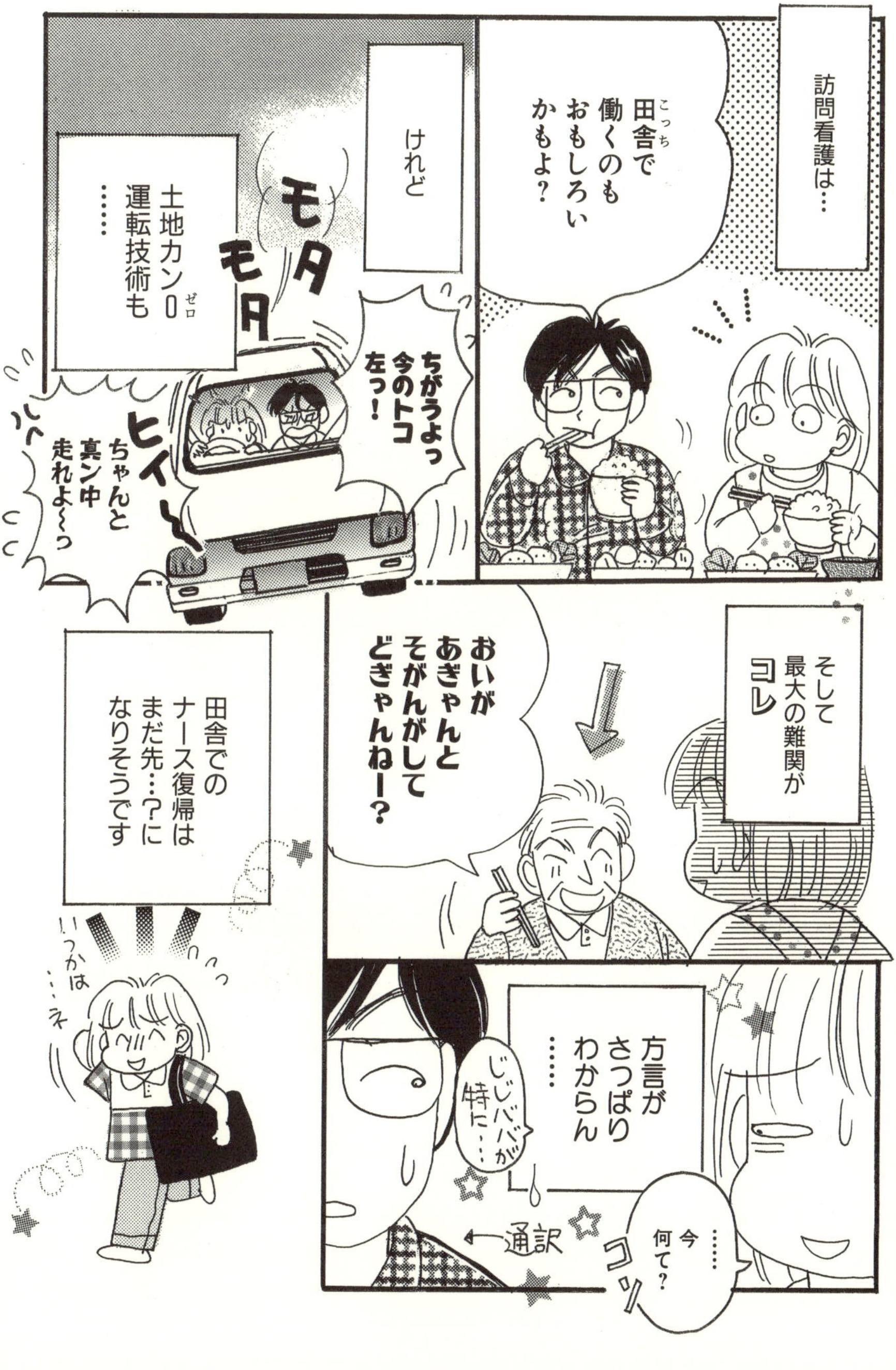

訪問看護は……
田舎《こっち》で働くのもおもしろいかもよ？
……
けれど
土地カン0《ゼロ》
運転技術も……
モタモタ
ちがうよっ今のトコ左っ！
ヒイ〜
ちゃんと真ン中走れよ〜っ
そして最大の難関がコレ
おいがあぎゃんとそがんがしてどぎゃんねー？
方言がさっぱりわからん……
じじババが特に……
←通訳
今何て？……
コソ
田舎でのナース復帰はまだ先…？になりそうです
いつかは…ね

あとがき

もう一度ナースに戻ってよかった。
この本の中味を一言でいうと、こうなります。
おっと、「あとがき」から読んでるアナタ！　だからって
わかった気にならないで、最初から読んで下さいね。

おばさんになっちゃったなー。
訪問看護は　それすらも生かせる場所でした。
その楽しさ、せつなさをまんま感じて、笑ってもらえたら。
そう思って、描きました。

とはいえ、田舎に引っ越して以来、仕事のペースも
スロウライフ…。　こうして読んでいただけるのも
粘り強く原稿を催促して下さった、いそっぷ社の
首藤さんと、思わず手にとりたくなる本をデザイン
して下さった、鈴木成一さんのおかげです。
読んで下さって　ありがとう。
40歳からの出会いに、感謝をこめて。

岸香里

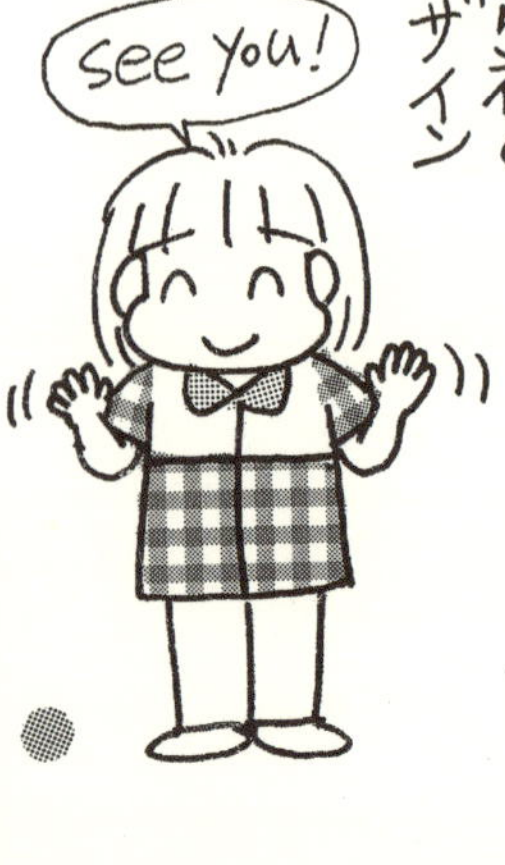

岸香里（きし・かおり）
広島県生まれ。看護学校に在学中、小学館マンガ大賞に入賞し、マンガ家デビュー。卒業後約5年間、整形外科医院、産婦人科医院、総合病院などに勤務しながら、マンガ家としても活躍。その後は執筆業に専念していたが、ラジオのパーソナリティを務めたことがきっかけでナースの現場に復帰。訪問看護師、として新しいチャレンジを始めた（現在は休止中）。
著書に『笑うナース　新装増補版』『ぶっちゃけナース』『あぶないナース』『天使のたまご完全版　上下巻』『結婚のバカ』（いそっぷ社）他。

本書中の「ナース再発見!?」「おじゃましまーす」「ナース探偵」については、『別冊・本当にあった笑える話』（ぶんか社）2006年2月号～4月号、2009年6月号・7月号に掲載されたものです。その他のエッセイ、マンガはすべて書き下ろしです。

帰ってきた笑うナース

二〇一四年五月三十日　第一刷発行

著者　岸　香里
発行者　首藤知哉
発行所　株式会社いそっぷ社
〒一四六―〇〇八五
東京都大田区久が原五―五―九
電話　〇三（三七五四）八一一九
ブック・デザイン　鈴木成一デザイン室
装画　岸香里
印刷・製本　シナノ印刷株式会社

ISBN978-4-900963-62-7　C0095
定価はカバーに表示してあります。